文子带你练瑜伽

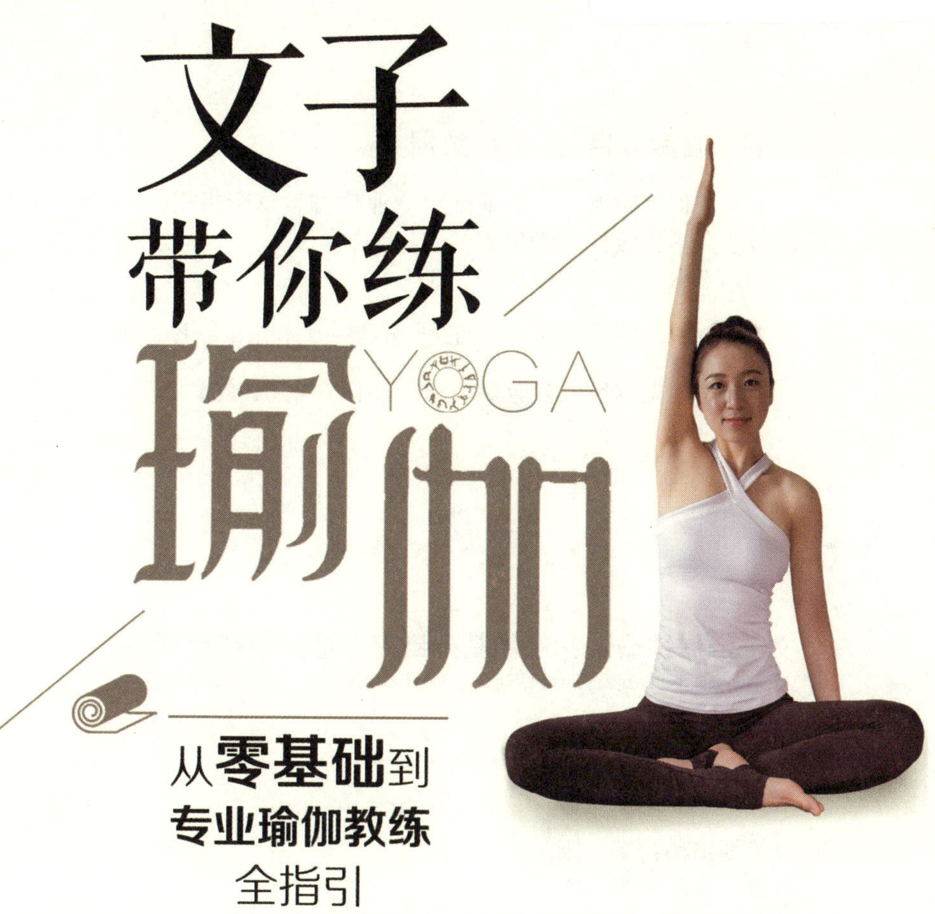

从零基础到专业瑜伽教练全指引

文 子/著

湖南师范大学出版社

图书在版编目（CIP）数据

文子带你练瑜伽：从零基础到专业瑜伽教练全指引/文子著. —长沙：湖南师范大学出版社，2019. 2

ISBN 978－7－5648－3433－3

Ⅰ. ①文…　Ⅱ. ①文…　Ⅲ. ①瑜伽—基本知识　Ⅳ. ①R793. 51

中国版本图书馆 CIP 数据核字（2019）第 019854 号

文子带你练瑜伽：从零基础到专业瑜伽教练全指引

Wenzi Dai Ni Lian Yujia：Cong Lingjichu Dao Zhuanye Yujia Jiaolian Quan Zhiyin

文　子　著

◇策划组稿：李　阳
◇责任编辑：李红霞
◇责任校对：罗雨蕾　彭思扬
◇出版发行：湖南师范大学出版社
　　地址/长沙市岳麓山　邮编/410081
　　电话/0731－88873071　88873070　传真/0731－88872636
　　网址/http：//press. hunnu. edu. cn
◇经销：新华书店
◇印刷：湖南雅嘉彩色印刷有限公司
◇开本：787mm×1092mm　1/16
◇印张：17
◇字数：350 千字
◇版次：2019 年 2 月第 1 版
◇印次：2019 年 2 月第 1 次印刷
◇书号：ISBN 978－7－5648－3433－3
◇定价：68. 00 元

凡购本书，如有缺页、倒页、脱页，由本社发行部调换。

投稿热线：0731－88872256　13975805626　QQ：1349748847

前言

当今世界，一个个瑜伽爱好者，如同一个个刚出生的婴儿，在探索生命的漫漫旅途中，他们忽然看到了光。

他们不断追寻，努力奔跑，或迷茫、或失落，或惊喜，或感动，他们因为认知生命而惊喜，因为获得自由而感恩。天南地北，春夏秋冬，悲欢离合，日月星辰。他们不由感慨：岁月正好，瑜伽正浓。而他们也发现，自然规律与宇宙法则决定了每一个人都是不完美的，只有活出自我才是真正的瑜伽之道。

2007 年，我拿到了专业瑜伽教练资格证书。2013 年，我创立了如是瑜伽，并始终坚持在第一线教学工作岗位上。我一直坚持有规律的自我修练，并不断地学习新的瑜伽知识。除了在国内交流学习之外，我还先后去了印度、德国、法国(2 次)、意大利、土耳其、印尼等多个国家学习最先进的瑜伽知识。在 2018 年，我先后 2 次去美国学习阴瑜伽。

我希望，生命不息，瑜伽不止。愿我有足够的热情，用一辈子的时间来学习瑜伽，传播瑜伽文化。

希望每一位瑜伽练习者，都能通过瑜伽的自我修炼好好地为自己活着，活出觉悟、自然、喜悦的瑜伽人状态。

2018 年定稿日，冬天的清晨

INVOCATION TO PATANJALI

Yogena cittasya padena vacam
Malam sarirasya ca vaidyakena
Yopakarottam pravaram muninam
Patanjalim pranajaliranatosmi
Om

致帕坦伽利

我双手合十向伟大的圣哲帕坦伽利致敬。您让我通过阿育吠陀医学的自然疗法来获得身体的健康，您让我通过梵文语法的规范学习说话如法，您也让我通过瑜伽获得了心灵合一的纯净和安宁。

Om

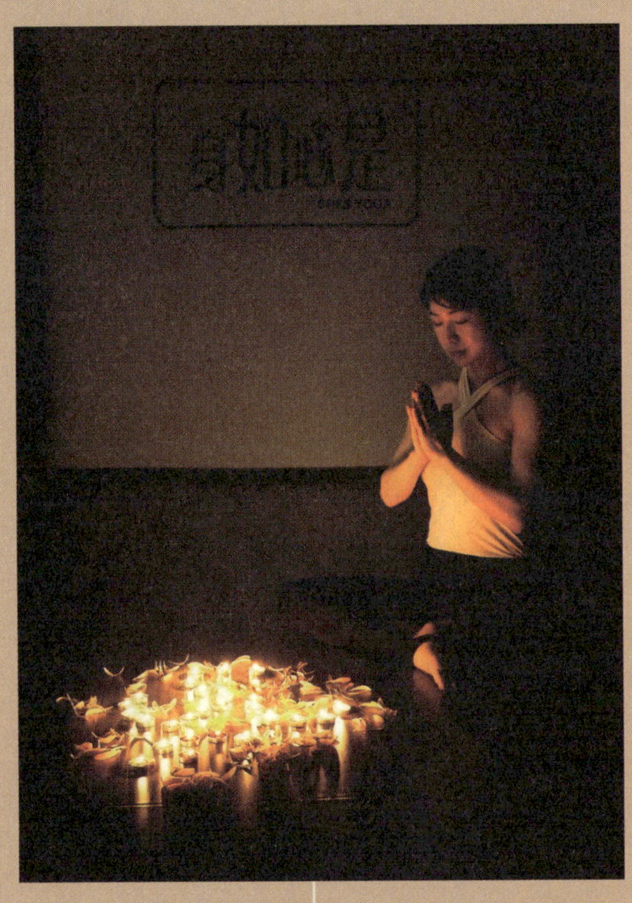

目录

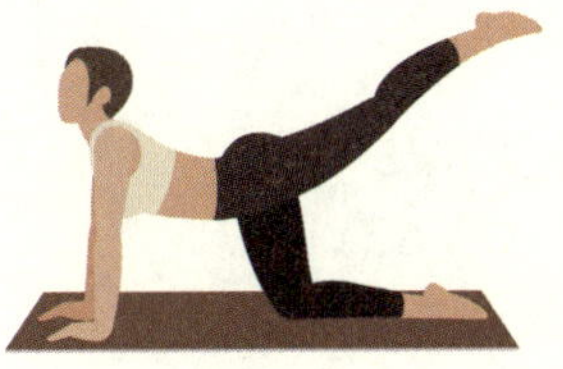

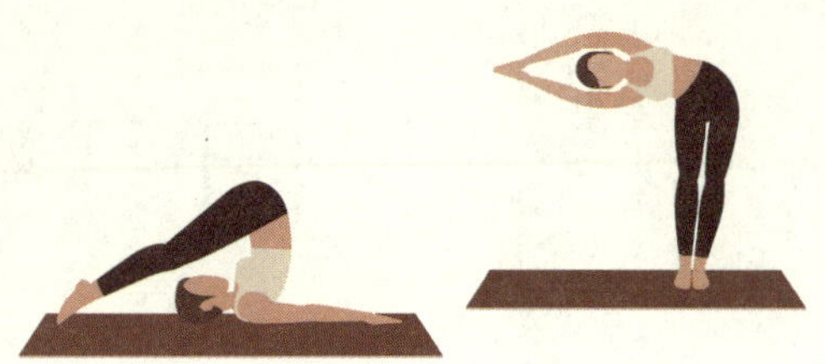

◆第二章 练习瑜伽

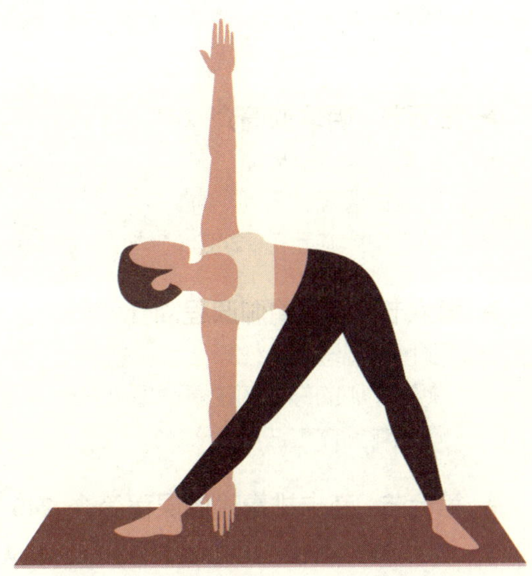

◆第三章 编排瑜伽课程

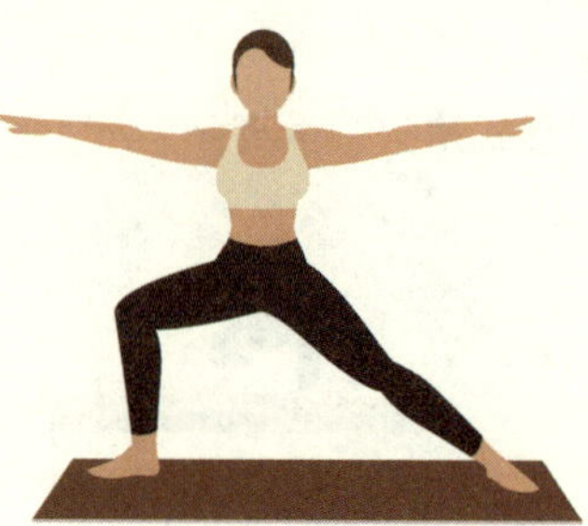

◆第四章 成为一名瑜伽老师

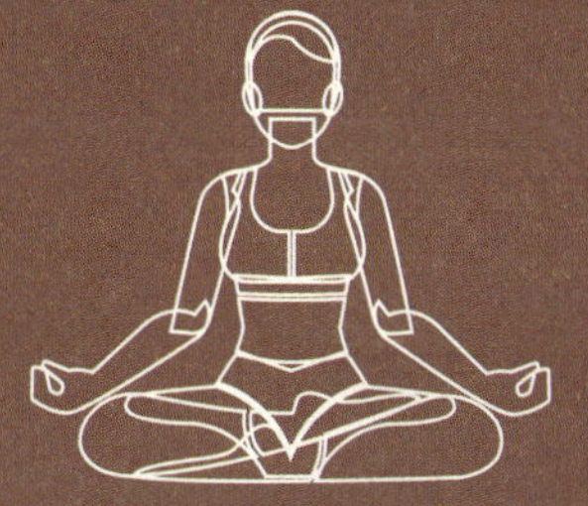

第一章

瑜伽理论知识

不管你的目的是成为一名瑜伽老师，还是通过练习瑜伽改变自己，了解瑜伽基础理论知识都是很有必要的。瑜伽理论知识如同瑜伽路上的指引，让我们在追寻身、心、灵健康的旅途上少走弯路。

本章为理论篇，分为了十节，分别是：了解瑜伽；瑜伽的养生原则；练习瑜伽的注意事项；了解人体；瑜伽呼吸；冥想；瑜伽饮食观；瑜伽呼吸控制法；脉轮和班达；清洁法、阿育吠陀和断食法。理论知识对于初学者来说会相对枯燥或难以理解，大家可以挑选自己感兴趣的话题先了解，如果遇到很难理解的知识，建议跳过进入下一节，待你准备好了再阅读。不过，“练习瑜伽的注意事项”这节很重要，希望大家仔细阅读。

瑜伽文化几千年，它的博大精深，不是三言两语可以总结出来的。本书提供给大家的是一个指引和方向。瑜伽并不复杂，成为一名瑜伽老师也不难，只要我们坚持学习和练习，就一定会慢慢解开心中的疑问。

第一节 了解瑜伽

一、瑜伽的渊源

据说，在喜马拉雅山麓地带，古印度的修行者们在大自然中修炼身心时，发现大自然中动、植物的生命力和自愈力都非常顽强。于是在观察了许许多多的动、植物以后，他们创造了八万多个瑜伽姿势，经过后人整理，如今只剩下了几百个比较经典的姿势。古代瑜伽修行者通过瑜伽练习来使自身和周围环境达到一种和谐的状态。他们相信，通过调节身体和呼吸，对大脑和情绪进行控制，就能获得真正意义上的健康与平静。

古印度的瑜伽非常神秘，它以一种修行的方式存在于寺庙或山间，由瑜伽师讲授给愿意接受的门徒。在古代，习练瑜伽是为了追求一种较高的觉悟状态。而今天，随着瑜伽向全世界传播开来，越来越多的人们加入了瑜伽练习者的队伍，瑜伽神秘的面纱被慢慢掀开。通过练习瑜伽，每一个学生都能在自己的空间里直面自我和修身养性。它不但是一种美丽的形体艺术，更是一种健康的生活方式。换句话说，瑜伽就是认真地体验生活。

1. 瑜伽的定义

瑜伽，梵文为Yoga，起源于古印度，是印度六大哲学体系之一。Yoga一词来源于梵文语根Yuj，是联合、加入、结合和束缚的意思，即把人的注意力集中起来加以引导、运用和实施。“瑜伽之父”帕坦伽利在《瑜伽经》中说道：“Yogas citta vritti nirodhah.”“Citta”翻译为“识”，“Vritti”翻译为“念”，“Nirodhah”翻译为“克制”。所以，控制意识的波动即是瑜伽。

2. 瑜伽的历史和出处

关于瑜伽的准确出处一直以来无人能给出回答。在印度西北部的考古中，挖掘出了一尊绘有瑜伽冥想姿势的陶器，这证明至少在5000年前就有人开始练习瑜伽了。关于瑜伽的文字记载最早出现在公元前1500年一系列命名为《吠陀经》的印度经文中。

漫长的瑜伽发展史大致可以分为以下四个阶段：

（1）前经典时期

公元前 5000 年—公元前 1500 年，是瑜伽的原始发展阶段。

（2）经典时期

公元前 1500 年左右，《吠陀经》（*The Vedas*）出现了，它是古印度最神圣的记载知识的书籍，由颂歌组成，是后世哲学的基础。《吠陀经》一共有四部：《梨俱吠陀》（*Rig Veda*）；《萨摩吠陀经》（*Sama Veda*）；《雅育尔吠陀经》（*Yajur Veda*）；《阿塔发吠陀经》（*Atharva Veda*）。《梨俱吠陀》是《吠陀经》中最古老的一部，其中就有关于瑜伽最早的书面记载。

另外，《奥义书》（*Upanishads*）和《薄伽梵歌》（*Bhagavad-Gita*）也是这段时期与瑜伽有关的两本经典。

（3）后经典时期

公元前 300 年—19 世纪，《瑜伽经》（*Yoga Sutra*）诞生，对瑜伽进行了系统梳理，此阶段也是瑜伽的蓬勃发展期。

（4）现代时期

19 世纪至今天，现代瑜伽诞生，瑜伽已经成为世界上广泛传播的一项身心锻炼修习法，由于其独特的心理减压和生理保健效果而受到大众欢迎。

二、瑜伽之父帕坦伽利（Patanjali）

大约在公元前 300 年，印度圣哲帕坦伽利创作了《瑜伽经》。《瑜伽经》是一部关于修习瑜伽的实践和哲学智慧的著作，这部著作第一次系统地阐述了瑜伽，赋予了瑜伽理论知识，创造了一个完整的瑜伽体系。帕坦伽利也因这本著作而被称为“瑜伽之父”。

1. 关于帕坦伽利的传说

传说，帕坦伽利的母亲 Gonika 是个瑜伽修行者，她一直希望将所学传给一位贤能之士。她双手捧水向太阳神祷告，当她要献水给太阳神时，看到手中有一条小蛇，小蛇瞬间化成人形，向她说：“我想做你的孩子。”Gonika 便将他取名为 Patanjali。

2.《瑜伽经》

《瑜伽经》共有一百九十六条经文，清晰地描绘出了所有瑜伽学问的轮廓，包括它的目的、需要的练习、学习途中遇到的障碍、如何排除障碍以及从练习中得到成果等。

《瑜伽经》一共有四部分：

（1）三摩地篇（Samadhi Pada）

第一章为三摩地篇，提及了瑜伽理论和三摩地的最高境界。

（2）练习篇（Sadhana Pada）

第二章为练习篇，其内容一部分为瑜伽哲理，但着重于实际的练习，详细地说明了练习瑜伽的前五个阶段，如练习瑜伽的好处、可能遇到的障碍以及克服障碍的方法。

（3）成就篇（Vibhuti Pada）

第三章是成就篇，讨论瑜伽后三个内在的阶段。

（4）解脱篇（Kaivalya Pada）

第四章谈到了解脱，从大宇宙以及深入的哲学观点来探讨瑜伽。

3. 瑜伽八大分支

帕坦伽利将他的瑜伽体系分成八大部分（Ashtanga）：制戒、内制、体式、呼吸控制法、制感、专注、冥想和三摩地。

（1）制戒（Yamas）

制戒，是超越信条、国家、年龄和时间的戒律。制戒包括了非暴力（Ahimsa）、不说谎（Satya）、不偷窃（Asteya）、自我克制（Brahmacharya）和不贪婪（Aparigraha）。这些戒律是社会和个人道德的规范，假如不遵守这些规范就会带来混乱、暴力、欺骗、偷盗、放荡和贪婪。

（2）内制（Niyamas）

内制，是那些适用于个人的规范。内制分别是：纯净（Saucha）、自足（Santosa）、热情（Tapas）、自我研习（Svadhyaya）、对“神”一心一意的敬奉（Isvara Pranidhana）。

（3）体式（Asanas）

体式是能让练习者的身体获得稳定、健康和轻盈的姿势。体式可以给练习者的精神带来安宁，防止浮躁。通过练习体式来增加生命的活力并保持健康的状态。

（4）呼吸控制法（Pranayama）

Prana 指的是呼吸、生命、风、能量或力量，Yama 指的是延伸或控制。所以，Pranayama 一词含有“呼吸的延长”和“控制”的意思。呼吸包括了吸气（Puraka）、呼气（Rechaka）和屏息（Kumbhaka）。通过缓慢深长的呼吸，锻炼了呼吸系统，舒缓了神经系统，减少贪念。当欲望和贪念消失，精神获得解脱，更有利于全神贯注。同时，有意识地练习控制呼吸可以有效地控制自己的感官，让大脑更加安宁，从而为专注做好准备。

（5）制感（Pratyahara）

制感也叫感官回收，让感官从外在的事物向内在来觉察。如果把感官比作一条通道，它允许所有的外在事物进入内心，而如果练习者完全专注于一种行为时，他将感受不到周围的事情，也就实现了对感官的控制。制感是呼吸控制法的自然结果，也是接下来三个步骤的必要前提。

（6）专注（Dharana）

当练习者通过练习体式控制了自己的身体，通过呼吸控制法控制了自己的大脑，通过约束并回收感官后，从而进入到第六阶段，即专注——专注于一个点或者一件事，让大脑慢慢地静止，专注于内在的神性。

（7）冥想（Dhyana）

当我们专注于内在的神性时，练习者会变成那种状态——似乎一道光，点亮了自己，并找到了自由。

（8）三摩地（Samadhi）

三摩地是瑜伽修行者追求的最终目的，是瑜伽的真正境界，也被称为“入定”，身体和思想处于深度休息当中，而精神是醒着的。瑜伽行者感觉到自我与宇宙合二为一，融入了永恒，没有了空间和时间的概念。

三、瑜伽的流派

瑜伽是印度六大哲学体系之一（印度的六大哲学宗派分别是胜论派、正理派、乌塔弥曼差派、早期弥曼差派、数论派和瑜伽派，这些哲学宗派都认同《吠陀经》)。古代瑜伽以哲学思想为主，有的注重调息冥想，有的注重体格锻炼，主要有七个瑜伽流派，各个流派相互联系又彼此独立。

1. 业瑜伽（Karma Yoga）

Karma 的意思是行动或者行为。业瑜伽是通过苦修来引导完善的行为，主要是通过忘我的工作,对人类无私的奉献,来认识全新的自我。业瑜伽是一种强调精神修炼的瑜伽,可以在任何地点练习。

2. 智瑜伽 (Jnana Yoga)

Jnana 的意思是智慧或者知识，智瑜伽也是强调精神修炼的瑜伽。通过研究经典和哲学来获得生命的真谛，通过朗读和研究古老的经典，提高大众的知识理念，让人们从无知中解脱出来,透过一切外在事物的表象,去体验和学习,理解瑜伽并获得瑜伽的真谛。

3. 奉爱瑜伽 (Bhakti Yoga)

奉爱瑜伽崇拜奎师那（Krishna），通过祈祷和礼拜等仪式表达对神的敬意。唱颂圣歌构成了奉爱瑜伽的主要内容。

4. 王瑜伽 (Raja Yoga)

王瑜伽也叫八支分法瑜伽（Ashtanga）。Raja 的意思是王者的、皇家的，所以它也被认为是瑜伽流派之王。帕坦伽利的《瑜伽经》是瑜伽史上最重要的一部著作，主要围绕八大分支展开，分别是：制戒、内制、体式、呼吸控制法、制感、专注、冥想和三摩地。修行者通过八大分支来控制身心并享受平衡与和平。

5. 哈他瑜伽 (Hatha Yoga)

Ha 代表太阳或阳，Tha 代表月亮或阴，哈他瑜伽意思就是阴阳结合。

男与女、日与夜、阴与阳、冷与热或者其他任何相辅相成的两个对立面的平衡都是阴阳的表现。瑜伽中的阴阳代表的是宇宙一切事物最本质的对立关系，它是自然界的客观规律，是万物运动变化的本源，同时也是人类认识事物的基本法则。

哈他瑜伽包括了体式、呼吸和放松，以体式来修身，以呼吸来修心，以放松来修更高的灵性。

6. 拉雅瑜伽（Laya Yoga）

拉雅瑜伽是聆听体内音震，和语音冥想相比，更加注重内在的“声音”。

7. 语音冥想瑜伽 (Mantra Yoga)

语音冥想瑜伽是通过唱诵和冥想来达到能量提升的目的。

四、现代瑜伽

1. 古印度的瑜伽是如何走向全世界的

在 19 世纪 90 年代，有个叫 Vivekanand 的印度教圣人在芝加哥参加世界博览会时展示的各种瑜伽姿势引起了社会各方面的兴趣，这为后来瑜伽在全世界的传播奠定了基础。

而克里希那玛查雅（Krishnamacharya）被认为是现代瑜伽之父，他是帕塔比乔伊斯（Pattabhi Jois）和艾杨格（B.K.S Iyengar）的老师。克里希那玛查雅对于体式的发展和强调让哈他瑜伽中的身体姿势部分变得重要，并从方方面面渗透到了现在的健身运动中，逐渐地，全世界都知道了瑜伽。

2. 现代瑜伽教练的产生

瑜伽中的上师被称为古鲁，梵文为 GURU，“GU”代表黑暗，“RU”代表光明，古鲁即引领我们从黑暗走向光明的人。而在现代社会，一批又一批顺应市场需求而产生的“瑜伽教练”却相对来说要稚嫩一些。从 1982 年的“全美瑜伽联盟教师认证”到现代中国的不同机构的行业资格证书，绝大部分的瑜伽馆或瑜伽教练培训机构都能培训瑜伽教练，培训时间约为 200 小时，大概 1–3 个月就能拿到一个瑜伽教练资格证书。

○●你一定觉得很好奇，
200 小时就能学会瑜伽吗？

瑜伽文化上下几千年，如同一部印度文化史，没有人可以 200 小时学会它。200 小时只能培训一个瑜伽健身教练——通过系统地学习瑜伽基础理论，熟记瑜伽体式和作用，掌握教练上岗技巧等，获得一张上岗的资格证书。有了这张证书后，我们才能教授瑜伽。而新手教练很容易遇到一个问题，那就是在实践教课时，发现学生很难做到“标准体式”，或者说，把体式的标准生搬硬套地强加给学生其实是很危险的。因为每个人身体不一样，追求“标准”容易让学生做了不适合自己的体式而增加受伤的风险，也违背了我们教授瑜伽的初衷。

总而言之，瑜伽的大门是敞开的，它并没有对我们的身体、年龄或性别做出限制，也欢迎每一个想加入的“你”进来，成为一名瑜伽教练，一起为瑜伽文化的推广做出努力。那如何才能科学地教授瑜伽，从新手教练成长为一名优秀的“瑜伽老师”，进而推动瑜伽行业健康发展呢？这是一个值得深思的话题，也是文子在本书中想表达的内容。

第二节 瑜伽的养生原则

一、瑜伽与养生

现代文明帮助人类征服了很多未知新鲜的领域，让我们享受和过度陶醉于科技发展带来的好处中。因此我们很容易在现实生活中失去自己，随时会因感觉跟不上生活节奏而产生失落感。每个人或多或少都曾有过这样的经历，随着生活节奏日益加快，生活和工作中的压力常让我们无法释放紧张感而导致身心俱疲。人类为了追求更高的生活品质而不断地努力着。殊不知，不良生活方式已经悄悄地、严重地侵蚀着人们的健康，成为影响人类健康的“头号杀手”。而事实上，压力从古到今就一直存在着，《瑜伽经》中曾分析了导致人类“不幸”的原因：我们总是有超过实际需要的需求、对事物的偏见、对死亡的恐惧等等。

1. 疾病的产生

如今，很多人处于一种亚健康状态。亚健康不是一种病，它只是提示你身体出现了一些症状，而亚健康积累到了一定程度就会引发疾病。亚健康的产生和不良的生活习惯有很大的关系：不正常的作息导致机体免疫力下降；饮食结构不科学和饮食时间不规律会让人生病；身体缺乏必要的锻炼会让体质下降；压力过大得不到释放会导致状态不佳。有人形象地概括说，现代人生病，病因大体是：心里不平衡，气出来的；营养不平衡，吃出来的；环境不平衡，住出来的；生活不平衡，累出来的。

2. 生命在于运动

生命在于运动，导致一切生物衰老的根本原因是代谢失调。远离运动，我们就会走近疾病。运动不仅可以促进人体新陈代谢，排除体内杂质，还可以帮助我们增强体质，通过运动调整心理状态，保持积极、乐观、进取向上的情绪。

3. 生命是“动”和“静”的对立统一

“动过则损，静过则废 ”，适宜和适当的运动可以使我们拥有健康的体魄和头脑，而不适当和过度的运动会危及我们的健康。所以，生命在于运动，生命同样在于休息，健身必须动静结合。

4. 改变不良生活方式就可以获得健康

完整的生活方式由衣食住行、爱好、生活习惯和风俗习惯等组成，人们对待现实生活的心理状态也是生活方式的一部分。所以，合理的饮食、适当的运动和健康的心理是预防和治愈慢性疾病的关键，同样也是保持健康和延年益寿的基础。瑜伽提倡一种健康的生活方式，正确练习瑜伽可以调理身、心、灵。

二、瑜伽的养生分为身、心、灵三部分

阿育吠陀（Ayurveda）认为，三大生命能量（Doshas）决定了人的身体和精神状态。一旦三种能量的平衡被打破，疾病就产生了。通过自然界及其产物来恢复这种基本平衡就可以达到治疗身体的效果。而瑜伽的养生观念也是从身、心、灵三个层面来让人类获得对“幸福”的认知。

1. 什么是“身、心、灵”健康

人有身、心、灵三个层面。日常生活中的琐事给身心带来压力，造成忧虑、嫉妒和愤怒等负面情绪。身和心相互作用，拥有健康的身心有助于培养灵感。想要获得真正的健康，就要让“身、心、灵”三个方面统一，这才是整体的健康。那什么是“身、心、灵”呢？

（1）“身”

身是指躯体。

身体是心灵的载体。我们从那些姿态挺拔的人身上会感受到一种积极健康的状态，而我们也发现，那些精神不佳的人在姿势上或多或少存在一些问题。一旦姿势不稳定，各种亚健康问题也随之而来。瑜伽体式通过聆听身体，围绕全身的肌肉、骨骼及关节进行一系列温和的练习。这些体式遵循了西方解剖学，让全身的关节、组织、肌肉、细胞、神经、腺体及各系统处于和谐的状态，最终达到瑜伽强身健体、塑身美容的功效。

（2）“心”

心是指情绪。

拥有健康的身体固然重要，但情绪对人的影响也是不可忽视的。有一些人，虽然身体姿势没有问题，但还是状态不佳甚至生病，为什么呢？那都是因为情绪上的问题影响了身体——健康、乐观的情绪可以带来信心和勇气，而悲观的情绪会带来忧伤和孤独感，甚至有时会击垮整个人。当生气时，因为无法控制自己的情绪而影响到呼吸，让心跳加快，肝脏受到影响而引发一连串的健康问题。瑜伽呼吸和瑜伽冥想作用于“心”。通过放慢呼吸的节奏来控制个人的情绪，让练习者既不过喜，也不过悲，用平静的心面对生活中的所有问题。

（3）“灵”

灵是指精神状态、意识，指宇宙中生命所具有的能量和灵性。

灵性并不“玄”，它是指源于内心深处的善良和纯洁的本质。当一个人可以随时感受到周围的美好而发自内心地微笑，并把这种微笑的能量传递给他人时，这个人就是有灵性的。就如同我们经常觉得小孩子很有灵性，为什么灵性会随年龄的增加而减少呢？那是因为，小孩子很容易满足，会因一件简单的事情而开心，也很容易忘记不愉快的事情。而当人逐渐长大，思维意识也日益变得复杂。拥有越多时，反而容易计较得失，总想从外在事物中获得满足感和被认同感，越来越难以满足自己日益扩大的内心需求。

瑜伽通过体式让身体和心灵连接起来，消除忧虑、嫉妒等不良情绪，让练习者意识到，真正的快乐就源于自己的内心世界。而我们每个人，只要愿意发现自己的美，愿意用自己的美来感染他人，就都能找到内在的灵性。

2. 瑜伽养生的原理

瑜伽并不是一种治疗，但瑜伽能够给练习者提供一种身心健康的指导，帮助练习者改善健康，预防疾病的产生，并控制疾病的恶化。瑜伽养生的原理可归结为：瑜伽体式作用于身体，让身体获得平衡；瑜伽呼吸作用于能量，让情绪获得稳定；瑜伽冥想作用于心灵，让练习者获得内在的喜悦；瑜伽饮食可提供充足的营养并减少体内垃圾，营造一个健康的身体环境。

三、“体式修身”成为现代瑜伽的载体

瑜伽体式以其独特的修身效果为现代瑜伽练习者所青睐。大部分人，被瑜伽体式所吸引而认识了瑜伽，从而开始了漫长的瑜伽之路。

1. 体式名字的由来

传说，古时候的瑜伽修行者研究了自然界动、植物的姿态从而创造出上百万种姿势，他们不轻视任何一种生物，认为万事万物都有相同的灵魂，即宇宙统一的灵魂，只是以不同的形式存在。体式的名称也体现了瑜伽在进化过程中的深度哲学：代表着动物和植物的体式，如猫式、下犬式、虎式、狮子式、苍鹭式、树式、莲花式；代表瑜伽圣哲的体式如圣哲玛里琪式、神猴哈奴曼式等。

2. 体式的原则

瑜伽的体式叫做体位法，梵文为 Asana，意为稳定和舒服的姿势。我们在练习瑜伽体式时，绝对不能有攀比心，而要带着觉知，聆听身体，通过持之以恒的练习来感受瑜

伽带给身体的改变。每一个人，都需要在瑜伽练习中找到放松。如果勉强自己做到体式的外在形态，则会增加受伤的风险，而且这也违背了瑜伽体式的原则。瑜伽练习者始终要坚持“以体式来修身，以呼吸来修心，以放松来修更高的灵性”的基本原则，并把这一原则作为练习瑜伽的指引。现代瑜伽过分夸大了体式的作用，让很多瑜伽练习者在体式中越走越远，慢慢失去了瑜伽的本意。每一位瑜伽老师，都要不断学习和自省，科学地练习瑜伽，带着责任心来教授瑜伽，让瑜伽成为一种“身、心、灵”的指引，让瑜伽行业健康发展。

每一个人，
都需要在瑜伽练习中找到放松。

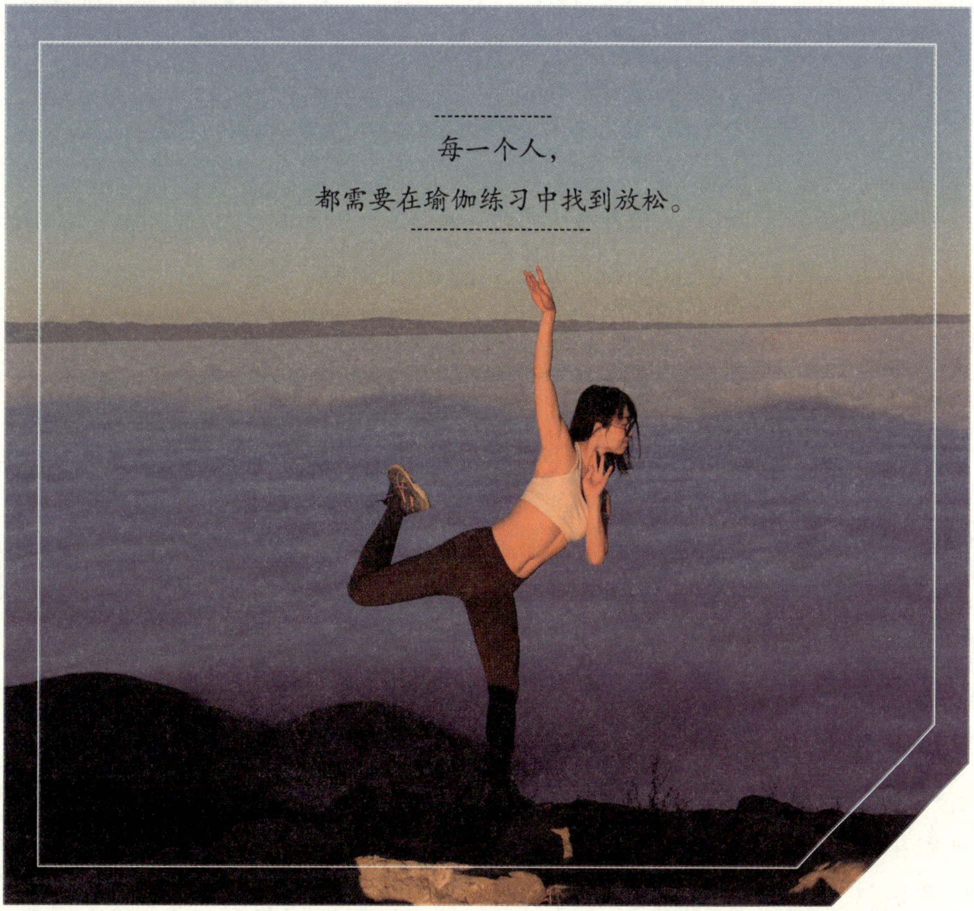

第三节 练习瑜伽的注意事项

一、每一个人都可以练习瑜伽

随着越来越多的人加入瑜伽练习者行列，瑜伽逐渐成为一种大众化的运动，作为一种修身养性的方式被大家所认同和接受。很多初学者有一个疑问：我到底适合练习瑜伽吗？

事实上，瑜伽作为一种健康的生活方式和哲学，它融入我们的生活当中，任何一个人都能在瑜伽中找到属于自己的练习方式。从某种意义上说，只要你开始尝试着抛开外界的干扰，关注身体的感受，你就开始练习瑜伽了。

二、练习瑜伽的注意事项

虽然瑜伽适合每一个人，但每个人身体不一样，不同人的练习方法也要做出适当的调整。瑜伽练习不当不但达不到练习效果，也易增加受伤的风险。瑜伽伤害多半是练习者缺乏正确的引导，过分追求体式，或做了不适合自己的体式而产生的。

1. 必须在专业瑜伽老师的带领下练习瑜伽

很多人认为，可以对照视频或者书本练习瑜伽，这是一种错误的想法。哪怕本书提供的也只是一个瑜伽练习的指引，不能完全替代老师。因为初学者对自己的身体缺乏了解，必须在专业瑜伽老师的监督下才知道哪些体式是适合自己的，哪些体式是需要调整的。只有在系统学习过瑜伽之后，才能达到在家练习瑜伽的标准。而且，因为身体在变化着，哪怕是瑜伽老师，也经常需要比自己更有经验的老师提出指导和建议。

2. 过饱过饥都不能练习瑜伽

运动和营养息息相关，瑜伽健身必须结合营养均衡的饮食，才能达到健身的效果。练习瑜伽必须空腹 2 小时，因为吃饭后，消化系统需要血液来消化，此时练习瑜伽会影响消化，也达不到练习效果，是有害无益的；在很饿的情况下练习瑜伽也无法集中意识。因此，饭后 2 ~ 3 小时练习瑜伽最好。如果只是吃了小点心，则 1 个小时就够了。

3. 练习瑜伽要赤脚

双脚接触瑜伽垫可帮助练习者培养更细微的觉察力。同时，足底是身体脏器的反射区，赤脚练习可以更好地让身体和自然界连结起来。

4. 要穿瑜伽服

要穿舒适、透气性好、吸汗的瑜伽服练习瑜伽。同时，瑜伽服不宜过于宽松，比较贴身的瑜伽服能让老师看到你的身体轮廓，并给出指导建议。

5. 去除饰物，专注于瑜伽练习

佩戴首饰练习瑜伽容易让练习者分心，导致意识无法集中于呼吸和身体的感受。所以，练习瑜伽时，要尽量去除身体的束缚如项链、手镯、手表等，让身体不受约束地尽情舒展。

6. 除特别提示外都尽量用鼻子呼吸

鼻子是呼吸器官，用鼻子呼吸可以增加空气阻力，能让练习者放慢呼吸节奏并提高呼吸效率。每个人的鼻腔都是自己的空气净化器，通过鼻孔呼气会带走身体的热量和湿度，而通过鼻孔吸气也会找回丢失的热量和湿度。同时，因为鼻孔的嗅觉非常灵敏，能感知到空气中不好的东西，让身体产生自然的防御来抵抗外界的侵袭。古老的瑜伽修行者已经发现，在呼吸时，左右鼻孔是变换着收缩的。在呼吸控制法中，他们利用这个现象来平衡自己的左右脑。左鼻孔主阴，对应了哈他瑜伽中的“他”，右鼻孔主阳，对应了哈他瑜伽中的“哈”，呼吸之道也体现了瑜伽的阴阳之道。

7. 练习瑜伽时要关注呼吸

呼吸是瑜伽练习的晴雨表——呼吸节奏稳定时，练习是安全的，而当呼吸变得急促，说明你的练习需要作出调整。聆听呼吸就是聆听自己的身体，让练习者不和别人攀比，而是随时关注自己的身体情况，如有任何不适，告诉自己要及时停下来。

8. 练完瑜伽之后不要马上喝水或者进食

在练习瑜伽的过程中，身体会产生能量，为了让体内能量更好地流动，达到最佳练习效果，建议不要马上喝水。而练完瑜伽也需要至少 40 分钟之后再进食。如果实在很饿，可以吃一点清淡的流质食物。

9. 练完瑜伽最好 30 分钟之后再沐浴

练习瑜伽之后，身体血液循环加快，毛孔张开，马上沐浴会刺激毛孔而影响身体散热，从而加重心脏负担。同时，马上沐浴会影响体内能量的流动并降低运动效果。

三、瑜伽健身中需要特殊照顾的人群

瑜伽课上，老师要注意是否有以下这些特殊情况的学生，以免让学生做了不适合自己的体式而受伤。

（1）经期女性可以练习瑜伽，但要以练习冥想和呼吸为主。避免练习倒立体式以及腹部受压过大的体式。在练习体式时，要尽量避免头部低于心脏的位置。经期要少练习比较有强度的体式，如后弯要尽量避免。

（2）术后不宜练习瑜伽，应等伤口恢复后并得到医生的同意方可练习。

（3）怀孕的女性应练习专门的孕妇瑜伽。

（4）患有高血压、心脏病、眩晕症、癫痫症、严重颈椎病、腰椎间盘突出的练习者应由有经验的瑜伽老师一对一指导，并随时关注身体情况。

（5）一些有其他运动禁忌的人群。

四、练习瑜伽之前的准备

瑜伽是一种非常方便的运动，几乎不需要准备任何物品就能开始练习。我们只需要准备一颗让自己变得更美的心，一张瑜伽垫，便可以开始练习瑜伽啦！让我们一起开始练习瑜伽，把瑜伽融入生活，做一个优雅的瑜伽人吧！

文子温馨提示：

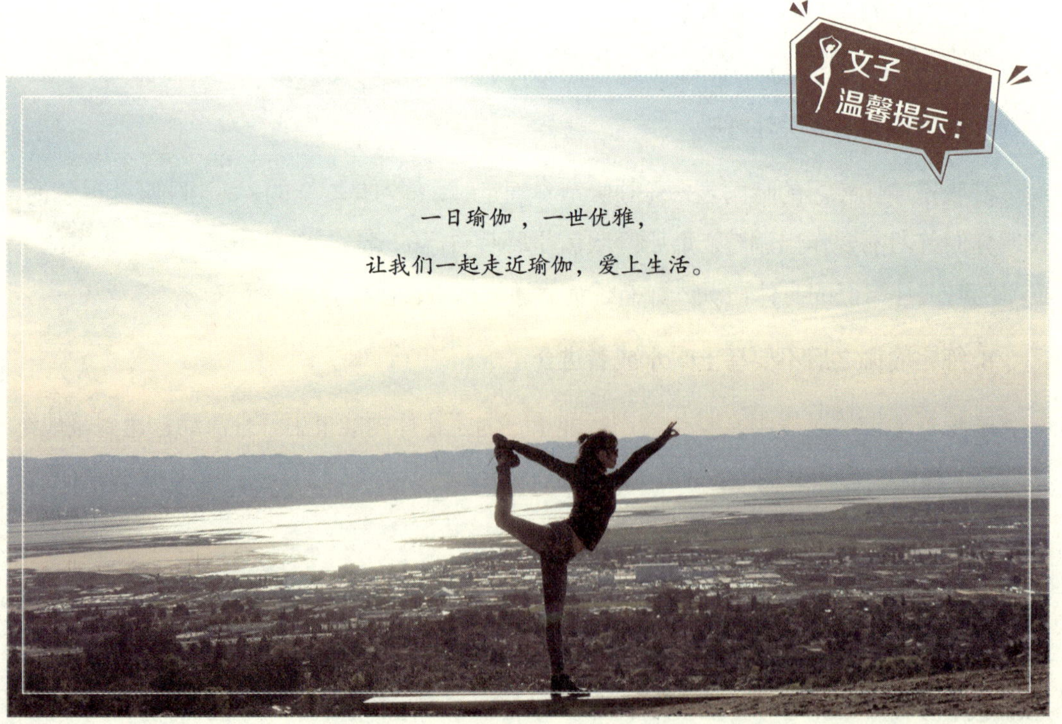

一日瑜伽，一世优雅，
让我们一起走近瑜伽，爱上生活。

第四节 了解人体

○●**你了解你的身体吗？**

说到了解人体，我们第一会想到西方解剖学。有一部分初学者觉得，我只是练习瑜伽，为什么要学习解剖呢？还有一部分练习者认为解剖很难，不知道如何开始。也有一些瑜伽老师，在学习了一些解剖知识后，把过多的专业术语用于一节普通瑜伽课上，让学生反而对自己的身体越来越迷茫。要如何才能将现代西方解剖学和传统东方瑜伽完美地结合在一起，为现代瑜伽练习者服务呢？这是一个值得深思的话题。

一、瑜伽和人体解剖学的关系

1. 练习瑜伽为什么要了解人体

（1）练习瑜伽是和身体对话的过程，了解人体很有必要

大部分初学者是被瑜伽体式所吸引而接触瑜伽的。通过练习瑜伽体式舒展了身体之后，才有机会深入了解瑜伽的“身、心、灵”。练习者很容易感知身体外在可见的部分，而对于身体内在不可见的部分，练习者则感到很迷茫。此时，西方解剖学出现了，它用一种科学的方式细致地解析了人体结构，并直观地呈现在每一个瑜伽练习者面前。通过学习瑜伽解剖学可以让练习者了解身体，进而在瑜伽练习中更好地与身体交流。

（2）了解人体能让人成为练习瑜伽的主体

很多初学者因为对身体缺乏认识，总想让自己靠近体式的“标准”，而当发现自己的身体始终无法达到图片上的“标准”时，对瑜伽的信心就会慢慢减少。学习人体基础解剖学，可以帮助练习者认识人体以及运动规律，并感知到自己身体的幅度及局限性。当我们不再攀比，而是选择接纳自己的身体并与之交流时，体式已经不重要了，身体的感受才是我们最在意的。此时，练习瑜伽的目的从“体式练我”变成了“我练体式”。“我”成了练习瑜伽的主体，而不是体式本身。

2. 瑜伽练习者该如何对待解剖学

（1）了解解剖，为我所用，而不是研究解剖学

我们要意识到，没有一个人能真正完全读懂人体，练习瑜伽也不是研究人体。瑜伽解剖学应该服务于瑜伽，而不是为了给瑜伽练习者带来困扰。瑜伽老师的工作是练习瑜伽、教授瑜伽，通过瑜伽来改善现代人的亚健康，而不是治病。所以，要尽量把复杂的解剖学和瑜伽的练习用一种最简单的方式结合起来，为练习者服务。

（2）学习解剖，却不拘泥于解剖

初学者学习简单的解剖知识，可以直观地认识身体结构。举个很形象的例子，当练习者知道呼吸是怎么一回事了，知道骨盆长什么样了，知道脊柱的形状了，对于练习瑜伽的方向就清晰了。不过，当练习一段时间后，我们反而要抛开解剖的束缚，而只是关注呼吸，那样才能在练习瑜伽的过程中自由地发挥。

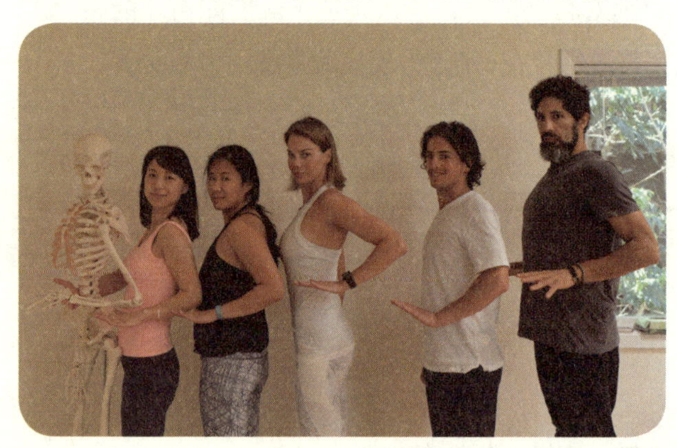

▲ 图 1-1　个体的差异

（3）认识到个体差异

世界上没有相同的两片树叶，也没有相同的两个人，而同一个人的左右也不是完全对称的（如图 1-1)。这也体现了瑜伽中的“阴阳”。所以，不同个体练习的标准是不一样的。练习者要认识到个体差异并找到适合自己的瑜伽练习方式。

二、人体八大系统之运动系统

人体是复杂、神秘而伟大的一个整体。无数的细胞集合在一起形成组织，组织结合起来构成了器官，相互关联的器官形成了系统。人体有八大系统，分别是运动系统、消化系统、呼吸系统、循环系统、泌尿系统、神经系统、内分泌系统和生殖系统。八大系统分工合作，相互联系，形成了一个完整的统一体，即人体。

运动系统由骨、骨骼肌和骨连结组成，骨连结也叫关节。骨与骨相连结构成骨架，肌肉附着在骨架上，在神经系统的支配下，肌肉收缩牵动骨，骨围绕关节产生运动。运动系统的作用主要有支撑、保护和运动。

现代人每天在室内学习、工作和生活的时间几乎占了全天的 90%，很多现代文明疾病如腰椎病、颈椎病、关节炎、风湿病等，多半是因缺乏运动而引起的。瑜伽练习可以加强肌肉力量并塑造肌肉线条，帮助练习者打造完美形体；通过对骨的“刺激”，促进

其生长发育，进而提高骨骼的抗压能力，让其变得更有弹性而不会过早老化；通过活动关节来保持身体的活动空间，有效减少关节问题的产生……而这些，都和运动系统有关。

1. 骨

人体共有约 206 块骨。骨以不同形式连结在一起，构成人体骨骼。骨骼分为颅骨、躯干骨和四肢骨 3 个大部分。每一块骨头都是一个活的器官：骨的表层致密而坚硬，叫骨密质；骨的内部呈蜂窝状，叫骨松质；骨中的空腔部分叫骨髓腔，中央充满骨髓。胎儿和幼儿的骨髓都是红骨髓，为造血器官。随着年龄增长，骨髓腔内的红骨髓逐渐被脂肪组织代替，变成黄骨髓。图 1-2 列出了人体基本骨，请大家记下来。

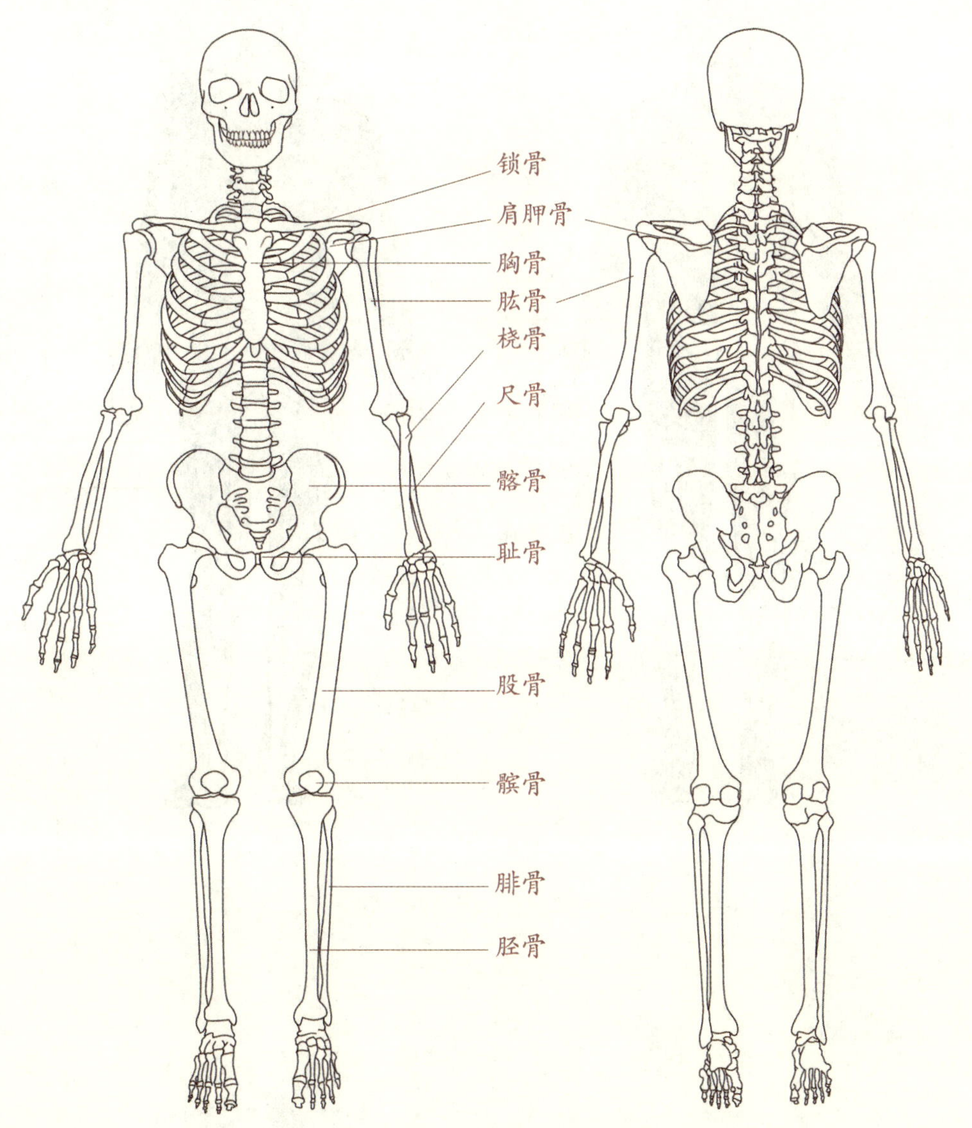

▲ 图 1-2 人体骨骼示意图

2. 骨骼肌

（1）人体主要肌肉

人体约有 600 块肌肉，大概占体重的 35% ~ 45%。骨骼肌分布于头、颈、躯干和四肢，附着于骨头上，可随人的意志收缩，也叫做随意肌。与骨骼肌对应的是不随意肌，不随人的意志收缩，如心肌。另外，在呼吸篇会给大家介绍一块非常重要的随意肌——膈肌。图 1–3 列出了一些主要的肌肉，请大家记下来。

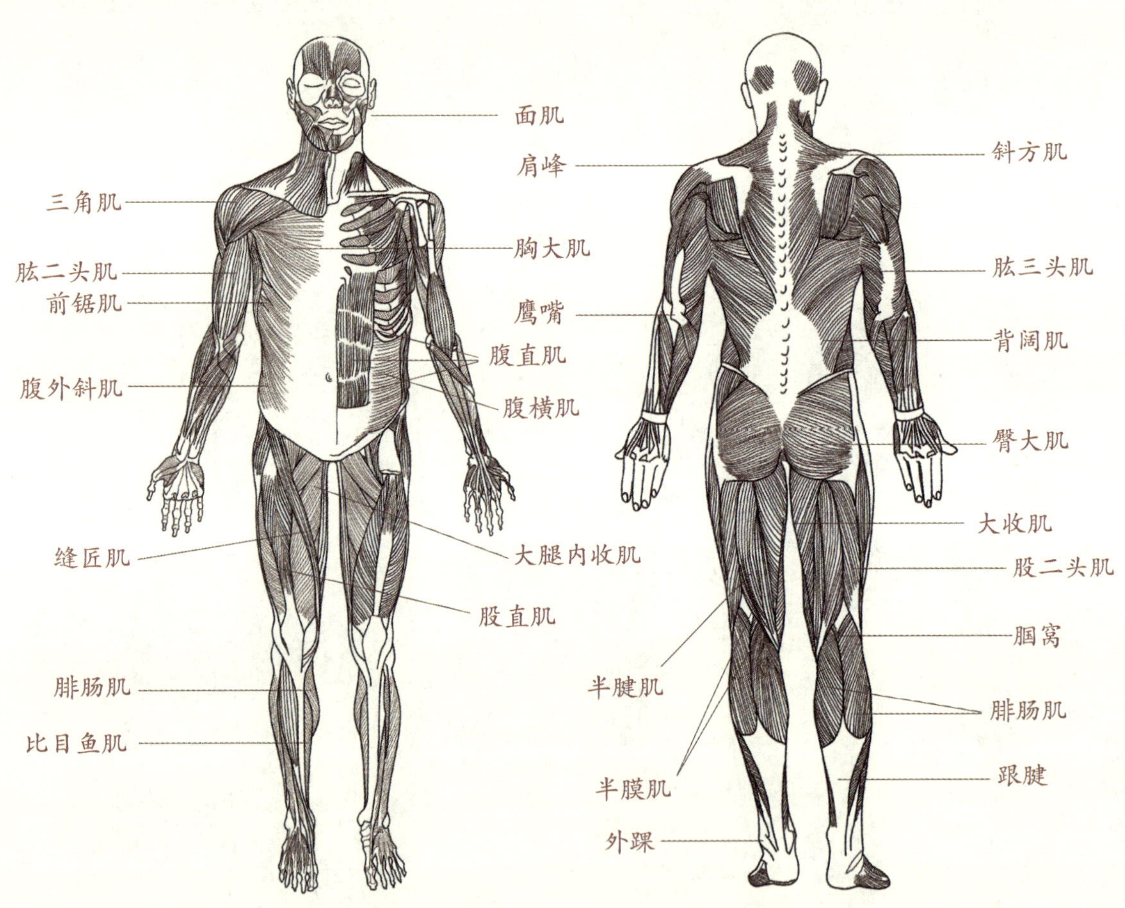

▲ 图 1–3 人体肌肉示意图

（2）肌肉的组成

肌纤维是骨骼肌的基础单位。肌纤维组成纤维束，纤维束按顺序排列为肌束，肌束组成了各个单独的骨骼肌。肌肉的三种状态分别是：收缩、放松、拉伸（图 1-4）。

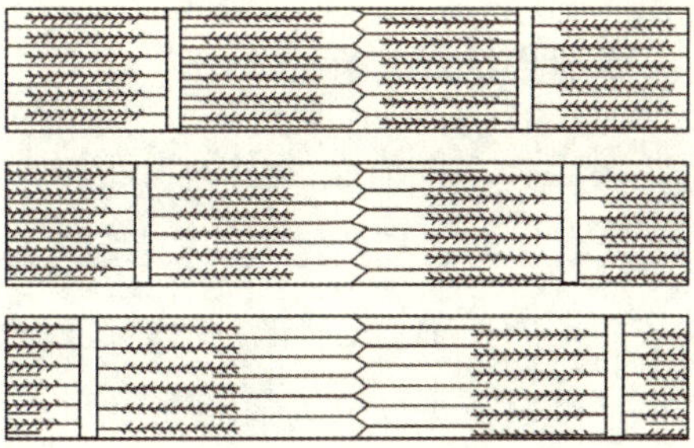

▲ 图 1-4 肌肉的三种状态

（3）肌肉的收缩

当肌纤维收缩而缩短时，肌肉表现为向心收缩；当肌纤维收缩而拉长时，肌肉表现为离心收缩；而当肌纤维长度不变但肌肉张力增加时，肌肉表现为等长收缩。

（4）肌肉的拉伸

当练习者通过收缩拮抗肌，来伸展目标肌肉时，称为主动的静态拉伸；而当练习者在放松身体的前提下，依靠身体重量或外力来拉伸肌肉时，称为被动的静态拉伸。这一点在瑜伽当中很常见。

（5）肌肉的“起点”和“止点”（图 1-5）

肌肉附着骨骼的较固定的一端或者近端叫“起点”，肌肉附着骨的相对运动的一端或者远端叫“止点”。

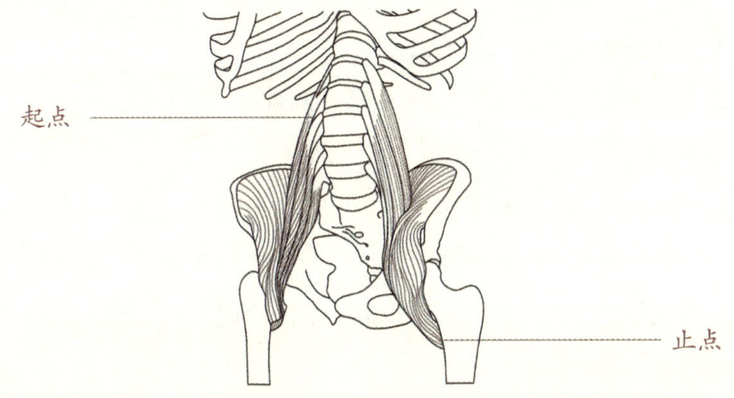

▲ 图 1-5 肌肉的起止点

（6）主动肌、拮抗肌和协同肌

主动肌是当其收缩时让关节进行某种运动的肌肉。比如，当练习者做弯曲手肘的运动时，肱二头肌（大臂前侧肌群）起主动作用，叫做主动肌。而拮抗肌是对于关节的运动产生相反作用的肌肉。比如，当我们弯曲手肘时，肱三头肌（大臂后侧肌群）是拮抗肌。协同肌是指当主动肌发挥作用时帮助并协作其产生同样作用的肌肉。因为肌肉是相互关联的，所以我们很难将每一块肌肉细分开来。在练习中可以把肌肉归为肌肉群，如臀部肌群、背部肌群、颈部肌群、腿部肌群、浅层肌群、深层肌群等。

3. 骨连结或关节

骨与骨之间借结缔组织相连构成骨连结，主要分为无腔隙骨连结和有腔隙骨连结两种形式。前者指两骨之间由韧带、软骨或直接连接在一起，骨间无间隙，可动性少。而后者即为关节。关节把骨与骨连接起来，形成了完美的骨骼框架。人的关节多种多样，按照活动范围可以分为活动关节、微动关节和不动关节。关节的主要结构包括关节面、关节面软骨、关节囊和关节腔。关节的辅助结构包括滑膜囊、滑膜皱襞、关节内软骨和韧带。当关节周围的肌肉收缩时，可配合其进行伸、屈、外展、内收及环转等运动。

（1）三类主要关节

瑜伽中涉及的关节主要有肩关节、肘关节、腕关节、髋关节、膝关节、踝关节和掌指关节。按照其活动范围可分为三类——球窝关节、铰链关节和平面关节（如图 1-6）。肩关节和髋关节被归为球窝关节，肘关节和膝关节被归为铰链关节，脊柱被归为平面关节。而腕关节和掌指关节常被归为一个整体。

①球窝关节的主要活动范围：弯曲、伸展、外展、内收、外旋、内旋。

②铰链关节的主要活动范围：弯曲、伸展。

③平面关节的主要活动范围：弯曲、伸展、回旋、侧屈、纵向伸展。

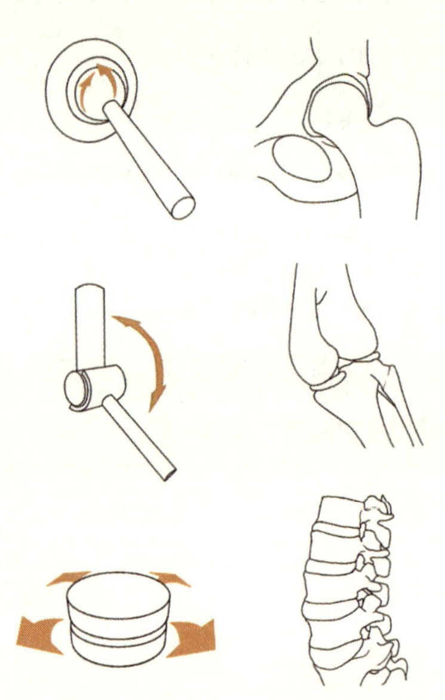

▲ 图 1-6 人体关节示意图

（2）肩关节和髋关节（图 1-7）

人类从四脚动物进化成直立行走后，手臂失去支持和运动功能，变得更加灵活，以便辅助具有抓握功能的手，腿部仍保留了运动功能而成为支撑部分。肩关节是一个多关节复合体，而髋关节是一个单一关节。

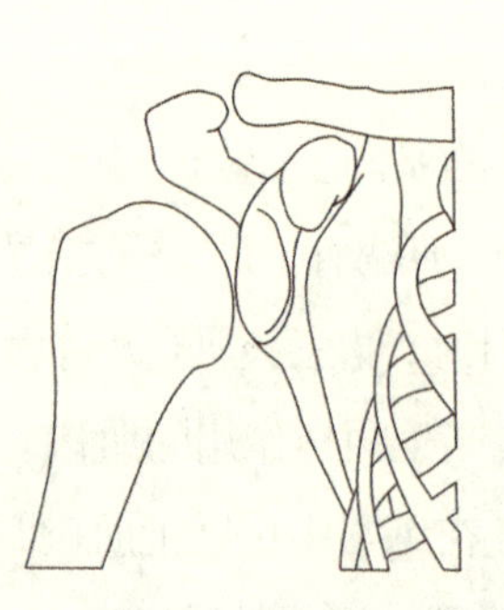

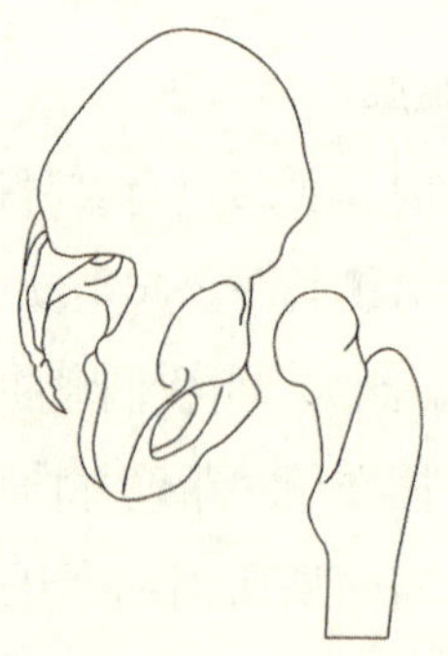

▲ 图 1-7 肩关节和髋关节

①肩关节

此处所指的肩关节是指由肩胛骨的关节盂和肱骨头构成的球窝关节，是狭义上的肩关节。它的主要运动范围有：弯曲、伸展、外展、内收、外旋和内旋（图 1–8），同时它还可以旋转。它的特点是运动幅度大但稳固性差。

真正的肩部包括了盂肱关节、肩锁关节、肩胸关节和肩胛胸壁关节 4 个关节。还有说法认为肩关节不是 4 个而是 6 个。

②髋关节

髋关节是一个拥有球形关节面的杵臼关节，也被归为球窝关节。髋关节由髋臼和股骨头组成，主要运动范围包括：弯曲、伸展、外展、内收、外旋和内旋（图 1–9），同时髋关节可以旋转。

髋关节的特点是既有很大的活动度，同时也有很好的稳定性，是人体中最难脱位的关节。

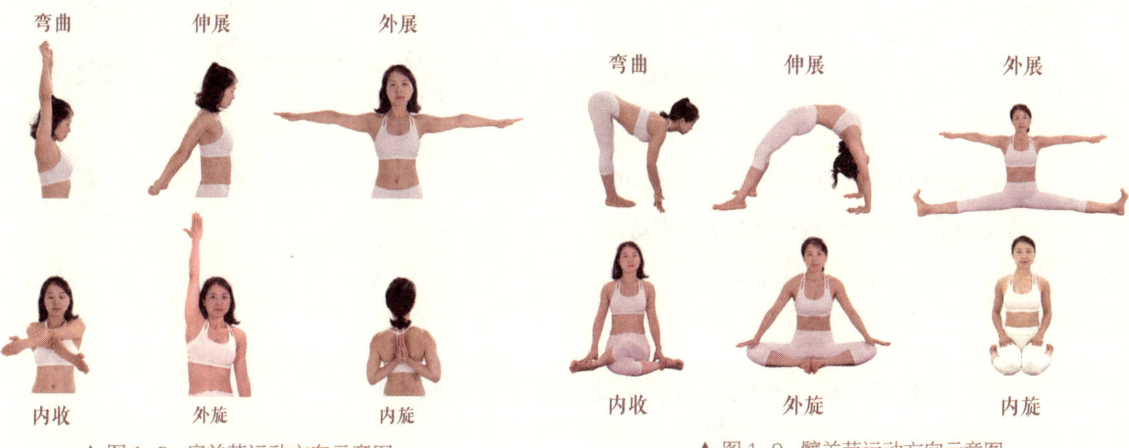

▲ 图 1–8　肩关节运动方向示意图

▲ 图 1–9　髋关节运动方向示意图

（3）肘关节和膝关节（图 1–10）

①肘关节

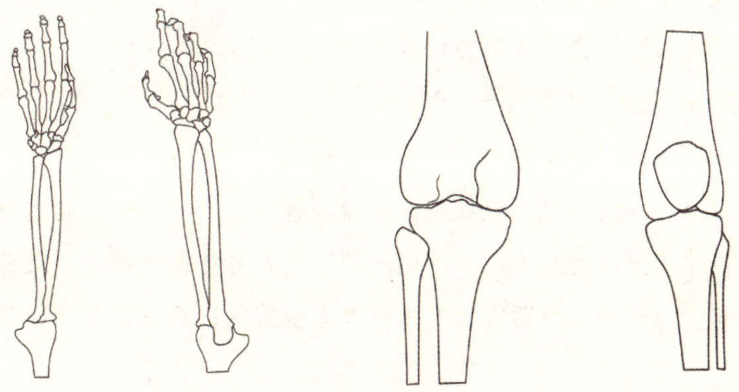

▲ 图 1–10　肘关节和膝关节

肘关节是上臂的中间关节，它由三个关节共居同一关节囊而成，这三个关节分别是肱尺关节、肱桡关节和桡尺近侧关节。肱尺关节是肘关节的主关节。

肘关节的第一个运动是肱尺关节和肱桡关节所带来的屈伸运动（图 1-11），第二个运动是桡尺近侧关节带来的旋前旋后运动。

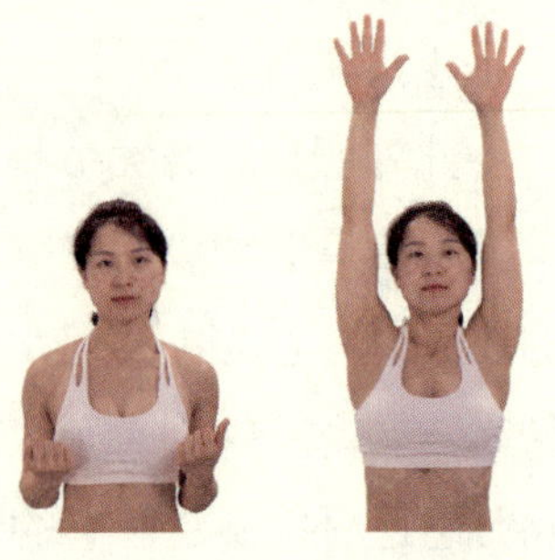

▲ 图 1-11　肘关节的屈伸示意图

②膝关节

膝关节是腿部的中间关节，它由三部分组成，分别是股骨下端、胫骨上端和髌骨三部分的关节面。膝关节内有呈月牙状的半月板，其内侧大、外侧小。膝关节前方有一块膝盖骨叫髌骨，具有保护膝关节的作用。膝关节的运动方向主要是屈伸运动（图 1-12），在它弯曲的时候，根据弯曲的幅度还有 30 ~ 40 度的内旋和外旋活动度。

膝关节的特点是，在完全伸直的情况下非常稳定，在屈曲的时候非常灵活，有助于跑动。

▲ 图 1-12　膝关节的屈伸示意图

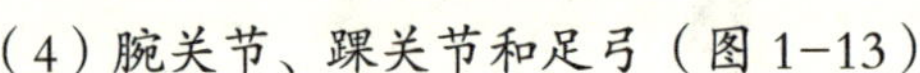

（4）腕关节、踝关节和足弓（图 1-13）

①腕关节

腕关节核心包括 8 块小骨头，使手处于抓握的最佳位置。

②踝关节

踝关节由胫骨下端及内踝、腓骨外踝与距骨构成。

③足弓

足弓把足部所有的骨关节面、韧带和肌肉非常和谐地整合在一起，是一个组合型的复合体。我们常把足弓理解为由 3 个弓组成的拱顶，它们分别是内侧纵弓、外侧纵弓、横弓。

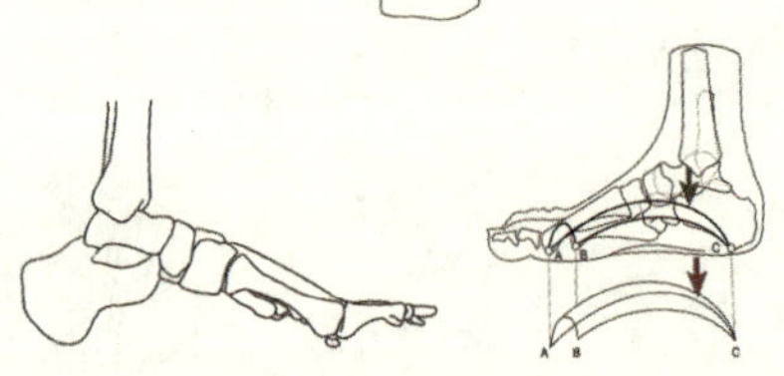

▲ 图 1-13　腕关节、踝关节和足弓

足弓如同人体的“减震器”。当人类在站立、走路、跳跃或者奔跑时，足弓以最理想的途径将体重向下传递；站立时，足弓如同“三脚架”，保证了直立时足底着地支撑的稳固性；在行走或跳跃时，足弓会发挥弹性和缓冲震荡的作用，以保护体内器官尤其是脑部免受震荡；足弓还能保护足底的血管和神经免受压迫。

（5）脊柱（图 1–14）

①了解脊柱

脊柱为人体的中轴骨骼，具有支持躯干、保护内脏、保护脊髓和进行运动的功能。它由 33 块椎骨组成，分别是颈椎 7 块、胸椎 12 块、腰椎 5 块、骶骨和尾骨共 9 块。因为成年人的尾骨和骶骨分别融合成了一块骶骨和一块尾骨，所以有时也会认为脊柱是 25 节。2 个椎体之间由椎间盘连结。椎间盘中央是髓核，周围部分是纤维环（图 1–15）。

脊柱上端是颅骨，下面连结髋骨，中间为肋骨。脊柱同时也是胸廓、腹腔和盆腔的后壁。脊柱内部自上而下形成一条纵行的脊管，内有脊髓。

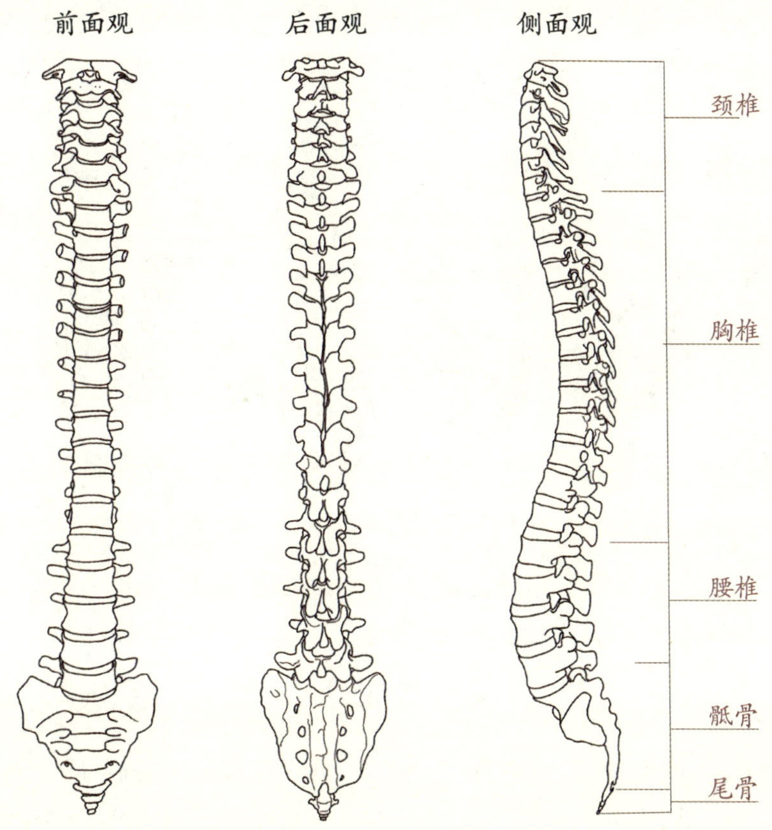

▲ 图 1–14 脊柱

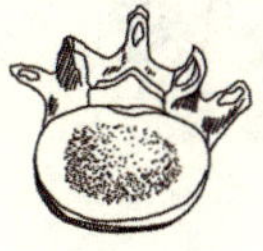
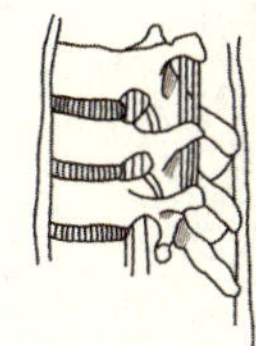
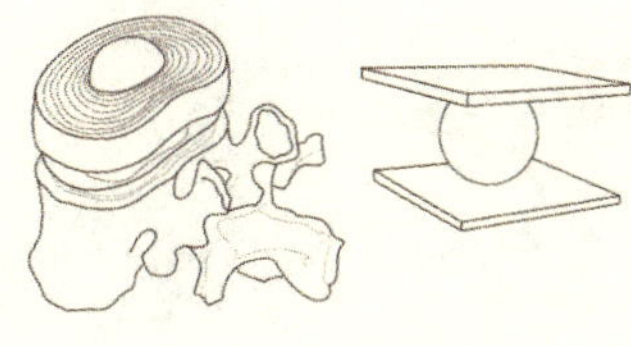

▲ 图 1–15 椎体和椎间盘示意图

②脊柱的生理弯曲及形成原因（图 1-16）

大家来做个小小的实验，让身体自然直立地靠墙站立，我们会发现——后脑勺、背部和臀部与墙面形成了 3 个弯曲度。为什么脊柱是有弯曲度的呢？

试想一下，如果人类的脊柱像一根直线一样笔直，那我们根本无法直立，也就没有了曲线美，而且这也是非常危险的。所以，正常的脊柱从侧面看有 4 个生理弯曲：颈曲、胸曲、腰曲及骶曲。脊柱的生理弯曲主要是提高脊柱的抗压能力，帮助人类更好地平衡身体。

脊柱的生理弯曲伴随着一个小宝宝长大的过程。刚出生时，脊柱具有很大的可塑性，三到四个月时，当小宝宝试着学会抬头，颈部的生理弯曲也慢慢形成了。而在一岁左右学着走路时，腰部的生理弯曲也开始呈现。当 10 岁左右，成人的脊柱曲度逐步地出现了。

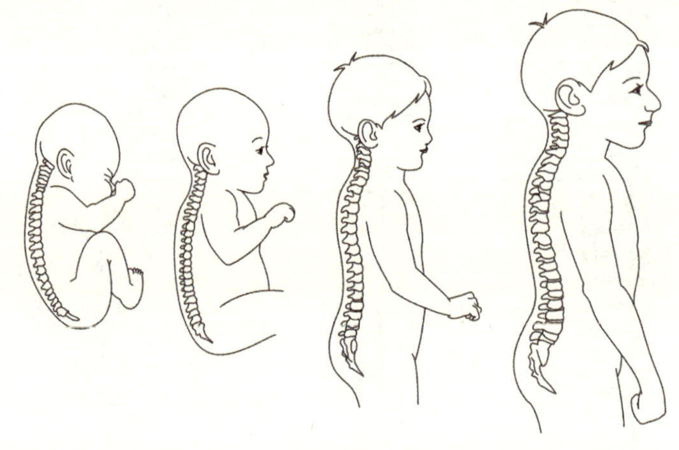

▲ 图 1-16　脊柱的生理弯曲形成示意图

③脊柱的运动类型

脊柱运动的类型：主要有弯曲、伸展、回旋、侧屈、纵向伸展（图 1-17）。

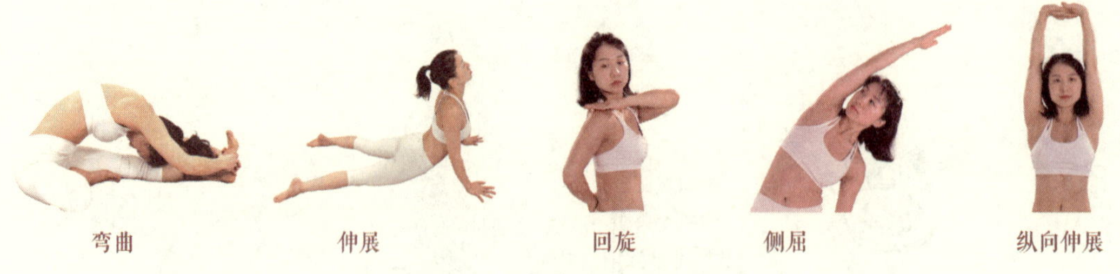

▲ 图 1-17　脊柱的活动方向示意图

（6）肌腱和韧带的不同（如图 1-18）

很多初学者经常说："我大腿后面的韧带好紧张""我的骨头好硬"。事实上，这些说法都不准确。到底怎么说才比较科学呢？让我们一起来认识肌腱和韧带，并了解它们的不同。

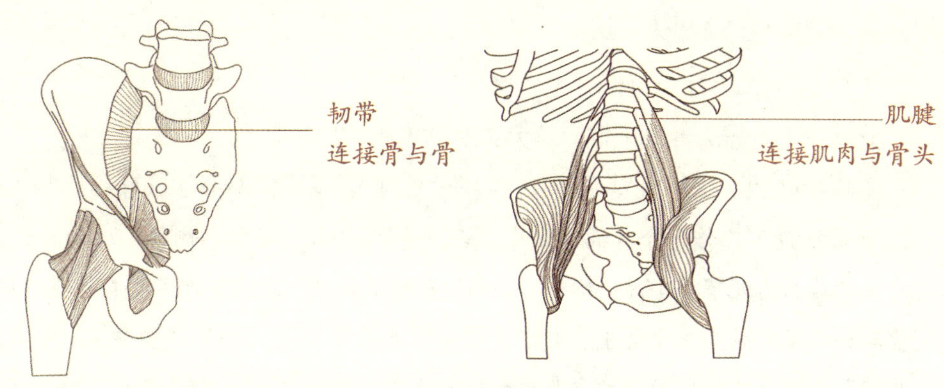

▲ 图 1-18 韧带和肌腱示意图

①韧带

韧带，通俗地讲，就是把骨头与骨头连起来的"东西"。这些"东西"是纤维结缔组织结构。骨头是硬的，而人类能活动自如，是因为关节给骨骼提供了活动空间。换句话说："骨头相对比较'硬'，而关节相对比较'软'。"韧带的功能除了可以活动关节以外，还可以稳定关节，让其在运动中不超越生理范围而受伤。

举个比较形象的例子，我们都知道肩关节特别灵活，能做大幅度的绕动。而当一个人不活动肩部时，肩关节韧带就会粘在一起。这种情况若持续下去，当年老时，他就有可能无法将手臂抬起来自己梳头——灵活的关节因为缺少锻炼变"硬"了。而通过有规律的瑜伽练习可以保持韧带的健康，让练习者在年老的时候还能自己梳头，也就达到了瑜伽养生的功效。

②肌腱

肌腱，通俗来说，就是把肌肉与骨头连起来的"东西"。每一块肌肉都包括了"肚子"和"两端"，肌腱就是指肌肉的"两端"。肌腱将肌肉与骨头连接起来，让肌肉附着在骨头上，通过传递肌肉产生的力量来运动关节。

所以，当我们感觉到大腿后侧很紧张时，应该说："我大腿后侧的肌肉比较紧张，我膝关节和髋关节处的韧带比较紧张。"大家认为呢？

4. 核心

我们经常听到瑜伽老师说"收紧核心"，很多练习者认为"核心"就是腹部，这种说法没有错误但也不准确。到底什么才是真正的"核心"呢？

核心的意思是中心或者主要部分。人作为一个整体，身体的每一部分都是中心。手掌有掌心，脚掌有脚心，肌肉有中心点，脊柱有中央，大脑有思考中心。从这个角度来说，心脏、大脑或者脊柱都是人的中心。不同运动目的对应的“核心”也不一样，比如健美运动员更关注肌肉力量，舞者更关注形体，道家关注“丹田”，而瑜伽关注身、心、灵，把心灵说成核心也许更为贴切。

（1）腹内压系统和瑜伽健身“核心”

此处谈论的核心准确来说应该为：身体中央的腹部核心。

参考骨骼图 1-2 不难发现，身体中央的腹腔区域的骨骼部分只有几节小小的腰椎。

如果把腹部比作一个房间，这个“房间”的上面、前面、侧面、地面全是肌肉，只有房间的后面有几节小小的“钢筋”——即腰椎。这个“房间”除了要支撑腹内脏器以外，还要配合人类日常生活中久坐、走路、弯腰拿东西等活动。如果“墙壁”不结实，那这个“房间”自然是不稳定的，住在里边的脏器也无法获得健康。腰椎容易受伤，怀孕女性易有腰椎方面的问题，都和腹部核心不够强大有关。

腹内压系统是一个维持躯干稳定并且承重的系统。腹腔肌肉收缩，让腹腔容积减少，腹内压上升，帮助腹部收缩并稳定腰椎，建立一个封闭的圆柱体的压力空间。一旦腹内压系统失调，便会造成全身各处肌肉以及神经系统失调。身体上的一些疼痛如肩颈酸痛、腰背疼痛、膝盖不舒服等，几乎都和腹内压失衡有很大的联系。

（2）核心的四组主要肌群

核心主要包括了四组肌肉群，分别是盆底肌群、腹部肌群、髂腰肌和膈肌。

①盆底肌群（图 1-19）

盆底肌群是指把骨盆底端封闭起来的肌肉群，它们是核心区域的“地板”。盆底肌包括了尾骨肌、耻骨肌等。盆底肌群帮助尿道、膀胱、阴道、子宫、直肠等盆腔器官维持在正常位置并且发挥作用。

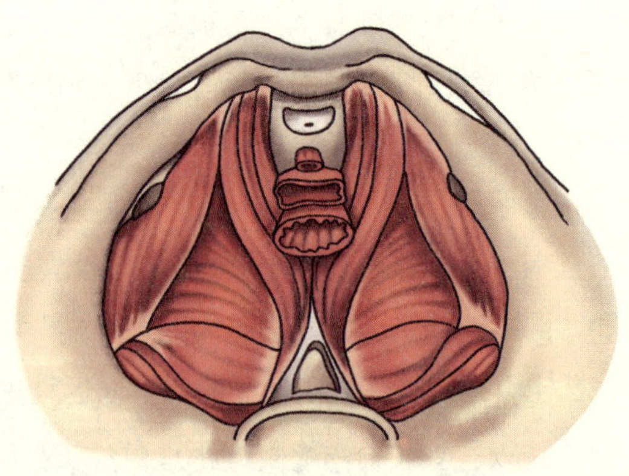

▲ 图 1-19 盆底肌群示意图

怀孕、产后女性及老年人易出现盆底肌相关疾病。通过练习瑜伽可以加强盆底肌，并缓解因盆底肌肌力下降而导致的阴道松弛、尿频、小腹坠胀等问题。

②腹部肌群（图 1-20）

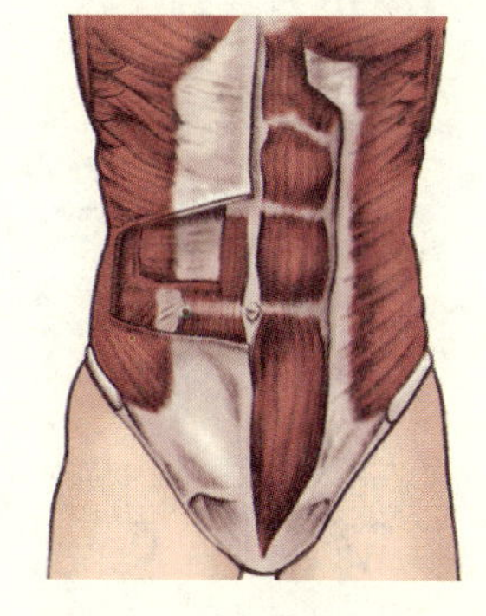

▲ 图 1-20　腹部肌群示意图

腹部肌群是腹部周围环绕包裹的肌肉群，它们就好像是核心区域的“墙壁”。腹部肌群主要有四组肌肉，由里到外依次为腹横肌（腹横肌以横向的肌纤维包裹住腹部，是控制腰椎稳定中最重要的部分）、腹内斜肌、腹外斜肌和腹直肌。腹部肌群可以支撑内脏，让腹内脏器保持正常并且发挥作用。同时，腹部肌群还能从前面给脊柱以支撑，帮助脊柱保持健康状态。

③髂腰肌（图 1-21）

髂腰肌是由髂肌和腰大肌组成的一组肌肉群。腰大肌起于第十二胸椎和第一至第五腰椎体侧面和横突，髂肌起于髂窝，腰大肌和髂肌共同止于股骨小转子。髂腰肌是重要的核心肌群，或者说 “内在核心”。髂腰肌属于髋屈肌，在屈髋体式中起着重要作用，同时可以稳定后腰部分。站立时，健康的髂腰肌能为腰部提供很好的支持，而过紧过弱的髂腰肌会造成髋关节的不稳定而让周围的肌肉代偿。

办公室久坐人群易有髂腰肌萎缩的问题，久而久之会引发骨盆前倾，腹部肌群无力，增加下背部受伤的风险。

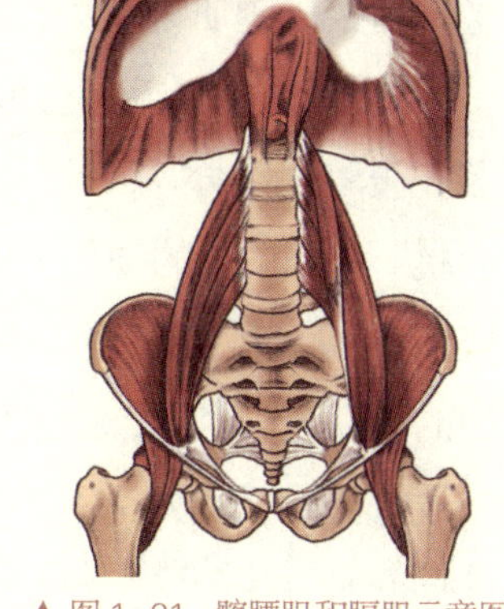

▲ 图 1-21　髂腰肌和膈肌示意图

④膈肌（图 1-21）

膈肌把胸腔和腹腔分隔开来，是核心区域的“天花板”。在腹式呼吸中，膈肌的收缩对腹腔产生压力变化，可以启动腹横肌的收缩。关于这一点，请参考呼吸篇。从核心的角度来说，膈肌不但是一块重要的呼吸肌，还可以帮助刺激其他核心肌群从而稳定脊柱，是正确练习核心的关键。

如果练习者只强调肌肉训练，而不注意呼吸，那么尽管你有了一个强大的核心肌群，神经系统也不能使用它们。

三、人体其他七个系统

除运动系统之外，人体其他七个系统分别是呼吸系统、消化系统、循环系统、泌尿系统、神经系统、内分泌系统和生殖系统。

1. 呼吸系统

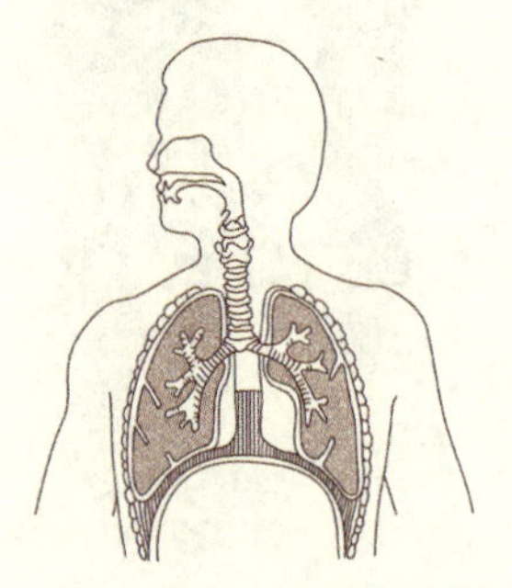
▲ 图 1-22　呼吸系统示意图

（1）呼吸的原理（如图 1-22）

机体与外界环境之间的气体交换过程，称为呼吸。呼吸系统由呼吸道和肺组成。吸气，外界富含氧气的新鲜空气经呼吸道进入肺部，氧气透过肺泡壁经毛细血管进入血液中，通过在血液中的运行，把氧气运送到组织细胞；呼气，组织细胞所产生的二氧化碳通过肺毛细血管进入肺泡，经呼吸道排出体外。这是一次呼吸。人体正是通过呼吸运动不断地和外界进行气体交换，使生命得以维持。呼吸是瑜伽练习中的“灵魂”。

（2）与呼吸有关的肌肉

①膈肌（如图 1-23）

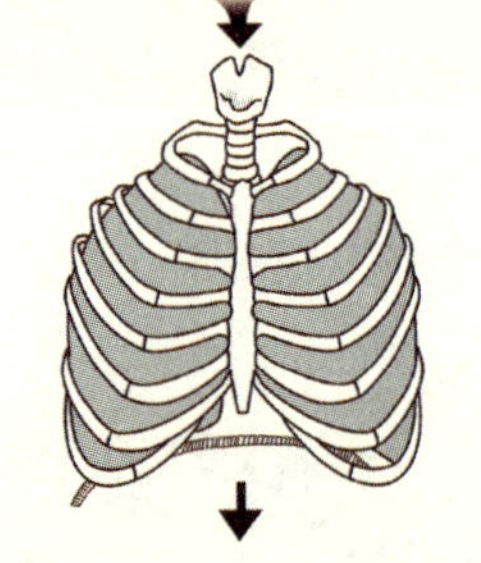
▲ 图 1-23　膈肌示意图

人体胸腔和腹腔之间，有一块薄薄的、形状像一顶帽子的肌肉组织，医学上称为膈肌。因其横置于胸与腹之间，将躯干分为胸腔和腹腔两部分，因此，人们又叫它“横膈膜”。横膈膜的顶部突向胸腔，与肺的底部紧贴，就好像是胸腔的“地板”。同时，横膈膜的底部盖在上腹部脏器肝、胃、脾的上面，所以也好像是腹腔的“天花板”。横膈膜的活动范围广泛，向上可以到达第 3 至第 4 肋骨，向下可到达第 3 腰椎的前部。膈肌是最主要的呼吸肌。

②肋间肌

每两根肋骨之间有两组肌肉，分别称为肋间内肌和肋间外肌，两者合称肋间肌。肋间肌是最重要的呼吸辅助肌。

③其他辅助肌

腹部、胸部、颈部和背部肌肉或多或少都会参与呼吸运动，这些肌群叫做呼吸辅助肌。

（3）胸廓（如图 1-24）

胸廓与呼吸息息相关，它像一个“鸟笼”，由 12 节胸椎，12 对肋骨和 1 个胸骨借关节、软骨连结而成。肋骨的后端与胸椎相连，而肋骨的前端仅第 1~7 肋与胸骨相连，相连接的被称为真肋。而第 8~12 肋称为假肋。第 11、12 肋前端游离，又称浮肋。胸骨是位于胸前壁正中的扁骨，它分为胸骨柄、胸骨体和剑突三部分。

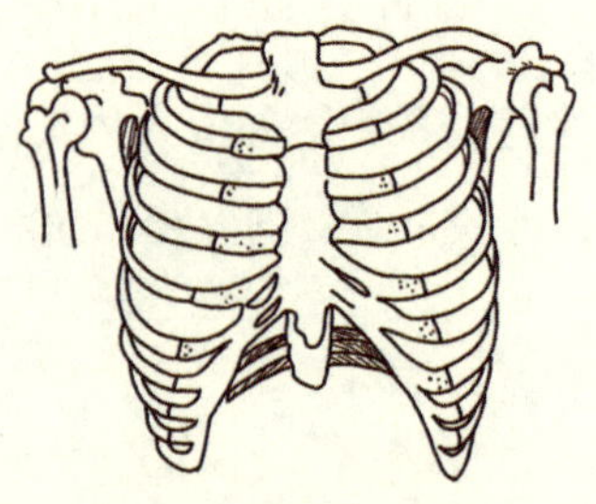
▲图 1-24　胸廓示意图

2. 消化系统

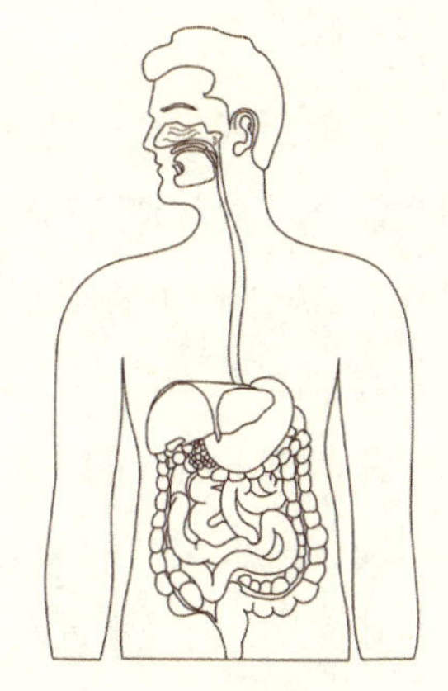
▲ 图 1-25　消化系统示意图

消化系统由消化道和消化腺两部分组成（如图1-25）。消化道包括口腔、咽、食管、胃、小肠、大肠、直肠和肛门，还包括一些位于消化道外的器官——胰腺、肝脏和胆囊。消化腺有小消化腺和大消化腺两种，小消化腺散在消化管各部的管壁内，大消化腺有三对唾液腺（腮腺、下颌下腺、舌下腺）、肝和胰。消化系统从口腔延续到肛门，负责摄入食物，将食物粉碎成为营养素，吸收营养素并使其进入血液，然后将食物的未消化部分排出体外，使我们获得糖类、脂肪、蛋白质和维生素等营养。

瑜伽体式按摩腹部肌肉及内脏，帮助消化系统更好地工作。

3. 循环系统

循环系统是分布于全身各处封闭的连续管道系统，包括心血管系统和淋巴系统。心血管系统是由心脏、血管、毛细血管及血液组成的一个封闭的运输系统（如图1-26）。由心脏不停地跳动，提供动力推动血液在其中循环流动，为机体各种细胞提供赖以生存的物质，包括营养物质和氧气，也带走了细胞代谢的产物，如二氧化碳等。淋巴系统是人体的重要防卫体系和排毒系统。全身各处流动的淋巴液，将体内毒素回收到淋巴结，毒素从淋巴结过滤到血液，送往肺脏、皮肤、肝脏、肾脏，然后被排出体外。

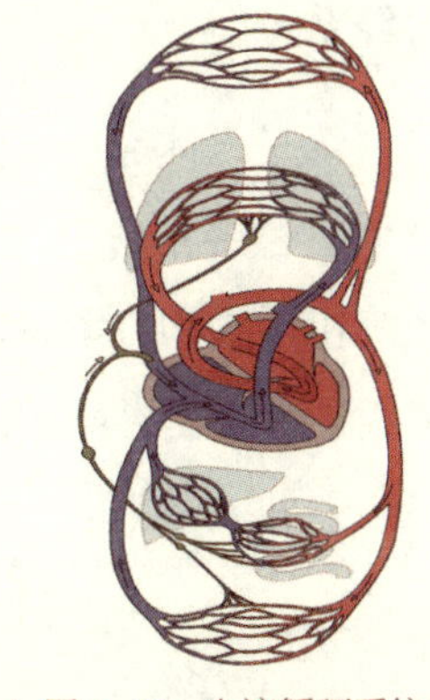
▲ 图 1-26　血液循环系统示意图

瑜伽体式可以刺激全身的血液循环，刺激淋巴系统，帮助排出毒素。

4. 泌尿系统

泌尿系统由肾、输尿管、膀胱及尿道组成。肾脏位于腹部后侧，每侧的肾脏都连接一根输尿管。肾脏主要负责及时清除尿酸和尿素两种代谢物质。尿液被一滴滴分泌出来，通过输尿管集中于膀胱，当膀胱被装满时，便会告知我们需要排尿了。泌尿系统的功能不全时，会导致尿酸和尿素堆积在体内，从而导致身体的失调。通过练习瑜伽的特定姿势能加强盆底肌、肛提肌以及尿道表层肌肉和肛门括约肌的收缩能力。

瑜伽体式通过对肾脏的按摩，进而作用到泌尿系统并缓解相关疾病。

5. 内分泌系统

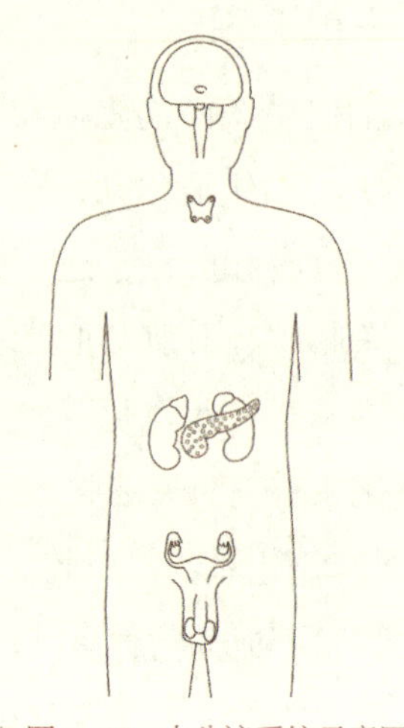
▲ 图 1-27 内分泌系统示意图

内分泌腺是人体内一些无输出导管的腺体，它的分泌物称为激素。激素对整个机体的生长、发育、代谢和生殖起着调节作用。人体主要的内分泌腺体为下垂体、松果体、甲状腺和副甲状腺、肾上腺、胰腺、胸腺和性腺（如图 1-27）。在现代社会，越来越大的生活压力易造成人们内分泌系统紊乱并引发相关疾病，如精力不集中、记忆力减退、睡眠减少、容易疲劳、月经不调以及不孕不育等问题。

有规律的瑜伽练习可以让内分泌系统正常工作并保持健康状态。

6. 生殖系统

生殖系统是和生殖密切相关的器官的总称。生殖系统的功能是产生生殖细胞，繁殖新个体，分泌性激素和维持第二性征。人体生殖系统分为男性和女性两类。按生殖器所在部位可分为内生殖器和外生殖器两部分。

7. 神经系统

神经系统是人体起主导作用的系统，它能协调体内各器官、各系统的活动，使之成为一个整体。神经系统分为中枢神经系统和周围神经系统两大部分（如图 1-28）。中枢神经系统包括脑和脊髓，周围神经系统包括脑神经和脊神经。神经是由纤维组成的，它们像细线不断分支，直到分布到全身所有的内外组织结构中，终端部分称为末梢神经。人体的整个表面被密集的神经末梢所覆盖，可以感受到任何细小的刺激。内、外环境的各种信息由感受器接受后，通过周围神经传递到脑和脊髓的各级中枢，通过大脑进行调控，再经周围神经发送到各部分，来调节机体各系统器官的活动，通过大脑“总司令”的调控，来达到维持机体与内、外界环境的相对平衡。

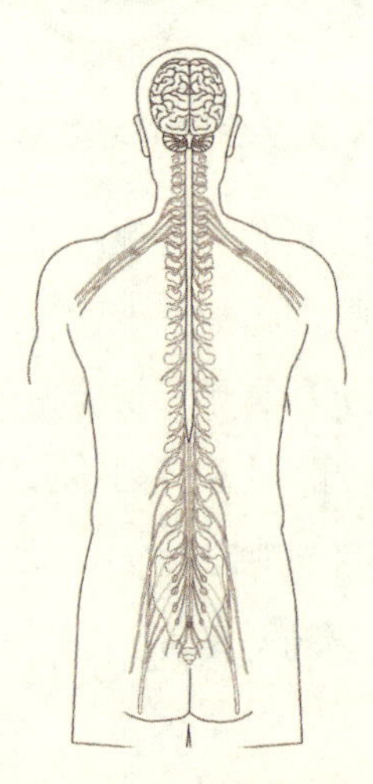
▲ 图 1-28 神经系统示意图

神经系统统治着整个人体，如果某个器官的神经受到创伤，纵然有再发达的肌肉系统，那个器官也会立刻失去它的功能。通过温和缓慢的瑜伽练习，能帮助练习者刺激神经系统并保持它的敏锐。

第五节 瑜伽呼吸

“呼吸是瑜伽练习的灵魂”，但很多初学者总是被瑜伽中的呼吸所困扰着，总感觉自己不会呼吸。到底在瑜伽课堂中该如何呼吸呢?

一、了解呼吸

呼吸是一种本能。从刚出生来到这个世界上的第一声啼哭开始，我们开始学习呼吸，而当呼吸最终停止，人的生命能量也消失了。一呼一吸展现了人的生命力。从瑜伽的角度来说，地球上的生命体都需要在呼吸和姿势间保持协调关系，其中的一方面出现问题便会影响到另一方面。随着年龄的增长，人的思维意识变得越来越复杂，不良姿势带来了胸肩部肌肉紧张、脊柱僵硬、大脑供氧不足、睡眠不佳以及头晕头痛等问题，这些都和呼吸失衡有一定关系。瑜伽呼吸作用于内脏，被称为“内脏体操”。配合呼吸练习瑜伽体式，可及时地为肌肉输送更多的营养，是一种有氧运动。

二、瑜伽呼吸练习中的注意事项

（1）尽量选择一个安静通风的环境。

如果条件允许的话，最好在大自然里进行，可以聆听自然界的声音，帮助我们更好地放松身心。在室内练习瑜伽呼吸时，可以选择靠窗的阳台，摆放一些绿植，如绿萝等，可让空气更好地流动，更好地与大自然连接。

（2）尽量在每天同一时间、同一地点进行呼吸练习。如清晨练习可以帮助身体吸入新鲜的氧气，从而提高身体活力，准备好迎接新的一天。晚上睡觉前练习，可以清除体内的废气、浊气和不快乐的情绪，让我们获得一个好的睡眠。

（3）练习呼吸要保持空腹。饭后练习呼吸会影响消化。

（4）除非特殊要求，尽量都用鼻子呼吸。

（5）初学者不要屏息。孕妇、高血压及心脏病患者等特殊群体如何练习呼吸不在本书介绍范围内。

三、五种呼吸方法

瑜伽中主要有 5 种呼吸方式。

1. 自然呼吸

自然呼吸是当身体放松下来时所使用的呼吸，它适合所有练习者，是瑜伽课堂中最好的呼吸方式之一（如图 1-29）。

方法: 选择一个让你觉得舒服的姿势——盘坐、仰卧或坐在椅子上都可以，放松身体，把注意力集中于鼻尖，聆听自己的呼吸，感受当身体处在最自然的状态下时，呼吸在身体里流动的过程，它的温度，它的位置以及给身体带来的变化等等。建议早晚练习 10 分钟左右。

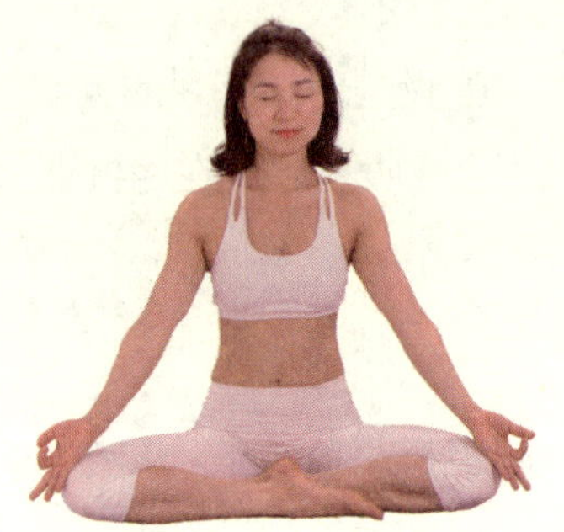

▲ 图 1-29　自然呼吸

2. 腹式呼吸或膈膜呼吸

腹式呼吸也叫做膈膜呼吸，是减少肋间肌运动、刺激膈肌运动的呼吸方式，是一种“深呼吸”。前面提过膈肌是主要的呼吸肌，所以腹式呼吸也是一种主要的瑜伽呼吸方式。腹式呼吸可以激活肺的下叶，按摩腹部器官（如图 1-30）。

方法: 选择一个让你觉得舒服的姿势——盘坐或仰卧，当身体仰卧时，因为腹部处于放松状态，所以更有利于练习腹式呼吸。

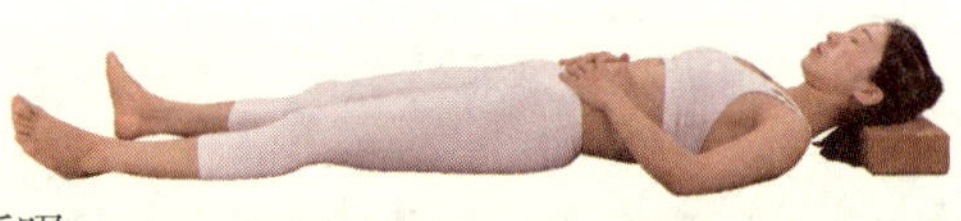

▲ 图 1-30　腹式呼吸

将一只手放于腹部，另一只手放于胸部。吸气，在舒适的范围内膨胀腹部，感觉到腹部的手被慢慢推高；呼气，放松腹部，腹部的手慢慢往下沉，感觉到肚皮好像要贴到后背了，腹部随着呼吸自然起伏，而胸部的手尽量保持不动，即保持肋骨不动，减少肋间肌参与呼吸。建议早晚练习 10 分钟左右。

3. 肋间呼吸或胸式呼吸

胸式呼吸是减少膈肌运动，使用肋间肌运动来完成的呼吸方式。前面提到过肋间肌是呼吸的辅助肌，所以胸式呼吸也叫肋间呼吸。胸式呼吸是通过在吸气时，让腹部内收并扩张胸腔，刺激肺的中部，达到激活肺部、按摩背部的效果。在比较剧烈的体能练习（如长跑）中，胸式呼吸可以帮助我们缓解压力（如图 1-31）。

方法：选择一个让你觉得舒服的坐姿，尽量保持脊柱中立状态。将两只手都放于最下方的肋骨上，指尖连在一起。

吸气，将胸腔底端向外、向上运动，尽可能地扩张胸腔，而将腹部缓慢向内收，来配合胸腔的练习（此时，双手会由于胸部的扩张而相互远离）；呼气，慢慢放松胸腔和肋骨，把空气排出体外，腹部依然保持不动。建议早晚练习 10 分钟左右。

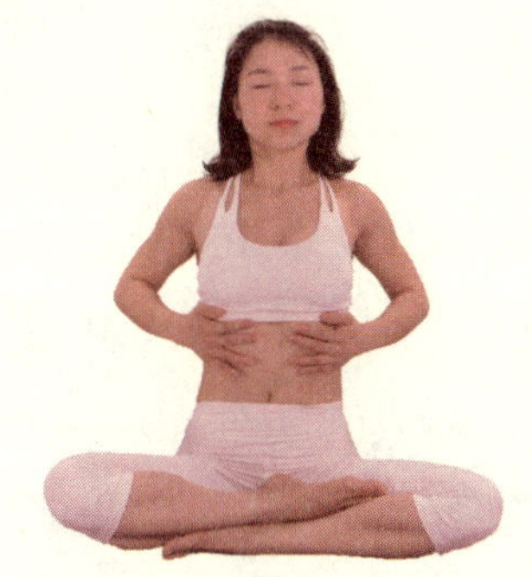

▲ 图 1-31 胸式呼吸

4. 锁骨呼吸或肩式呼吸

肩式呼吸是胸腔扩张的最后一步，是通过启用脖颈区域的肌肉群、喉咙和胸骨带动上部分的肋骨和锁骨向上提，来刺激肺上叶，从而进行全肺呼吸。肩式呼吸通常用于当一个人患有哮喘，堵塞了细支气管，以及有黏液产生并堵住了空气的流动时。肩式呼吸在瑜伽中使用得比较少（如图 1-32）。

方法：选择一个让你觉得舒服的坐姿，保持脊柱的中立状态。吸气，充分地扩张胸腔，再吸入多一点，直到感觉肺的上部分被激活——将肩膀和锁骨轻轻地向上提；呼气，依次放松颈部、肩膀、胸腔上部分及整个胸腔。持续练习几分钟并关注呼吸。

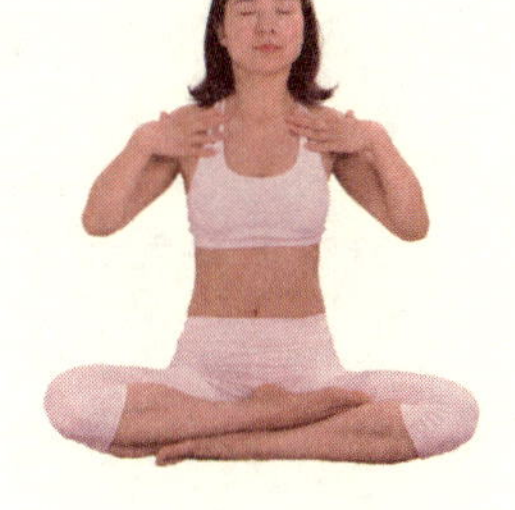

▲ 图 1-32 肩式呼吸

5. 完全式呼吸

完全式呼吸是将腹式呼吸、胸式呼吸和肩式呼吸一起练习，被称为完整的呼吸或全肺呼吸。只有在完全掌握了腹式呼吸、胸式呼吸、肩式呼吸以后才可以学习完全式呼吸。完全式呼吸让整个腹部、胸部和肩部都得到扩张，让我们可以获得对呼吸的控制（如图 1-33）。

方法：选择一个让你觉得舒服的姿势，盘坐或仰卧。先呼气，将肺部浊气排出，再用腹式呼吸吸气，吸到肺底端，此时，横膈膜下沉，腹部慢慢膨胀。保持腹部的膨胀继续吸气，使用胸式呼吸吸气，吸到肺中叶，肋骨慢慢扩张。保持腹部和肋骨的扩张继续吸气，使用肩式呼吸吸气，吸到肺的上叶，肩膀上提，此时吸满。慢慢呼气，依次放松肩膀、胸腔和腹部，让其像“波浪”一样起伏。在完全式呼吸中，呼气时间可以延长到吸气的两倍。通过延长呼气，将血液中的杂质排出，可以帮助身体清洁血液。建议早晚练习 10 分钟左右。

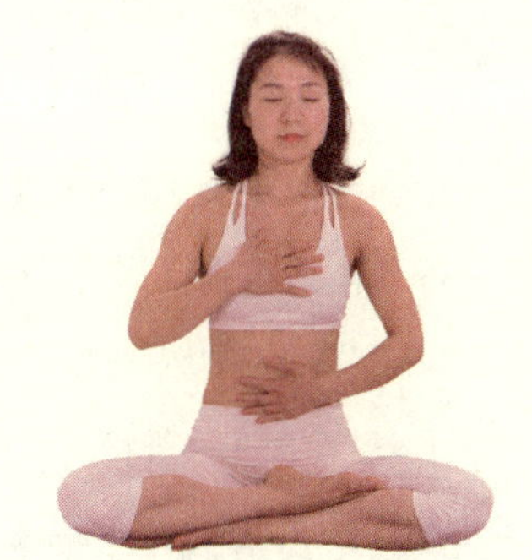

▲ 图 1-33 完全式呼吸

四、练习瑜伽时如何配合呼吸

如果在练习瑜伽体式时遵循一定的规律，那么练习者可以在体式中更好地感知身体。以下几点是练习瑜伽体式时如何配合呼吸的规律。

（1）向上进入反地心引力的姿势为吸气，顺应地心引力向下释放的姿势为呼气。

地心引力是向下的，当练习者对抗地心引力向上练习体式时，选择吸气可以帮助身体更好地用力；而当顺应地心引力向下练习体式时，使用呼气能帮助身体更好地放松。如向外、向上打开手臂为吸气，向里、向下收回手臂为呼气。

（2）延展外部身体为吸气，柔软内在脏器为呼气。

在瑜伽中，身体分为“外”和“内”两部分，“外在的身体”是躯干和四肢，而“内在的身体”是内在脏器或思想和心灵。吸气时，“外在的身体”展开，呼气时，“内在的身体”保持柔软和放松。

（3）当练习扭转体式时，先吸气延伸脊柱，再顺着呼气扭转身体。

（4）从前屈和后弯姿势中恢复为吸气，进入前屈和后弯时为呼气。

（5）需要深入某个体式时，先吸气，深入体式时呼气。而当停留在体式当中时，要去体会呼吸的延展和深入。

五、瑜伽老师如何在课堂中引导呼吸

作为一名瑜伽老师，在瑜伽课堂中提示呼吸不但有利于让学生感知体式，同时也可以避免学生因为没有聆听呼吸而过度深入体式所带来的运动受伤风险。

（1）先提示学生静下心来，找到自然呼吸。在课程开始前的静坐中，瑜伽老师可以有选择地教授某一种呼吸方法。

（2）根据学生的练习基础来选择适当的呼吸提示。呼吸固然重要，然而初学者如果过于注意呼吸反而容易紧张，导致上课时无法平衡动作与呼吸而憋气，憋气又会引起头晕、恶心等不良现象。建议多使用自然呼吸。

（3）在瑜伽练习的高级阶段，呼吸就是随心而动。

瑜伽呼吸的规律并不是一成不变的，而应该随练习阶段做出适当的调整。比如，在某些高级体式如轮式中，高级的练习者可能会在呼气时推起身体，因为呼气后，身体变得更加轻盈，可以帮助练习者更加舒服地进入体式。

（4）在某些有特殊目的的练习中，使用不一样的呼吸可以达到特殊效果。

现代瑜伽中融入了许多不同的练习方式，如一部分瑜伽老师将普拉提呼吸加入瑜伽练习中，这些呼吸有它们自己的特点，但不是瑜伽呼吸。

第六节 冥想

每一个人在一生中或多或少都有一些烦恼，我们和周围的环境和人相处，难免遇到一些棘手的事情。当我们不断与内心交流、不断自省时，试着学会用平静的心态来思考问题，帮助减少抑郁、愤怒、自卑、恐惧等负面情绪产生，通过在内心建立一个快乐、稳定的自我形象，可以提高人对幸福的感受，这就是瑜伽中的冥想。冥想帮助我们直面生活，告别生活中的负面情绪，做生活中的智者。

一、什么是冥想

冥想的梵文是 Dhyana，英文为 Meditation，是八大分支中的第七支。冥想是把注意力集中在当下时，大脑进入的一种更高意识和警觉的状态。瑜伽修行者通过冥想来寻找内心，与灵性直接沟通，达到身心灵合一——三摩地的状态。

二、冥想的作用

冥想可以帮助练习者清除大脑中的杂念，让其完全放松下来，不过于执着某些不快乐的方面，从而可以很好地认知幸福，帮助大脑获得对情绪的控制。当一个人通过冥想获得了对情绪的控制后，他便会保持这种放松的心情而乐观地生活，从而提升幸福感和生活质量。不光如此，冥想还可以加速认知，改变大脑结构，甚至带来一定的灵感和创造性，“静能生慧”，冥想帮助人们从静中开启智慧。

越来越多的医学界人士开始关注冥想对于辅助治疗慢性疾病的重要作用，如高血压、心脏病甚至癌症等。因为身体上的疾病大多是因为长期精神紧张而引发的，而当人冥想时，身体所有的器官都得到了休息，新陈代谢水平下降，心跳减慢，血压也随之下降。内在的焦虑感减少，影响到内分泌，间接帮助降低胆固醇，降低了心血管疾病的发病率。

三、冥想的注意事项

如何开始冥想，并通过瑜伽冥想来修身养性呢？冥想的注意事项和呼吸篇介绍的相似，以下几点供参考。

（1）尽可能选择一个安静的环境，如果条件允许，在大自然里聆听大自然是最佳的，而在室内练习冥想也是不错的选择。在室内可选择靠窗的阳台，摆放一些绿植如绿萝等。

（2）冥想时，要保持身体的温暖，用一张毯子包裹住身体可避免着凉。为了让皮肤更加贴近自然的环境，最好不要在空调房里冥想。

（3）身体是心灵的载体，最好在清洁身体之后再练习冥想。饭后练习冥想会影响消化，而空腹练习冥想容易静心。

（4）制定一个小周期，在每天同一时间、同一地点进行瑜伽冥想，在清晨练习能帮助大脑准备好迎接新的一天，而在晚上练习可帮助大脑清除精神活动，从而获得好睡眠。练习冥想之初，不要勉强自己坚持很长的时间，5~10 分钟即可，逐渐从 5 分钟延长到 10 分钟或 20 分钟，形成一个规律。

（5）放一些适合自己的瑜伽冥想音乐，配合瑜伽呼吸和体式进行冥想也很不错。比如，在冥想前，先进行几分钟的调息，再练习一些简单的瑜伽体式，帮助身体和大脑安静放松下来，达到冥想状态。

四、冥想的技巧

以下是几种瑜伽冥想的技巧，它们都可以帮助初学者进行冥想。

（1）通过身体姿势、内心观想、唱诵语音、听音乐等方式来放松身心。

（2）对思绪放任，不管不顾。心总是习惯于对任何事情都进行判断，如担心、害怕、期待、高兴等，这个技巧就是我们只是去关注发生了什么事情，而不对它们做出处理，让其自由来去。

（3）专注于某事。最常用到的方法是专注于呼吸，觉知到呼吸进出。因为呼吸就在我们身体里，可以随时随地进行，所以这也是瑜伽课堂中用得最多的技巧。

（4）专注于无，放空一切。

五、冥想方法

瑜伽冥想的技巧看似简单，然而要做到心无杂念却很难。以下是几个冥想的小方法，供大家参考。

1. 语音唱诵冥想法

语音冥想也被称为曼陀罗，来源于 Mantra（颂歌）的音译，是指通过唱诵 Om 或者一些特别的梵语来达到瑜伽冥想的目的。瑜伽课上，老师经常会带领学生唱诵 Om，到底什么是 Om 呢？

（1）什么是 Om

据说，宇宙万事万物都有一个共同的振动，这个振动就是“嗡”的声音。每个人的身体也是一个小宇宙，身体里也存在这个声音。一般情况下，我们很难听到身体里的振动，只有当感官回收时，人们才可以聆听到内在的声音。通过唱诵 Om 来帮助练习者找到和宇宙的共同频率，让人获得宇宙能量。所以，Om 是瑜伽世界的符号，是神之音（如图 1-34）。

（2）解读 Om

Om 也被写成 AUM，在书写时顶上有一个新月形和一个点。关于 Om，有很多不同的解读。AUM 包括了印度教中信奉的三大神：A 表示创世者大梵天（Brahma），存在于肚脐区域；U 表示保护神毗湿奴（Vishnu），存在于胸口部位；M 表示毁灭神及创造神湿婆（Shiva），存在于顶轮。同时，AUM 还代表着瑜伽的三个阶段：体式、呼吸控制和制感，代表入定（Samadhi），这是瑜伽修行的目的。

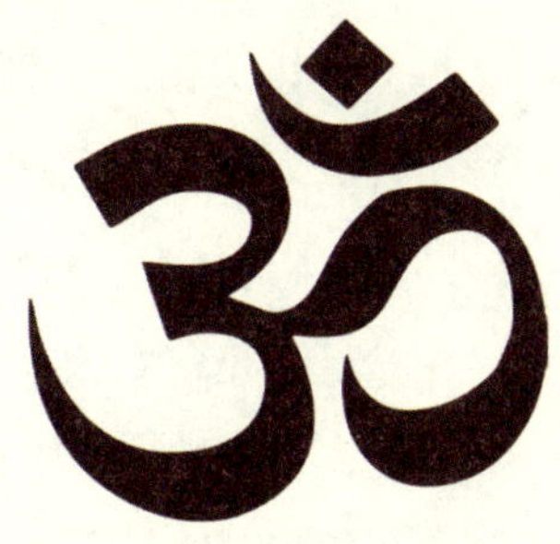

▲ 图 1-34 Om

（3）唱诵 Om 的 4 个阶段

①啊（A），是所有声音的开始，张开嘴时，发出的那个声音就是“啊”。

②呜（U），当声音从舌头和上颚之间慢慢往前走到嘴唇时，发出来的声音是“呜”（Uoo）。

③嗯（M），当嘴巴合上时，发出了“嗯”。

④安纳加塔（Anahata），在口头发音结束后的余波震动为缄默之音。在其他声音停止时，人们便能听到这个声音。

（4）学习 Om 唱诵

①选择一个舒服的盘坐姿势，闭上双眼关注自我。

②双手合十于胸前，调整呼吸。

③吸气准备，呼气开始唱诵 AUM，感觉到声音由肚脐下方（A 存在于脐轮）慢慢向上来到心脏的位置（U 存在于心轮），慢慢到达头顶（M 在顶轮）再沉下来。意念集中于眉心（Om 眉心轮）。一个呼气唱完。

④重复练习，聚集眉心，感受 Om 和宇宙的振动合为一体，感受着自我和外在的连接。

（5）Om 唱诵的作用

唱诵 Om 很容易使心态平静下来，往往会由内向外涌起一种喜悦、祥和、慈悲的内在感受，可使唱诵者周围如环绕一层振动频率，起到很好的调整身心的效果。达到瑜伽冥想的目的。

（6）其他梵语唱诵

瑜伽唱诵还有很多，如“奎师那至尊人格首神”就是一首经典的印度教唱诵。

Hare Krishna Hare Krishna，Krishna Krishna hare hare.

Hare rama hare rama，rama rama hare hare.

哈瑞奎师那，哈瑞奎师那，奎师那奎师那，哈瑞哈瑞。

哈瑞茹阿玛，哈瑞茹阿玛，茹阿玛，茹阿玛，哈瑞哈瑞。

2. 烛光冥想法

烛光冥想法属于一点凝视法的一种，是通过观察烛光后，把影像刻在眉心里的一种冥想法，是一种比较传统的冥想方法。

（1）烛光冥想法的步骤

①选择一个舒服的坐姿，身体直立，颈部放松。在身体前方的凳子或者小桌子上放一支蜡烛，让蜡烛火焰与眼睛在同一高度，蜡烛距离练习者的距离为1~1.5米。

②先做眼球上、下、左、右、顺时针、逆时针方向转动，闭上眼睛慢慢放松双眼。

③慢慢睁开眼睛，视线先看向地面，再慢慢移向烛光火焰的中心，尽量长时间地凝视焰心。凝视时要保持放松，不要紧张或者瞪眼睛。

④直到你非得眨眼睛不可时，将视线移开，缓慢收回眼光闭上眼睛，让眼泪自然流下。试图长时间地在脑海中刻画这个烛光的影像，一旦这个影像慢慢消失，不要着急或者沮丧，试图集中精神重新找回这个影像。

⑤当烛光的影像逐渐模糊直到消失，2分钟后再睁开眼睛，利用刚才的技巧重新凝视，再慢慢加长时间。

⑥ 3到5个回合后，闭上眼睛慢慢体会一下。

⑦让自己平躺下来，全身放松。

（2）烛光冥想法的作用

通过凝视可以加快眼部的血液循环，通过练习烛光凝视可以帮助练习者流出眼泪，排出眼中的杂质，很好地缓解眼部疲劳，增强视力。可以辅助治疗各种眼部疾病。同时，通过凝视烛光可以激活眉心轮，逐渐进入冥想状态。

（3）烛光冥想法的注意事项

眼部有问题的练习者尽量戴眼镜练习，而不要佩戴隐形眼镜，因为流泪会使隐形眼镜移动。做过眼部手术的人应先咨询医生，之后才可以练习。在练习烛光凝视时可能会有流泪或者眼睛酸胀的感觉，这是正常现象。不要用手来触碰眼睛，而是让眼泪自然流出。如果烛光冥想法让你觉得非常难受，可以改为其他冥想方式。

3. 观呼吸冥想法

观呼吸冥想法主要是通过观察自己的呼吸，来达到放松的目的。瑜伽练习者通过关注呼吸，对呼吸保持觉知，从而到达冥想的状态。

（1）观呼吸：适合所有人

方法：选择一个舒适的坐姿，让自己放松下来。把注意力集中到自己的呼吸上：吸气时告诉自己，我正在吸气；呼气时对自己说，我正在呼气……始终保持对呼吸的觉知，一旦意识有所游离不要着急，再一次慢慢把注意力引到呼吸中来。关注自己，我是通过鼻子呼吸还是嘴巴呼吸？当我吸气的时候，是胸腔膨胀得多还是腹部膨胀多？当我呼吸的时候，是否感觉到大自然和我的能量交换？

（2）控制呼吸：只适合高级练习者

方法：选择一个舒适的坐姿，让自己放松下来。把注意力集中到自己的呼吸上：吸气时告诉自己，我正在吸气，呼气时对自己说，我正在呼气……始终保持对呼吸的觉知，一旦意识有所游离不要急，再一次缓慢地把注意力引到呼吸中来。尝试着在呼吸时数数，比如吸气从一数到三，呼气时也从一数到三。持续练习 10~20 个回合。然后延长呼气，比如，呼气时从一数到四或是五，或呼气是吸气的两倍。随着练习的深入，有经验的练习者会发现呼吸之间有停顿——即吸气之后没有马上呼气，而是有一个小小的停顿；呼气后也没有马上吸气，而是也有一个小小的停顿。呼吸之间的停顿即是控制身体的开始，当有停顿时不要着急，去关注这个停顿。最后，把呼吸连接起来，不再有停顿，再慢慢回到自然呼吸。

六、瑜伽课堂中的冥想

瑜伽课堂中的冥想一般分为 3 部分，分别是课前冥想、课中冥想和课后冥想。每个阶段的冥想都有它独特的作用。

1. 课前冥想

课前冥想也叫瑜伽调息术，是通过瑜伽语音冥想解说引导学生静下心来，抛开工作中和生活中的琐事，准备好“身”和“心”来练习瑜伽。

2. 课中冥想

课中冥想是指在瑜伽课上练习瑜伽体式时进行冥想。瑜伽体式的内涵往往和哲学有关，每个瑜伽体式都是一个故事。当练习猫式时，练习者可以把自己想象成一只在阳光下伸展懒腰的小猫咪；当练习树式时，练习者可以把自己冥想成一棵大树；当练习战士体式时，练习者可以把自己冥想成一位坚强的战士。体式练习过程中的冥想能培养练习乐趣，把瑜伽体式和瑜伽文化联系起来。

3. 课后冥想

课后冥想也叫放松休息术，是老师引导学生逐个放松身体各部位，以达到缓解身体疲劳的效果。同时，放松休息术可以帮助学生获得能量。

七、瑜伽老师引导冥想的要点

在课堂中，瑜伽老师扮演了很重要的角色，一位有能量的老师可以感染学生，让学生更加容易进入冥想状态。

（1）老师是一节瑜伽课的能量中心。当老师在课堂中引导冥想时，要先让自己静下心来。只有自己放松并有了一个好状态，才能带领学生进行瑜伽冥想。

（2）老师的引导词要根据周围的环境做出调整。比如，在冬天引导冥想要避开“海边”等词，因为冬天天气寒冷，使用这些词语会让学生觉得冷；而夏天引导冥想时，可以多提示凉爽来创造一种氛围，以减少燥热。

（3）参考前面提到过的冥想技巧和方法，并选择一种冥想方式引导学生静下心来，关闭感官，聆听自己的身体。

（4）在准备结束冥想时，可以留出半分钟左右的时间给学生适应，而不要很突然地进入下一个主题。双眼在长时间关闭后再次睁开时，需要一些时间来适应光线。此时，瑜伽老师的做法是引导学生将双手合十，上下搓热掌心，再将温热的手掌敷在眼睛上，用手心的温度来滋养眼部肌肤，然后再慢慢睁开眼睛，视线由近及远，可以帮助放松眼部。

八、两组瑜伽课堂冥想词

1. 观呼吸

请大家选择一个舒服的坐姿盘坐在垫子上，用双手将臀部的肌肉轻盈地拨开，坐骨完整地接触地面，两个膝盖自然地向下放松，沉下来。小腹轻盈地内收，将我们的脊柱一节一节慢慢向上直立起来。放松我们的肩膀，双手食指和大拇指连接，其他三个手指自然地放松，掌心向上，放在我们的膝盖上。我们把双眼轻柔地关闭起来，慢慢地放松自己，尝试着把工作中和生活中的琐事暂且抛到一边，慢慢地把注意力引到我们的呼吸上，温柔地吸气……慢慢地呼气，去觉察呼吸的存在……感觉我们的呼吸自然、缓慢地进行着……吸气的时候告诉自己，我正在吸气；呼气时，同样对自己说，我正在呼气。

慢慢吸气……慢慢呼气……感觉新鲜的氧气通过我们的鼻腔进入体内；呼气，把体内的废气和浊气跟随着二氧化碳慢慢地排出体外。我们的呼吸随着我们的关注而慢慢地变长、变深，像春天的玫瑰一样，慢慢地盛开……我们可以慢慢尝试着进行瑜伽的腹式呼吸：吸气时，感觉到横膈膜向下，腹部轻盈地向外鼓起……呼气时，腹部轻盈地内收，用肚脐去找后背……再一次吸气，感觉到腹部继续向外鼓起……呼气时，腹部慢慢地放松……通过瑜伽的腹式呼吸，更好地锻炼横膈膜，刺激肺部的底端，同时可以更好地按摩腹部，帮助身体排除毒素，让身心平静下来。（大概 8 分钟）

慢慢地把呼吸放松到自然状态，把意识收回来。

2. 假设一个场景

请大家选择一个舒服的姿势，盘坐在垫子上。用你的双手将臀部的肌肉轻盈地拨开，让你的坐骨完整地接触地面，膝盖放松向下沉。双手食指和大拇指连接，掌心向上放在膝盖上。慢慢闭上双眼。接下来我们从下而上慢慢放松身体：放松脚趾，放松膝盖，放松大腿，放松骨盆，放松腰背……脊柱慢慢向上一节一节提起，双肩慢慢放松下来，两个手臂就如同两根绳子一样，没有任何力气地挂在我们的肩膀上……放松头部、头皮，舒展眉毛，放松两个太阳穴，眼睛放松，鼻子放松，嘴唇放松，牙齿放松……把呼吸也放松……

想象着此时的你，远离了生活，远离了周围的人和事，来到了一片绿油油的草地上，远处蓝蓝的天空，散落着几处洁白的云朵……吸气，感觉到眉心处有一朵莲花温柔地盛开着，散发出淡淡的清香……吸气，感觉到一阵清香，呼气时，慢慢地放松你的身体，用你的心去聆听，聆听自己的呼吸，聆听你内在的世界，你听到了吗？远处有蝴蝶拍打翅膀的声音……深吸一口气，感受此时你的身心与大自然融为一体……（描述美好的画面）

慢慢把意识收回来，活动一下手指，双手来到胸前合十，上下搓热双手，慢慢把双手敷在眼睛上，用手心的温度去滋养眼部肌肤。转动一下眼珠子，睁开眼睛，透过指缝去观察，当适应光线后，慢慢松开双手。

现实生活中的冥想其实并非一定要达到一种很高的状态，每一个人，只要能专注于自己所做的事情即是生活中的冥想状态：吃饭时，细嚼慢咽，享受饭菜的香甜；睡觉时，安心睡觉，享受婴儿般的入睡状态；学习时，好好学习；玩耍时，放松一切。所以，冥想即感受生活。不如从现在开始，试着闭上眼睛，感受瑜伽冥想吧！

第七节 瑜伽饮食观

古老的印度瑜伽认为，拥有健康清洁的身体是练好瑜伽的前提。拥有一个悦性的身体，才能更健康地走在瑜伽灵性旅行路上。营养不但影响一个人的身体健康，还能作用到思想、行为、情绪、心理感受和精神状态。也可以说，人每天所吃的食物，影响着我们的生命质量。

一、七大营养物质

我们每天在食物中吸收到的营养物质可分为以下七类：

1. 碳水化合物

碳水化合物由碳 (C)、氢 (H) 和氧 (O) 三种元素组成，分子中氢和氧的比例通常为 2:1，因其与水分子中的比例一样，故称为碳水化合物。碳水化合物是人体最重要的热能来源，对维持大脑功能、调节脂肪代谢起到了很大作用，还有助于肝脏解毒，增强肠道功能。碳水化合物的主要来源是淀粉和糖类，同时，谷类（大米等）、干豆类（黄豆等）、根茎类（土豆等）、坚果（花生等）、牛奶（其中的乳糖）也属于碳水化合物。

2. 脂肪

脂肪是生物体的组成部分和储能物质，人体内的脂类有脂肪与类脂。脂肪是细胞内良好的储能物质，它主要的作用是提供热能、保护皮肤和内脏、维持体温、参与机体各方面的代谢活动等等。脂肪的主要来源有纯油脂（菜油、鱼油等）、肉类、蛋黄、坚果（核桃、花生、瓜子等）。瑜伽提倡不杀生和素食，尽量用植物油脂代替动物油脂。一些女性很害怕脂肪而过度减肥，而我觉得适当的腹部脂肪可以温暖子宫，让生殖系统保持健康的状态。

3. 蛋白质

蛋白质是组成人体一切细胞、组织的重要成分。人体的每个组织，如毛发、皮肤、肌肉、骨骼、内脏、大脑、血液等都是由蛋白质组成的。机体中的每一个细胞和所有重要组成部分都有蛋白质参与。蛋白质也是人体组织更新和修补的主要原料。蛋白质食物来源可分为植物性蛋白质和动物性蛋白质两大类，主要有乳制品、肉制品、蛋类、豆类、干果类。

4. 水

人体 60% ~ 70% 是水，水是生命之源，是人体正常生理活动的重要营养物质。水参与物质代谢过程，有助于物质的消化、吸收和排泄。水的作用是不可忽视的，主要有调节体温，维持器官、关节及肌肉的润滑，保持腺体分泌正常，充实体液等作用。水分饮用过少时，血液的黏稠度高，不利于血液循环及营养的吸收。人对水的需求量与体重、热能消耗成正比。水的来源主要为饮水与饮食。

5. 无机盐

无机盐也称为矿物质，我们常听到的有钙、镁、磷，以及微量元素如铁、锌、硒等。矿物质主要作用是维持体内酸碱平衡。如钙是骨骼、牙齿的重要组成部分；镁是维持骨细胞结构和功能所必需的元素；磷是构成骨骼及牙齿的重要组成部分；铁与人体健康息息相关；铜对血红蛋白的形成有活化的作用，同时可以促进铁的吸收。各种食物、蔬菜、水果中都含有无机盐。煮沸的食物含矿物质较少，瑜伽提倡避免过分烹饪。

6. 维生素

维生素是一类调节物质，在体内既不构成身体组织，也不是能量的来源，而是在物质代谢中起重要作用。

7. 粗纤维

水果、蔬菜及谷物中都有网状的固体纤维结构，这些纤维是由纤维素构成的，粗纤维不能提供营养，它们被吃掉后不会被人体所消化，但是它们对人体的消化系统很重要，有利于排便。

二、瑜伽对食物的划分

瑜伽认为食物的品质和营养很重要，人体细胞依靠光线、空气、水分以及摄取的食物为生。食物的性质影响着细胞，同样也影响着人的心灵。瑜伽中将食物分为悦性、惰性、变性三种。

1. 悦性食物

悦性食物可制造悦性细胞，有益于身体和心灵，使神经系统更敏锐。这部分食物包括：大部分蔬菜、坚果、谷物、水果、豆类以及豆制品等。

2. 惰性食物

惰性食物制造惰性细胞，引起懒惰、疾病和心灵迟钝，可能有助或无助于身体。这部分食物包括肉类、鱼类、洋葱、芥末、大蒜、烟酒以及所有不新鲜和陈腐的食物等。

3. 变性食物

变性食物可提供能量，有益于身体，但不一定有益于心灵，多吃会引起身心浮躁不安。这部分食物包括咖啡、浓茶、巧克力、汽水等，加了过于辛辣或其他刺激性调味品的悦性食物也被归为变性食物。

三、瑜伽提倡的饮食

饮食是生活当中很重要的部分，充足的营养是保证身体健康的前提，同时也是瑜伽练习能够专注的基础。一个人吃的食物不仅影响他的身体，同时也影响他的心灵与意识。不同的瑜伽文献对于饮食的规定有一些小的出入。随着时代变迁，饮食文化也要随着时代变迁做出适当调整。瑜伽练习者可以根据自身的需求合理科学地饮食。

1. 瑜伽饮食的基本原则是非暴力、不杀生

瑜伽修行者可以吃那些让自己意识变得纯洁的食物，以及可以让身体健康长寿的食物，但这些食物是建立在爱的基础上，而不是去伤害其他的物种。所以，瑜伽提倡健康、科学的素食，用植物蛋白来代替动物蛋白。

2. 瑜伽主张多吃悦性食物

瑜伽修行者在烹饪食物时，不要过多使用调味品，因为这会使食物的味道过于强烈，长期食用过于强烈味道的食物会对感官造成伤害，同时给消化系统带来压力。

3. 瑜伽强调细嚼慢咽的重要性

在进食时，尽量细嚼慢咽，每口食物保证咀嚼 12 次以上可使口腔分泌足够的唾液，帮助肠胃更好地进行消化。瑜伽练习者在饮食上不要过于精细，适当食用粗纤维可以促进肠胃蠕动，帮助大肠更好地排出毒素。

4. 瑜伽修行者每天要正确饮水

饮水可以清除体内的毒素，保持机体水分平衡，防止衰老。正确喝水是一门学问，喝水的多少和体质有关。瑜伽练习中对水的要求是，要保证足量饮水。而练习瑜伽前后或练习时都不能喝水，睡前也不要饮用过多水分。

5. 不要在进食后练习瑜伽

瑜伽主张不要在身体紧张的情况下进食，进食后不能马上练习瑜伽，也不能马上睡觉，以免消化功能处于混乱的状态而引发各种问题。

6. 既不饮食过量，也不过度节食

人体内的新陈代谢不断进行着，先有能量的消耗，后有能量的吸收。因此，只有吸收的能量与消耗的能量相当，才是健康的状态。饮食过量容易引起肥胖、嗜睡，让人变得懒惰；而如果饮食过少则无法从事正常的活动，自然也无法练习瑜伽。

瑜伽的发源地印度被誉为“素食主义王国”，
印度的素食餐馆非常普遍。
素食已经逐渐成为符合时代潮流的生活方式。

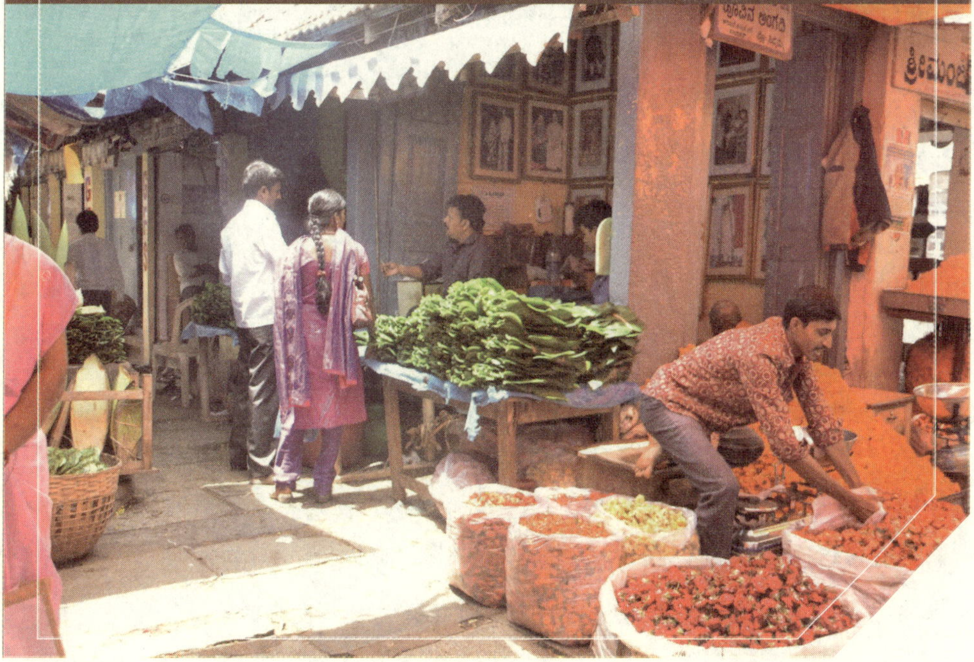

第八节 瑜伽呼吸控制法

呼吸控制法是瑜伽练习的高级阶段，要在资深老师的带领下才能练习。所以，此节仅供参考，不适合初学者。

一、什么是呼吸控制法

呼吸控制法，梵文为 Pranayama。Prana 被认为是呼吸，或呼吸过程中的生命能量，是宇宙中一切事物的基础，Yama 为控制。呼吸控制法是将每一次呼与吸拉长、延伸和扩展。在瑜伽的八大分支中，呼吸控制法在体位法之后，位居第四，它是呼吸的科学，通过控制身体内在能量，获得身心灵的合一。呼吸控制法主要包含了吸气、呼气和屏息。

1. 吸气

吸气的梵文为 Puraka，意为创造生命能量。

2. 呼气

呼气的梵文为 Rechaka，意为排除体内的污浊，延长生命。

3. 屏息

屏息的梵文为 Kumbhaka，意为保持生命能量。

（1）内悬息：吸气后的屏息，梵文为 Antara kumbhaka。

（2）外悬息：呼气后的屏息，梵文为 Bahya kumbhaka。

呼吸控制法当中有以下几种情况：

（1）呼气缓慢，吸气自然发生。

（2）吸气缓慢，呼气自然发生。

（3）有意识地控制或者延长呼吸中的“停顿”，分别是呼气后的停顿、吸气后的停顿。

（4）在呼吸中任何一个阶段停顿，而这种停顿是自然发生的。

二、九种瑜伽呼吸控制法

1. 乌加依呼吸控制法（Ujjayi Pranayama）

（1）乌加依呼吸控制法的步骤（如图 1-35）

①选择一个舒服的坐姿，保持背部直立的状态。

②双手食指和大拇指连接，其他三指伸展，掌心向上放于膝盖上。

③吸气，微收束喉咙，会厌半收，由两个鼻孔稳定地呼吸：呼吸时，气流经过上颚发出像熟睡的宝宝发出的鼾声。

④重复 10 次，逐步增加到 5 分钟。并可加入收束法来练习。

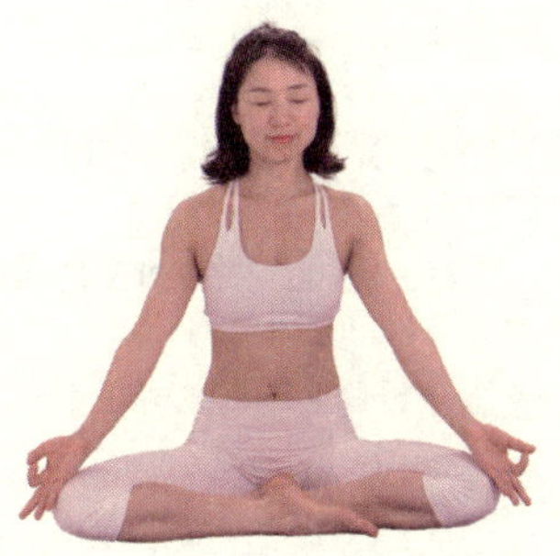

▲ 图 1-35 乌加依呼吸控制法

（2）乌加依呼吸控制法的作用

乌加依呼吸可以缓解失眠，有益于喉咙以及清洁能量的通道，让精神更加专注。从阿育吠陀的角度来说，身体和器官必须保持在一定的温度才可以维持身体能量，而乌加依呼吸能有效地保持体温。

2. 太阳式呼吸控制法（Suryabhedana）

（1）太阳式呼吸控制法的步骤（如图 1-36）

①选择一个舒服的坐姿，保持背部直立的状态。

②右手食指和中指弯曲，无名指和小指向大拇指靠拢。右手大拇指放于右鼻孔旁侧，无名指和小指放于左鼻孔旁侧。

③盖住左鼻孔，右鼻孔吸气。

④屏息。（有压力时不要屏息）

⑤用左鼻孔呼气。

⑥根据自己的身体情况练习适当的时间。

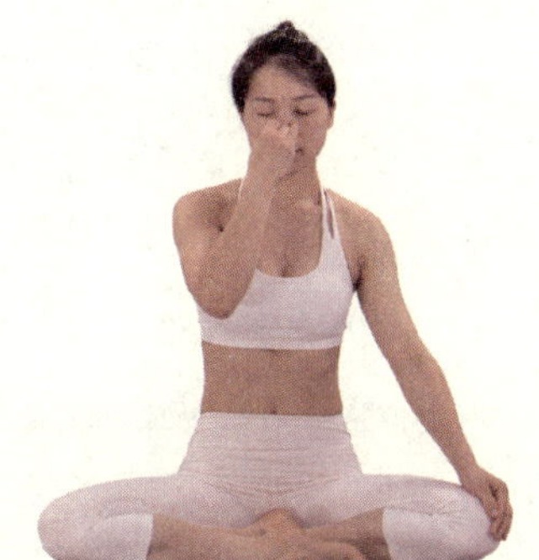

▲ 图 1-36 太阳式呼吸控制法

（2）太阳式呼吸控制法的作用

太阳式呼吸控制法可以舒缓和活跃神经，增强消化，帮助缓解鼻窦炎或低血压。

3. 月亮式呼吸控制法（Chandrabhedana）

（1）月亮式呼吸控制法的步骤

①选择一个舒服的坐姿，保持背部直立的状态。

②右手食指和中指弯曲，无名指和小指向大拇指靠拢。右手大拇指放于右鼻孔旁侧，无名指小指放于左鼻孔旁侧。

③盖住右鼻孔，左鼻孔吸气。

④屏息。（有压力时不要屏息）

⑤用右鼻孔呼气。

⑥根据自己的身体情况练习适当的时间。

（2）月亮式呼吸控制法的作用

月亮式呼吸控制法可以降低血压，减轻压力，让心静下来。

4. 清理经络呼吸控制法（Nadi Shodhana）

经脉（Nadi），是身体里能量的管道。脉与神经系统有关，这个呼吸技巧可以帮助平衡左脉和右脉。

（1）清理经络呼吸控制法的步骤（如图 1–37）

①选择一个舒服的坐姿，保持背部直立的状态。

②右手食指和中指弯曲，无名指和小指向大拇指靠拢。右手大拇指放于右鼻孔旁侧，无名指小指放于左鼻孔旁侧。

③盖住右鼻孔，左鼻孔吸气。

④屏息（有压力时不要屏息）。

⑤用右鼻孔呼气。

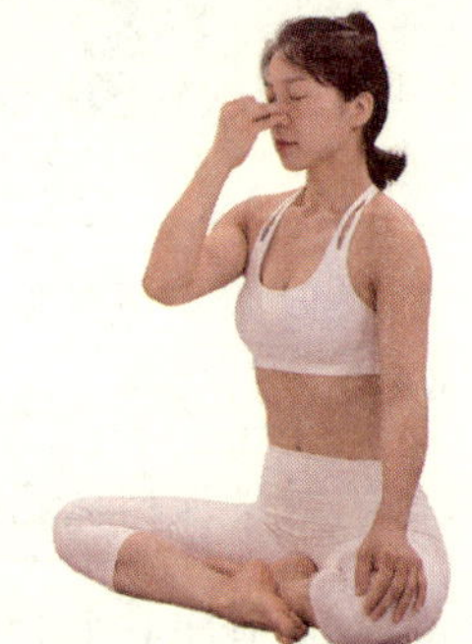

▲ 图 1–37　清理经络呼吸控制法

⑥右鼻孔吸气，盖住右鼻孔，左鼻孔呼气。这是一个回合。

⑦根据自己的身体情况练习适当的时间。

“吸气”“屏息”“呼气”的理想比率为 1:4:2，刚开始时可以从 1:1:2、1:2:2、1:3:2 逐步尝试，最终到达 1:4:2。

（2）清理经络呼吸控制法的作用

清理经络呼吸控制法可以平衡练习者的左、右大脑，平衡左、右脉，清理体内的能量通道。

5. 圣光呼吸控制法（Kapalabhati）

圣光呼吸控制法在传统瑜伽中被归为清洁法的一种，它是主动呼气，被动吸气。即呼气是主动控制的，而吸气时不控制，让其自然发生。

（1）圣光呼吸控制法的步骤（如图 1–38）

①选择一个舒服的坐姿，保持背部直立的状态。双手食指和大拇指连接成智慧手印放于膝盖上，掌心向下。调整呼吸，深吸一口气，开始练习。

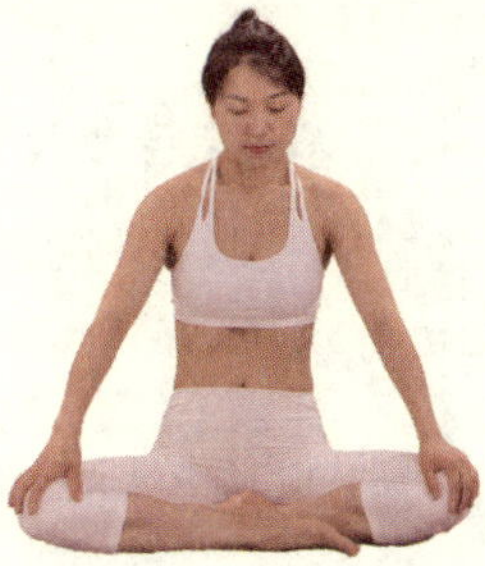

②呼气，收缩腹肌向里、向后，通过两个鼻孔主动地呼气，而吸气是自然发生。做 20 个回合，慢慢停下来。

③让呼吸回到自然状态，深深地吸气，内悬息 10 秒左右，关注心轮。这是一回合。重复 5~6 个回合。

▲图 1-38 圣光呼吸控制法

（2）圣光呼吸控制法的作用

圣光呼吸控制法是一种古老的呼吸控制技巧，可以帮助身体排出更多的二氧化碳，获得更多的氧气，从而提高血液质量，让身体快速地恢复活力，提高精神上的觉知。缺铁性贫血的人通过练习这种呼吸方式，可以让氧气到达血红蛋白。同时，通过练习此呼吸，可以激活脐轮区域，调节小肠、胰腺和肾上腺，帮助练习者更好地疏通经络。有高血压、心脏病、眩晕症、癫痫症、中风、疝气、胃溃疡、耳部或眼部疾病的人群不要练习此呼吸。

6. 蜂式呼吸控制法（Bhramari）

（1）蜂式呼吸控制法的步骤（如图 1-39）

①选择一个舒服的坐姿，保持背部直立的状态。

②将双手放于膝盖上，或将食指伸入耳朵，闭上眼睛，嘴巴合在一起，调整呼吸。

③呼气，重复发出柔和、均匀的“hmmm”蜂鸣音，做 5 个回合，由 5 次慢慢增加到 15 次。

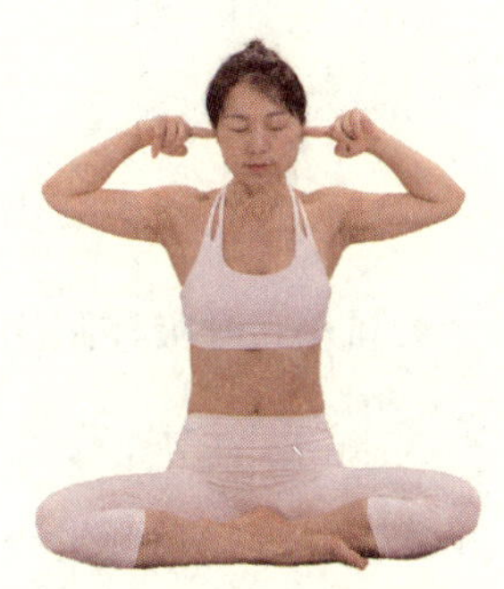

▲图 1-39 蜂式呼吸控制法

（2）蜂式呼吸控制法的作用

蜂式呼吸控制法可以帮助练习者消除精神紧张感和焦虑感，从而更好地进入冥想状态，有助于睡眠。

7. 卷舌式呼吸控制法（Shetali）

（1）卷舌式呼吸控制法的步骤（如图 1-40）

①选择一个舒服的坐姿，保持背部直立的状态。

②卷舌，将舌头做成一个鸟嘴状，像吸管一样。

③吸气，收回舌头，嘴巴合起来。

④屏息。

⑤呼气，由鼻子呼出。由 5 次慢慢增加到 15 次。

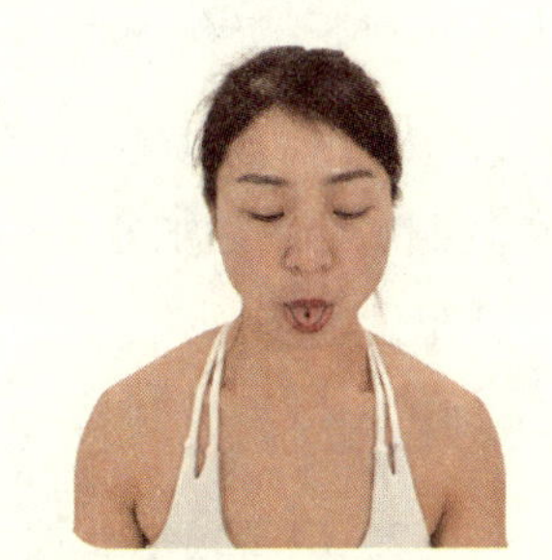

▲图 1-40 卷舌式呼吸控制法

（2）卷舌式呼吸控制法的作用

卷舌式呼吸控制法可以降温，可缓解口渴，安抚情绪，对肝脏和脾脏有益，适合热天练习。

8. 嘶式呼吸控制法（Seetkari）

（1）嘶式呼吸控制法的步骤（如图 1–41）

①选择一个舒服的坐姿。

②嘴巴微张，舌尖平放于上下牙齿之间，吸气发出“嘶”的声音。

③屏息。

④由鼻子呼气。

⑤由 5 次慢慢增加到 15 次。

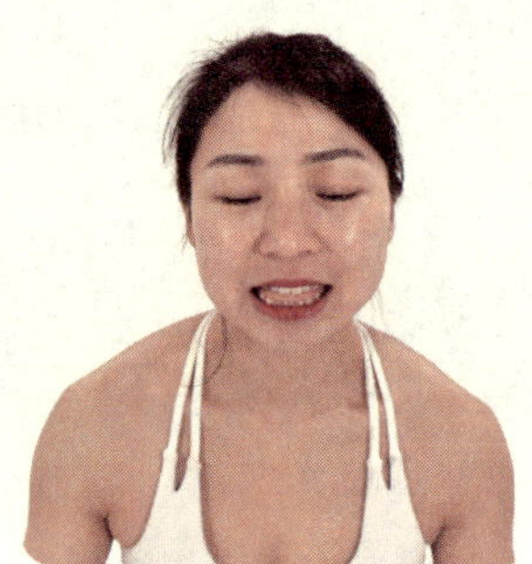

▲ 图 1–41　嘶式呼吸控制法

（2）嘶式呼吸控制法的作用

嘶式呼吸控制法可以降温，缓解口渴，安抚情绪，对肝脏和脾脏有益，热天可以多练习。

9. 风箱式呼吸控制法（Bhastrika）

Bhastrika 在梵文中的意思是风箱，这个词是指铁匠要加大炉子里的火时需要用到的风箱。风箱式呼吸产生气息，能活跃练习者的整个身体。在此式中，吸气和呼气都是主动有力的。

（1）风箱式呼吸控制法的步骤（如图 1–42）

①选择一个舒服的坐姿，将双手掌放于膝盖上，保持背部直立的状态。

②先吸气，深深呼气——将腹部用力往里收缩，保持肩膀、胸腔和面部的放松状态：吸气时，膨胀腹部；而呼气时，将腹部往里用力收缩（配合图中的手臂示范可更好地完成此式）。刚开始练习时，大概为一个呼吸 2 秒左右，而熟练后可达到一秒钟 2 个呼吸。

③在 30 个回合后，右鼻孔吸气，关闭鼻孔做内悬息，尽量做到你能接受的时间，然后用左鼻孔呼气。

④做 3 个回合，逐步增加到每次 60 个呼吸。

（2）风箱式呼吸控制法的作用

风箱式呼吸可以增加活力，减少忧虑，帮助去除身体的毒素，刺激新陈代谢，快速地刺激横膈膜，帮助练习者按摩腹部内脏并疏通中脉。

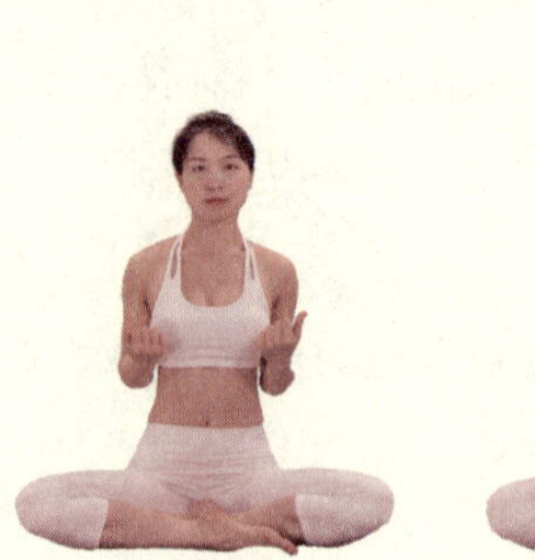

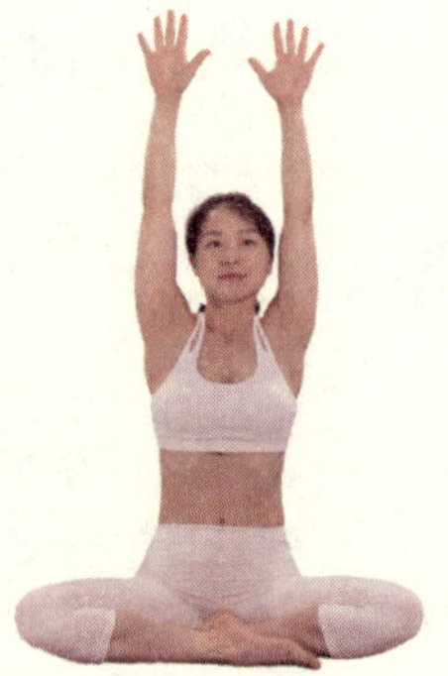

▲ 图 1–42　风箱式呼吸控制法

第九节 三脉七轮、班达和瑙力

三脉七轮、班达和手印并不是玄学，而是瑜伽哲学中的重要部分，了解三脉七轮的基础知识主要是为了帮助练习者培养深度觉知，感知体内能量流动，更好地探索瑜伽灵性之路。本节列出的知识点仅供初学者参考。

一、经脉

经脉，梵文 Nadi, 是体内能量流动的通道。瑜伽认为人有 72000 条脉，而此处主要介绍三条脉，分别是中脉（Sushumna）、左脉（Ida）、右脉（Pingla）。中脉贯穿于整个脊柱，右脉在右，代表着太阳或阳；左脉在左，代表着月亮或阴（如图 1-43）。

在瑜伽哲学中，在脊柱底端有一股沉睡的昆达利尼能量，能量沿着脊柱两旁的两条通道通行，通过疏通左右脉来帮助练习者唤醒昆达利尼能量，让它通过中脉上升来到顶轮。身体中有传入神经和感知神经存在，传入神经对应右脉，主要是负责将信息输送到大脑，感知神经对应左脉，主要是负责把大脑的信息传递给身体其他部位。

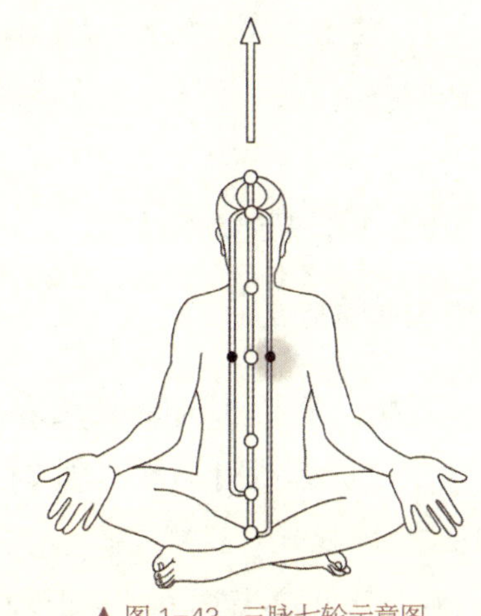

▲ 图 1-43 三脉七轮示意图

二、气轮

气轮，梵文为 Chakra，意思是“轮子”“圆环”，生命力（Prana）存储在这些气轮里（如图 1-43）。气轮是人体能量中心。当盘绕在气轮中的宇宙能量被唤醒后，瑜伽修行者就可以实现身心灵的统一。

据说西方研究人员做过一个实验，证实了气轮的存在。每个气轮有自己的振动频率和颜色，并且时刻都在体内运转着。气轮沿着身体中间的脊柱分布，每个气轮对应了人体的一个腺体。气轮掌管着身体的元素，影响着人的情绪、行为和觉知。因为脊柱是物质实体，而气轮则是非物质的，所以，脉轮的位置只能作为参考。从总体上来说，第一气轮起源于脊柱的最底端，在这里有一股沉睡的昆达利尼能量，沿着脊柱的中心向上，直到头顶的正中央，是第七脉轮。

1. 脊根轮

脊根轮，梵文 Mooladhara，被称为第一轮穴。

脊根轮位于脊椎的末端，贴近会阴处，具体位置介于肛门和生殖器之间。脊根轮的形象是深红色的 4 个荷花瓣，莲花中间有一个黄色的四方形代表着土元素，在四方形的中间有一个红色的顶点向下的三角形。在脊根轮最里面，缠绕三圈的昆达利尼灵蛇正在沉睡。脊根轮代表着最原始的能量，代表着土元素，是人体和宇宙创造力量的源泉，这种力量包括了身体、性能、精神、心灵、情绪以及灵魂。一旦昆达利尼激活后，它会沿着中脉上升，经过各个脉轮并净化它们，唤醒精神层面的身体。

2. 生殖轮

生殖轮，梵文 Swadhisthana，被称为第二轮穴。

生殖轮位于脊根轮上两指宽处，其形象是有 6 个花瓣的深红色莲花，莲花中间有一弯新月。生殖轮代表着水元素，水是宇宙的主要元素。通过激活生殖轮，可以净化修持者，让他们去除恐惧、愤怒、憎恨和悲伤的情绪，以全新的姿态进入下一旅程。生殖轮与男女关系、生殖、享乐和欲望有关，集合了人最深层次的、最原始的本能和思想。净化了生殖轮，就能超越动物本性。

3. 脐轮

脐轮，梵文 Manipura，是第三轮穴。

脐轮位于肚脐上方和肋骨以下，其形象是 10 个花瓣的青色莲花，莲花中央有一个火红的三角形。脐轮对应的元素是火，水的阴性和火的阳性能量在脐轮处交融后获得重生。脐轮意味着瑜伽修行路上的关键时刻。净化了脐轮，可以摆脱物欲束缚而进入一个全新的世界。

4. 心轮

心轮，梵文 Anahata，是第四轮穴。

心轮位于心脏的位置，其形象是 12 个花瓣的蓝色莲花，中间是 2 个交织的三角形在一起的六边形。心轮代表着风的元素，风是气息，而气息是灵魂的载体。因为心轮所在的位置心脏是“内在灵性”居住的地方，所以到达心轮的修行者可以发现自己的灵性本质，开始萌生对宇宙的认知，打开心轮，开启爱的旅程。

5. 喉轮

喉轮，梵文 Vishuddhi，是第五轮穴。

喉轮位于咽喉的底部，其形象是 16 个花瓣的绿色莲花，在莲花中间是一个倒三角形，中间有一个白色的圆形。喉轮代表着以太（Ether）或空元素。从第一脉轮到第四脉轮的转换代表了宇宙的本质，即宇宙是从有到无、由物质到精神的过程，没有了重量和形态，超越了二元性。宇宙以及每个生命都是从无到有、从有归于无的过程。瑜伽对世界的看法也是如此，上帝即是“GOD”，Generate 为创造，Operation 为运行，Death 为毁灭。瑜伽练习正是通过不断净化身体来提升内在，最终回归灵性和精神。因此，喉轮也被称之为净化轮。

6. 眉心轮

眉心轮，梵文 Ajna，为第六轮穴。

眉心轮位于眉心之间，被称为“智慧的眼睛”。眉心轮的形象是 2 个花瓣的白莲花，代表着太阳和月亮以及左脉和右脉。眉心轮超越地、水、火、风、空五大元素，是瑜伽哲学里的“识”，代表着最高层次的存在。眉心轮通过和直觉交流，让我们听到内心最真实的声音。左右脉交汇于眉心轮，人体达到了精神和肉体的合一。第一脉轮到第六脉轮都用莲花来表示，从第一到第五个脉轮，花瓣逐渐增加，代表了脉轮的能量越来越大，而在眉心轮处却只有 2 个花瓣，为什么呢？据说，实际上眉心轮有 96 个花瓣，只是不停旋转便显现为 2 个。所以在眉心轮，能量更加强烈。

7. 顶轮

顶轮，梵文 Sahasrara，为第七轮穴。

顶轮是位于头顶的最高轮穴。它的形象是千瓣莲花，莲花中间有一轮满月。在此处，个体自我与至高无上的灵性结合，到达这里便实现了瑜伽修行者的最高愿望——梵我合一。事实上，顶轮并不是一个真正的脉轮，而是最高知觉所在地，它不在人体中，它是宇宙的光照耀着瑜伽修行者。当昆达利尼被唤醒，并通过各个脉轮最后到达千瓣莲花，和它的源头连接在一起时，这一刻，物质、能量、纯知觉合为一体，瑜伽行者获得了至高无上的智慧，超越生命，获得自由。

脉轮在瑜伽学说里有非常重要的意义，尤其是在冥想课程中，表 1-1 是脉轮的总结。

表 1-1 轮穴表格示意图

脉轮	名称	元素	部位	花瓣	颂音	对应腺体
第一脉轮	脊根轮	地	会阴	4	LAM	生殖腺
第二脉轮	生殖轮	水	耻骨区域	6	VAM	肾上腺
第三脉轮	脐轮	火	肚脐区域	10	RAM	胰腺
第四脉轮	心轮	风	心脏中央	12	YAM	胸腺
第五脉轮	喉轮	空 / 以太	咽喉	16	HAM	甲状腺
第六脉轮	眉心轮		眉心	2	AUM	松果体
第七脉轮	顶轮		头顶	1000	超越所有的声音	脑下垂体

三、班达

班达（Bandhas），意思是打结、约束和收束。班达也叫肌肉收束法（如图 1-44）。瑜伽练习者通过肌肉收束法来收缩和放松某些肌肉，作用于身体各个系统特别是血液循环、神经和分泌系统，让生命能量 Prana 沿中脉流动。通过练习班达，把散布在体内各处的能量进行集中和控制，进而利用这些能量。班达常被用在呼吸控制法、调息以及阿斯汤伽 Vinyasa 中，属于瑜伽练习的高级阶段，初学者不要轻易尝试。在此处介绍三个班达：喉锁（Jalandhara），脐锁 (Uddiyana), 根锁（Moola）。这三个班达合在一起称之为大收束法（Maha bandha）。

1. 收颔收束法

收颔收束法也叫喉锁，是通过收束喉咙的方式来获得特殊能量的一种肌肉收束法。

（1）收颔收束法的练习步骤

①盘坐，双手放于膝盖上，掌心向下。调整呼吸。

②吸气后屏息，低头，把下巴放在胸口，关闭喉咙两侧的声带，收紧颈部的肌肉，伸直手臂并将手掌往下推膝盖，向前、向上收缩肩膀。在你能接受的范围内保持。

③呼气抬头，慢慢放松肩膀，放松颈部，调整呼吸。

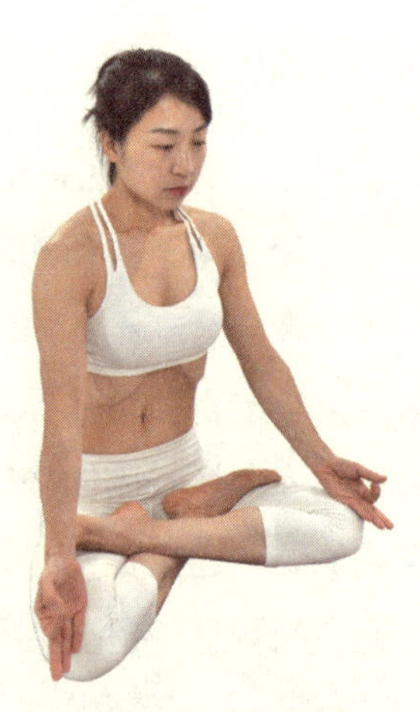

▲ 图 1-44 收束法

（2）收颔收束法的作用和注意事项

收颔收束法可以放松大脑，消除紧张，按摩甲状腺以及甲状旁腺，调节身体新陈代谢，平衡呼吸系统和循环系统，让练习者获得精神上的放松。椎关节有问题，眩晕症、高血压、心脏病患者不要练习。同时，如果练习者感觉呼吸困难，应该马上停止练习。

2. 收腹收束法

收腹收束法也叫脐锁，是通过收束腹部肌肉的方式来获得特殊能量的一种肌肉收束法。

（1）收腹收束法的练习步骤

①盘坐，双手放于膝盖上，掌心向下，调整呼吸。

②深吸气，通过有力地收缩腹部前侧的肌肉来尽可能长地呼气，之后屏息。双手用力压向大腿或双膝来保持颈部和双肩稳定，把肋骨向上提起来（如同模仿一个吸气的动作，但是不要让气体进入肺部）。完全地放松腹部前侧的肌肉，腹部会产生一个向内的凹陷。保持身体微微前曲，关注脐轮。当练习者不能舒适地保持呼气后屏息时，放松双肩和颈部并慢慢吸气。

③呼气，放松，调整呼吸。

（2）收腹收束法的作用和注意事项

收腹收束法可以刺激胰腺和肝脏，强壮内在器官，平衡肾上腺，减少压力和紧张感，加快身体的血液循环，缓解便秘。必须空腹练习收腹收束法，有大肠炎、肠内溃疡等腹部疾病和高血压、心脏病、青光眼等问题的人不能练习，不要在孕期练习。

3. 会阴收束法

会阴收束法也叫会阴锁，是通过收束盆底肌的方式来获得能量的一种肌肉收束法。女性的位置在子宫颈和阴道之间，男性的位置在肛门和睾丸之间。

（1）会阴收束法的练习步骤

①盘坐，尽量采取会阴处有所控制的坐姿，如至善坐姿，调整呼吸。

②收缩会阴区域的肌肉向上提，然后慢慢放松，刚开始的时候，肛门和尿道括约肌也会收缩，做 10 个回合。

③吸气，做内悬息，同时做收颔收束法，在身体能接受的时间范围内保持，把意识放于第一脉轮。

④慢慢呼气，放松收颔和会阴收束，调整呼吸。

（2）会阴收束法的作用和注意事项

骨盆是能量的聚集地，会阴收束法可以刺激骨盆区域的神经，帮助练习者加强泌尿生殖系统和排泄系统的功能，缓解因盆底肌肉不强而带来的一系列健康问题，如痔疮、尿失禁及性功能障碍。必须在有经验的老师带领下才能练习会阴收束法，并且不要在经期练习此式。

四、瑙力

瑙力（Nauli），也称为腹部滚动法，被归为清洁法的一种（图 1–45）。它是在收腹收束法的基础上，分离、控制和旋转腹直肌，控制它们从右到左、从左到右、顺时针或逆时针旋转。

1. 瑙力的练习方法

（1）双脚分开与肩同宽，微屈双膝，身体微微前倾。

（2）将双手放于膝盖上，手指张开。

（3）深深吸气，迅速呼气，将肺内的所有空气排出。

（4）外悬息，使用收腹收束法使腹部向后向脊柱的方向收缩。

（5）双手用力推双膝，拉开胸腔和盆腔的距离，将腹直肌向前推出，这是中间的瑙力。

（6）缓慢抬起左手一点，腹直肌推向右侧，这是右侧瑙力。

（7）缓慢地放下左手，抬起右手，腹直肌推向左侧，这是左侧瑙力。

（8）当熟练地掌握了这三步以后，从中间的瑙力开始，左侧腹直肌向左侧滚动，此时右侧的腹直肌保持放松，滚动到最左边的时候，右侧的腹直肌从最右边突出来滚动到腹部中间，再收缩左侧的腹直肌，让它从中间滚动到最左侧，这便形成了一轮完整的瑙力。也可以从右到左练习。

⑨慢慢吸气，放松身体，调整呼吸。

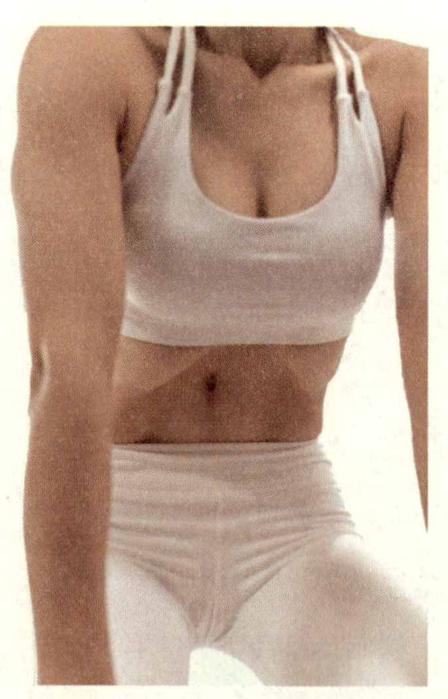

▲ 图 1–45 瑙力示意图

2. 瑙力的作用和注意事项

瑙力可以刺激并活跃腹内脏，提升腹直肌的活力，刺激肠胃蠕动促进消化，减轻便秘。只有高级练习者才可练习此式。

第十节 清洁法、阿育吠陀和断食法简介

一、瑜伽清洁法

清洁法，梵文 Suddhi kriya，是通过空气、水、其他器具对鼻腔、口腔、颅腔和消化道进行刺激与清理来增加它们的活力，达到清除病痛、抵抗衰老的效果。从某种意义上来说，所有瑜伽练习都可以称为清洁法：瑜伽体式作用于身体，可帮助洁净身体；呼吸控制法作用于呼吸，可净化经脉；冥想作用于意识，可净化人的精神。而瑜伽清洁法特别注重于经脉净化，属于专门的清洁法。瑜伽文献中记载有 6 种清洁法，也被称为“哈他六业”。

1. 哈他六业

（1）涅涕法（Neti）：瑜伽净鼻术。

（2）圣光调息法（Kapalabhati）：属于清洁法（在呼吸控制法中介绍）。

（3）瑙力法（Nauli）：是一种腹部按摩功（在第九节中有介绍）。

（4）一点凝视法（Trataka）：眼部清洁法（在冥想中有介绍）。

（5）道涕法（Dhauti）：是一种呕吐净胃法。

（6）巴斯涕法（Basti）：是一种结肠清洁法。

2. 涅涕法

（1）什么是涅涕法

涅涕法是一种清洁鼻中废物的清洁法。主要有水涅涕法（Jala neti）（如图 1-46）和绳涅涕法（Sutra neti）。通过清洁鼻腔，把鼻腔内的分泌物和细菌冲洗掉，从而恢复鼻腔的生理环境，可以减轻和消除鼻炎症状，减少鼻炎的发病率，同时可以保护鼻黏膜功能，有效预防感冒等疾病的发生。

（2）需要准备的物品

洗鼻壶，温度与体温相当的无碘盐水（或生理盐水）。

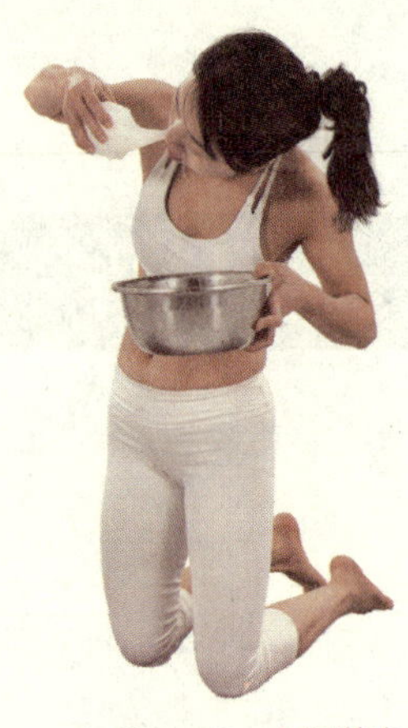
▲ 图 1-46 水涅涕法

（3）步骤

①调配好生理盐水 500ml，将生理盐水注入洗鼻壶内。

②头部前倾，张开嘴巴用嘴巴呼吸。将洗鼻壶对准一侧鼻孔，水会自动流入鼻腔从另外一个鼻孔流出来。拿开洗鼻壶，做另外一侧。每侧 250ml。

③将身体直立起来，将鼻孔清洁干净。

④做圣光呼吸（呼吸部分有介绍），将鼻子里的水喷出来。

⑤做双角式（体式部分有介绍），将头部倒置，停留时用鼻孔快速呼气，将鼻腔里剩余的水引出来。直到完全干净，再慢慢调整呼吸。

（4）注意事项

鼻子有特殊问题的练习者要咨询医生后再考虑是否练习此式，如果练习时发生鼻子出血的情况要及时停下来。练习时不要过于用力，免得伤害了鼻黏膜。

二、阿育吠陀简介

阿育吠陀，梵文为 Ayurveda。Ayur 指“生命”，Veda 指“知识”，所以阿育吠陀是一门生命的科学。阿育吠陀强调植物的医疗特性，它不但是一个医学体系，更代表着一种健康的生活方式。阿育吠陀认为，自然界和人体都是由五大元素组成：土，水，火，风，空（以太），五种元素分别对应人的五大感官，分别是土（气味）对应鼻子，水（味道）对应舌头，火（光和色）对应眼睛，风（触觉）对应皮肤，空（声音）对应耳朵。五种元素组成三大生命能量（Doshas），风和空组成瓦塔（Vatta），火与水组成皮塔（Pitta），水和土组成卡法（Kapha），这三种能量决定了我们的身体和精神状态。一个健康的人，这三种能量应该是平衡的，一旦这种平衡被打破，疾病就产生了。通过自然界及产物来恢复这种基本平衡是阿育吠陀医学的主要目的。

三、瑜伽断食法简介

许多瑜伽人在特定的日子断食，通过有规律的断食来磨练精神品质和心理素质，让身体保持健康。断食时，因为消化系统处于休息和调整状态，所以比较有利于身体的自我修复和心智开发。而对于现代人来说，断食还能排毒、减肥。必须在专业指导下才可练习断食法，此处不做过多描述。

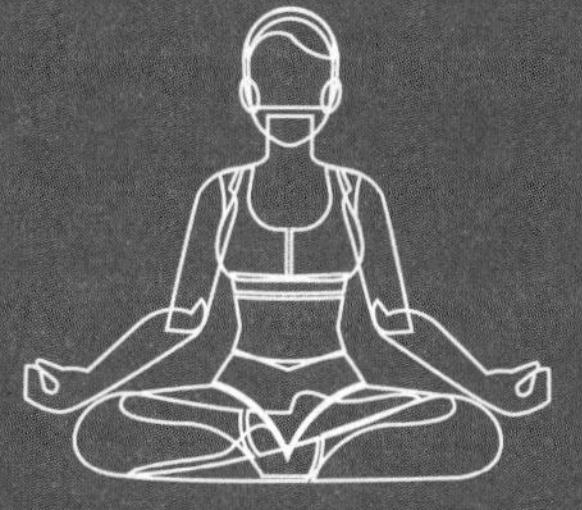

第二章

练习瑜伽

此章是本书的主要部分，一共分为六节，分别是：瑜伽坐姿、手印及放松姿势；瑜伽热身；瑜伽基本功和体能训练；拜日式；瑜伽体位法（109 式）；瑜伽体位法总结。在体位法篇，文子详细介绍了 109 个传统哈他瑜伽体式的功效、引导词和体式分析，并将其做了一个大总结。通过本章，你将会对哈他瑜伽体式有一个全方位的了解。希望大家仔细阅读瑜伽热身部分。同时，本章提供的指导并不能代替面对面的教学。

第一节 瑜伽坐姿、手印及放松姿势

一、瑜伽坐姿

瑜伽坐姿主要用于调息和冥想。如果把一节瑜伽课当成是一次身体的旅行，那么瑜伽坐姿、手印及放松姿势就如同中途的“休息点”，帮助练习者在练习时，在适当的“休息点”停下来，更好地感受身体。此处给大家介绍5种瑜伽坐姿，主要是为瑜伽课程服务，而非研究坐姿的深层定义。

1. 坐姿的注意事项

正确的坐姿能让脊柱保持自然状态，从而达到瑜伽静心的效果，而不正确的坐姿因为破坏了脊柱的生理弯曲，容易给身体带来损伤。坐姿主要要注意以下两点：

（1）保持骨盆与地面水平

站立时，双脚为身体的支撑部分，而当坐下来之后，支撑部分来到了骨盆。有一些练习者在坐姿时膝关节翘得很高，那是因为髋关节过于紧张，导致骨盆后倾了。此时应坐在瑜伽砖上将臀部垫高来让骨盆处于中立位（如图 2-1）。

（2）保持脊柱的生理弯曲，尽量不要“坐在腰椎上”

有一些练习者在坐下来时，因为骨盆不正而引起脊柱生理弯曲消失，造成了腰部的压力。还有一部分练习者坐下来时，身体左右不对称，破坏了身体的平衡。如前所述，使用瑜伽砖将臀部垫高，不但可以保持骨盆中立位，更重要的是稳定脊柱的生理弯曲。

关于这一点，请大家参考体式解说篇的“坐立山式”

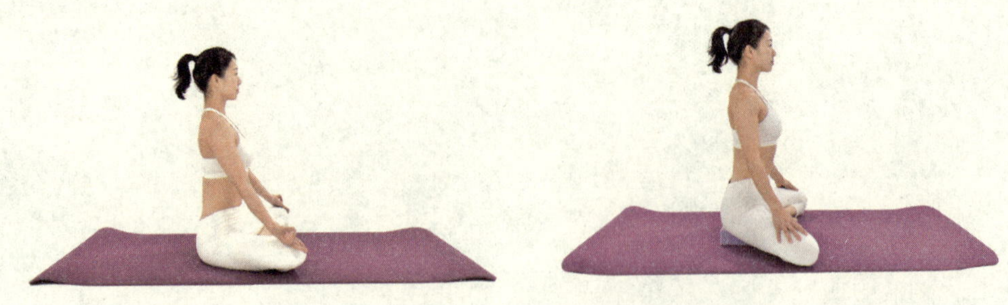

▲ 图 2-1

2. 五种常见坐姿

（1）简易坐姿（如图 2-2）

简易坐姿很容易，小腿交叉，简易盘坐。

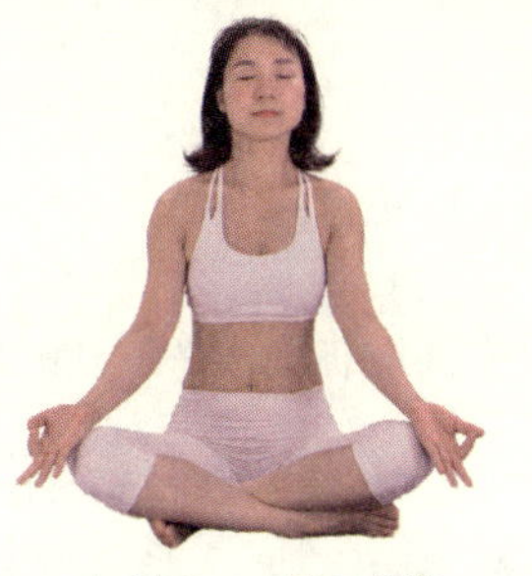
▲ 图 2-2　简易坐姿

（2）至善坐姿（如图 2-3）

坐在地面上，双腿向前伸直，弯曲左膝，脚后跟贴近会阴，弯曲右膝，右脚放在左脚踝上，脚后跟抵住耻骨。

如果可以的话，将大脚趾塞入大、小腿之间可更好地连接能量，对于髋关节比较僵硬的练习者来说，上方脚可以往前放于地面上。

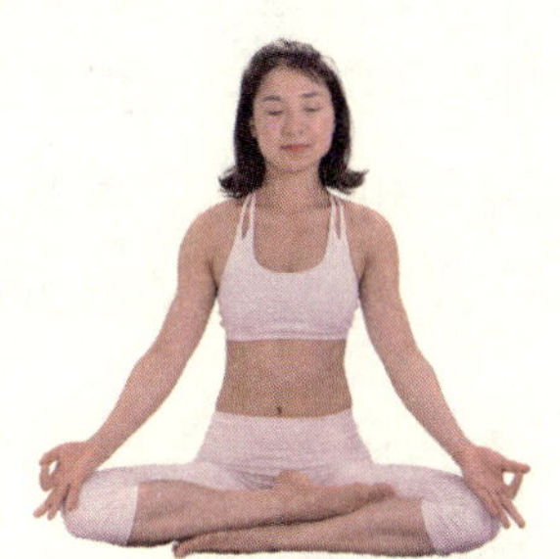
▲ 图 2-3　至善坐姿

（3）莲花坐姿（如图 2-4）

坐在地面上，双腿伸直，弯曲右膝，将右脚脚背放于左大腿根部上方，弯曲左膝，左脚脚背放于右大腿根部上方，做不到可用半莲花替代。

（请大家参考体式篇“莲花式”的解说）

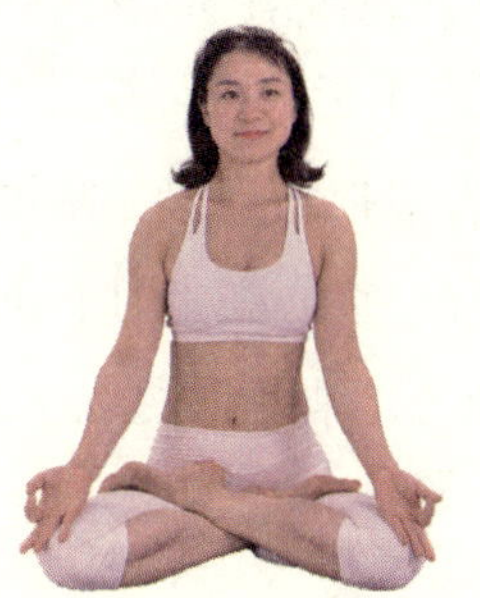
▲ 图 2-4　莲花坐姿

（4）金刚坐姿（如图 2-5）

跪姿，双膝并拢，臀部坐于脚后跟中间。这个坐姿的特点是可以在饭后练习，帮助身体进行消化。

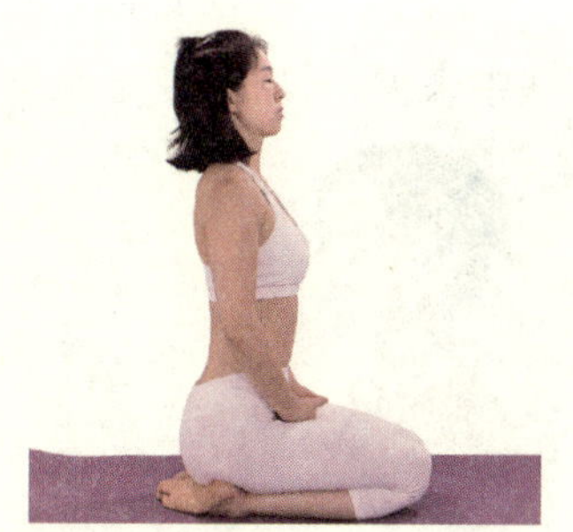
▲ 图 2-5　金刚坐姿

（5）英雄坐姿（如图 2-6）

跪姿，双膝并拢，小腿分开，臀部坐于两个脚后跟之间的地面。英雄坐姿同样是一个在饭后可以练习的瑜伽体式，能帮助身体消化。

（请大家参考体式篇关于“英雄式”的解说）

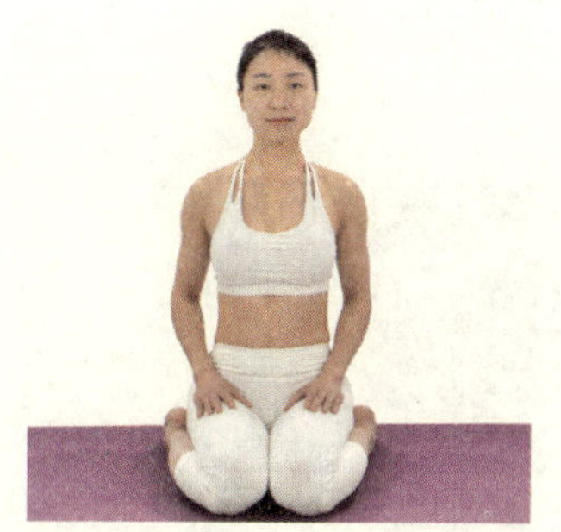
▲ 图 2-6　英雄坐姿

二、 瑜伽手印

手印即手部瑜伽，是练习瑜伽时双手手指所结成的各种姿势，主要在冥想和调息中发挥着重要作用。

1. 手印的含义

手印是瑜伽的语言。瑜伽手印的外在表现和瑜伽内在的身、心、灵合一息息相关，修炼手印有助于练习者向内探索瑜伽世界的内涵。瑜伽课上，手印主要是为了服务于课程内容：在课前介绍手印，有助于引导练习者加强注意力；在课中加入手印，有助于练习者在体式保持中感知能量；在课后介绍手印，是为了和练习者交换能量。

2. 4 种常见手印

（1）秦手印和智慧手印（图 2-7）

秦是由英语 Chin 翻译而来，而智慧手印是国内常用的解释。双手食指和大拇指碰触，其他三个手指放松，掌心向上或向下。通过食指和大拇指的连接，帮助身体建立一个能量循环，掌心朝上时有助于更好地打开内心，而掌心朝下时可以稳定身心。

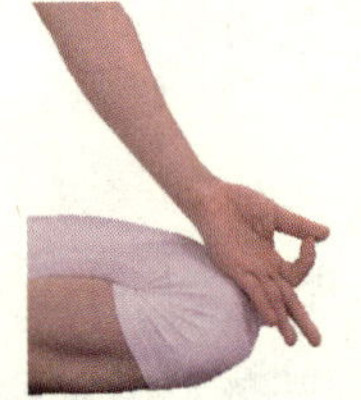

▲ 图 2-7 智慧手印

（2）合十手印（图 2-8）

双手合十在胸前，手心微微弓起，大拇指指向心轮，其他四指向前大概 45 度，有些时候练习者会将大拇指扣住。瑜伽课后，老师和学生做合十手印，互道“Namaste”。意思是：我向你致敬，向瑜伽致敬。

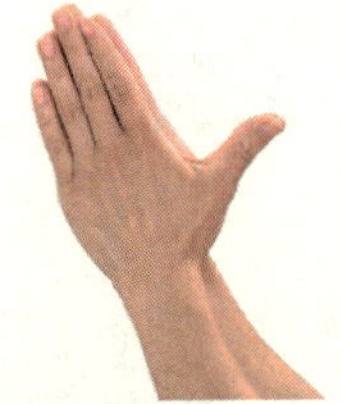

▲ 图 2-8 合十手印

（3）禅那手印（如图 2-9）

双手交叠，双手大拇指连接在一起。关于禅那手印中的手部上下的位置，在手印学说中有不同解读。

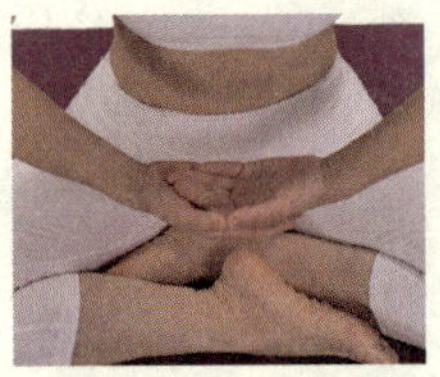

▲ 图 2-9 禅那手印

（4）毗湿奴手印（如图 2-10）

手掌自然张开，弯曲食指和中指，让其触碰掌根，无名指、小指和大拇指自然放松。毗湿奴手印一般是用在清理经络调息法中来关闭鼻孔。

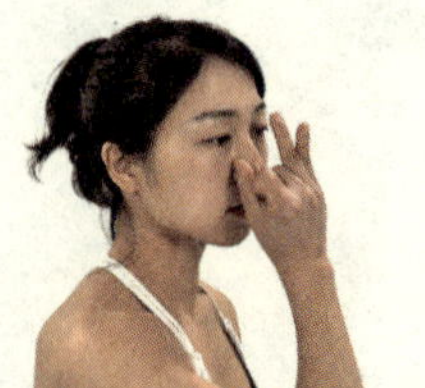

▲ 图 2-10 毗湿奴手印

三、瑜伽的放松姿势

瑜伽的放松姿势是瑜伽体式后的休息姿势。 它可以更好地帮助练习者从体式中获得能量，并为下一个体式做准备。它可用在做完一个体式或一系列体式之后。

（1）站立式放松（如图 2–11）

用于站姿体式后，常见的有如：

将双脚分开，双手十指交叉相握于体前，低头放松；双手在背后抓握，闭上眼睛。

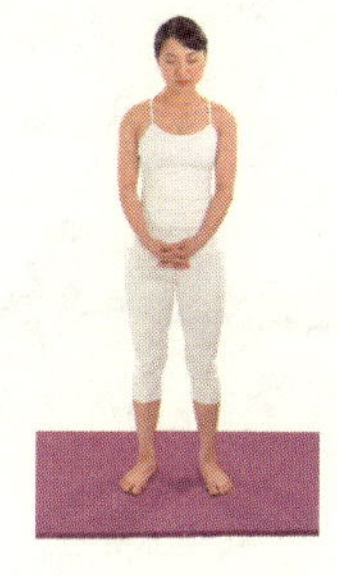
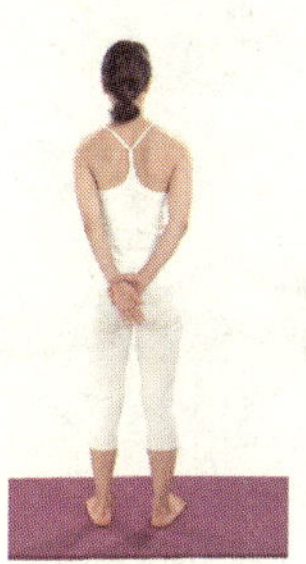

▲ 图 2–11　站立式放松

（2）坐姿抱腿式放松（如图 2–12）

用于腹部练习后。

坐立，屈膝于胸前，双手环抱小腿，额头碰膝。

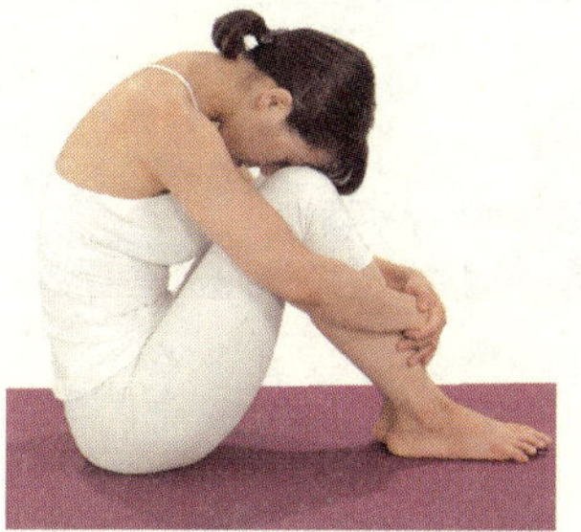

▲ 图 2–12　坐姿抱腿式放松

（3）大拜式放松（如图 2–13）

用于俯卧位之后。

跪姿，小腿和脚背着地，臀部向后坐于脚后跟上，身体向前趴在双腿上，伸直双臂，放松前额落于地面上。

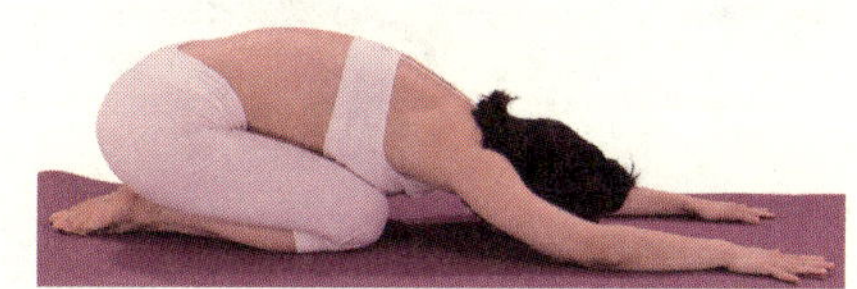

▲ 图 2–13　大拜式放松

（4）婴儿式放松（如图 2–14）

用于俯卧位之后。

跪姿，小腿和脚背着地，臀部向后坐于脚后跟上，身体向前趴在双腿上，双臂向后，将双手放于脚后跟两旁的位置上，掌心向上，侧脸贴地。

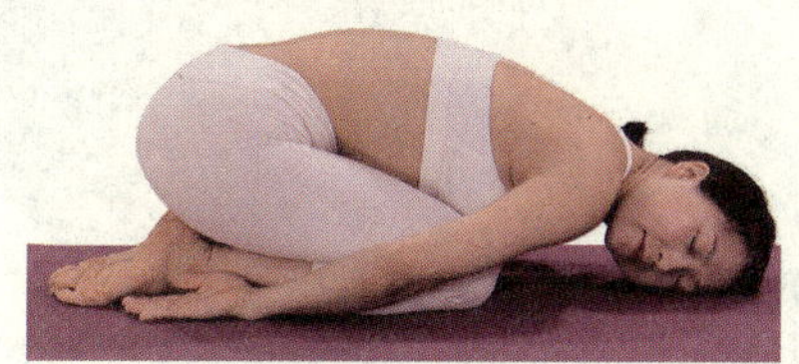

▲ 图 2–14　婴儿式放松

（5）鳄鱼式放松（如图 2–15）

用于俯卧位之后。

俯卧地面，双手手背交叠放于地面上，下巴放于手背上。

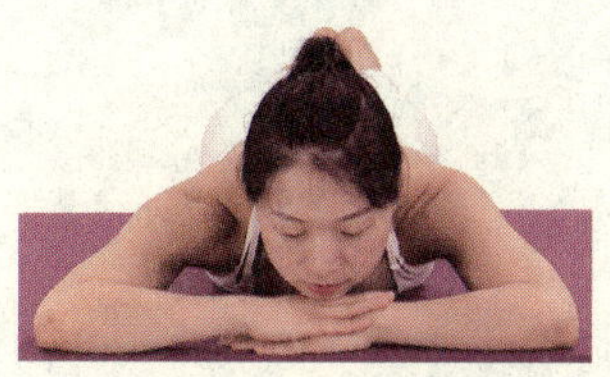

▲ 图 2–15　鳄鱼式放松

（6）俯卧式放松（如图 2-16）

用于俯卧体式的开始和休息。

俯卧于地面上，双手放于臀部两侧，掌心向上，侧脸贴地。

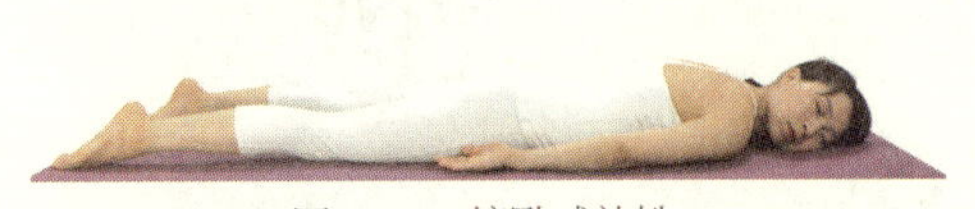

▲ 图 2-16 俯卧式放松

（7）仰卧抱腿式放松（如图 2-17）

用于仰卧休息。

仰卧地面，弯曲双膝，双手十指相交抱住小腿，将大腿拉向腹部。

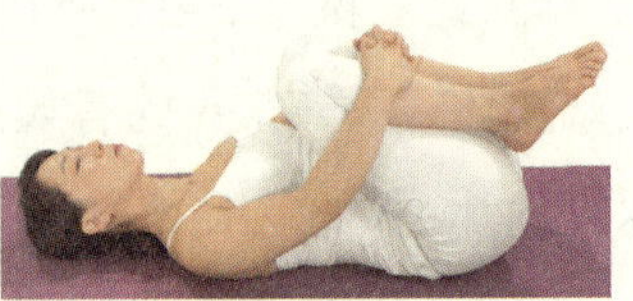

▲ 图 2-1 仰卧式抱腿式放松

（8）仰卧式放松（如图 2-18）

用于体式结束后的休息。

仰卧，两个脚后跟分开约 30 厘米，脚趾向外，双手掌心向上放于身体两旁，手臂与身体形成约 45 度夹角。

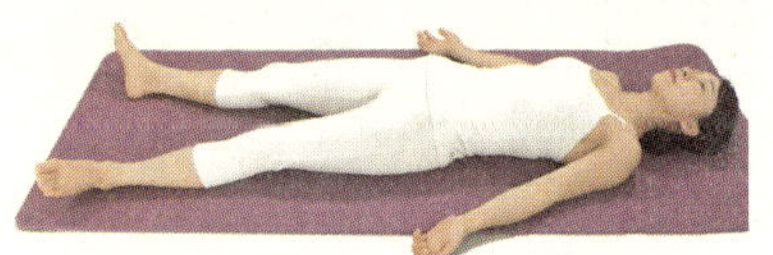

▲ 图 2-18 仰卧式放松

（9）鱼戏式放松（如图 2-19）

用于休息术后，是一个很好的睡姿。

右侧卧，将右臂举过头顶，头部枕在右臂上，左小臂贴在胸前侧地面上。屈左膝，将小腿放于腹部前侧的地面上，让心脏离地面很近，充分地放松身体。

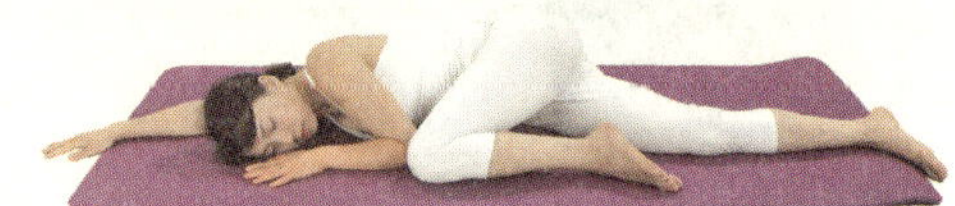

▲ 图 2-19 鱼戏式放松

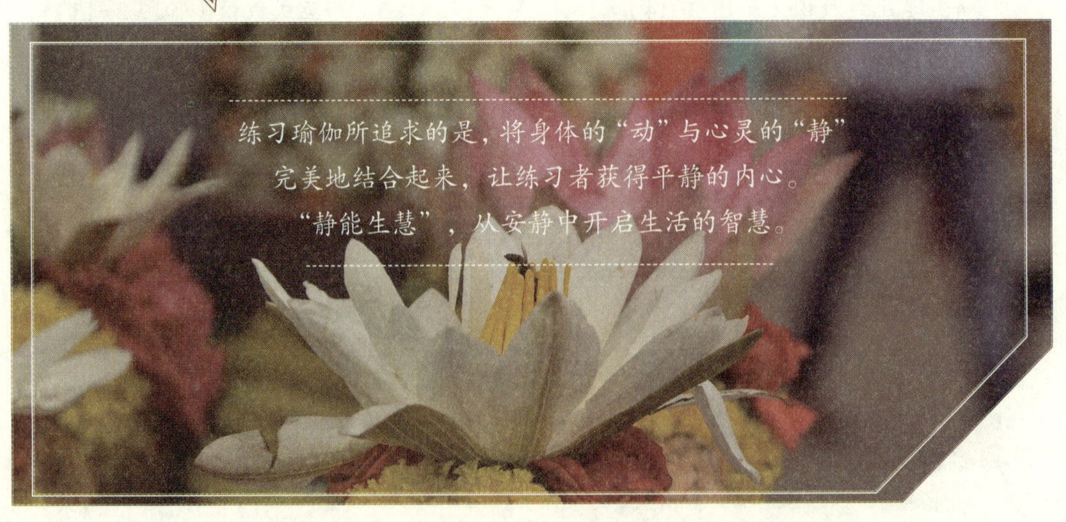

第二节 瑜伽热身

一、热身的意义

任何运动都要热身，瑜伽也不例外。

热身是指在运动之前，让运动时将要使用到的关节和肌肉群先行活动一番，以增加局部的温度及血液循环，并使体内各系统能适应接下来的运动。热身如同给关节进行润滑，并让身体更好地工作。充足的热身是正确练习瑜伽、预防运动伤害的前提。如果身体某一处曾经受过伤或非常僵硬，在热身这些部位时更应该注重其感受。瑜伽健身因其全面性，也可以作为其他运动的热身：如跑步前进行瑜伽的拉伸练习可以提高跑步效率；在跑步后进行适当的瑜伽拉伸练习，可以恢复运动疲劳。

瑜伽热身针对全身各关节，通过热身关节作用到肌肉、韧带和筋膜等。主要包括了颈椎、肩关节、肘关节、腕关节、指关节、腰椎、髋关节、膝关节、踝关节和脚趾关节的热身。

不管任何时候练习瑜伽，热身都很重要，而冬天进行热身要比夏天更多一些，早上热身要比下午更缓慢一些，初学者的热身要比有经验的热身更加细致一些。一个有经验的瑜伽老师还能通过热身来了解学生的身体情况，从而有针对性地安排瑜伽体式。

二、不同部位的热身

1. 颈部热身

颈部将身体与头部连接起来，颈椎的生理弯曲为前弯曲，“低头一族”因为破坏了颈椎的生理弯曲而引发一系列健康问题。热身颈部显得尤为重要。

（1）颈部热身的注意事项

颈椎被归为“平面移动的关节”，纵向分布着大血管、颈动脉和神经丛等，所以尽量避免 360 度绕脖的大幅度练习。颈部热身应简单、细致和精准。尤其要注意第一和第二颈椎是颈椎活动的主要部分，颈部诸多细小肌肉连接在一些，相对比较薄弱，在扭动头部时，应先微微低头来减少颈椎后方的磨损。

对于低头族来说，多练习抬头的动作很有必要。但有一部分练习者在抬头时感觉颈椎受到了压迫，那是因为颈部肌群过于薄弱、胸肩部肌群过于紧张所致，要注意在放松的情况下去感知颈部。

（2）颈部热身的方案（如图 2-20）

①呼气低头，下巴找锁骨，拉伸脖子后侧；吸气抬头，拉伸脖子前侧，重复 3 次。

②呼气，头部倒向左侧，拉伸脖子的右侧；吸气回正，呼气，头部倒向右侧，拉伸脖子的左侧，重复 3 次。

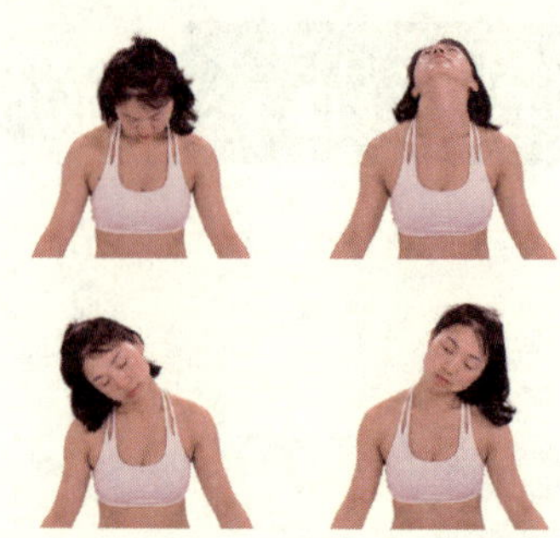

▲ 图 2-20　颈部热身

2. 肩膀热身

肩膀是颈椎的根基，热身肩膀可以帮助练习者减少颈椎的压力，同时可活动到肩膀周围肌肉群和肩关节韧带，减少肩周炎和关节炎的产生。

（1）肩部热身的注意事项

肩部被归为“球窝关节”，活动范围非常大。几乎所有瑜伽体式都或多或少和肩关节有关。热身肩膀也是瑜伽练习中非常重要的部分，肩膀的热身要兼顾到肩关节的稳定度和灵活度。

（2）肩部热身的方案（图 2-21）

①双手指尖搭放于双肩上，让大臂与地面平行。

②吸气，扩展胸腔，展开肩膀；呼气，让肘头在胸前相碰，重复练习 3 次。

③吸气，抬高手臂向上，手背在后脑勺处相碰；呼气，降低手臂向下，让大臂夹紧侧腰，重复练习 3 次。

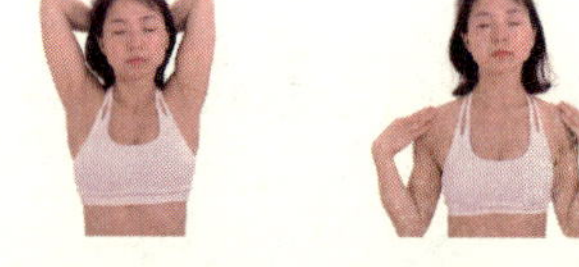

▲ 图 2-21　肩部热身

④ 360 度绕肩，吸气，向前向上；呼气，向后向下，再调换方向练习。

3. 手指和手腕的热身

瑜伽当中有诸多手掌着地的支撑体式，手的位置决定了肩膀在瑜伽练习中的运用。而手腕在练习中也很容易受压。练习者要充分进行手部热身。

（1）手指、手腕热身的注意事项

手指和手腕的特点是细长灵活，人类从四足进化而来，上肢慢慢进化成细长的手臂和手指。瑜伽练习模仿四足姿势时，要注意到掌骨的复杂性和手部韧带及神经分布，避免手指和手腕受伤。

（2）手部热身的方案（图 2–22）

①吸气，张开手指；呼气，抓紧手指。

②双手握拳，转动手腕。

③反方向练习，重复练习 3 次。

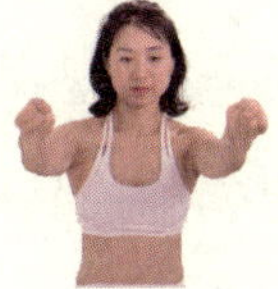

▲ 图 2–22 手部热身

4. 腰部的热身

腰部是身体的中间部位，热身腰部能帮助练习者缓解腰部紧张感，进而在练习中减少腰椎损伤。

（1）腰部热身的注意事项

在现代社会，人们常因久坐等不良生活习惯而让腰部受损，而腹内脏器健康离不开腰部的支持，在热身腰部时，要以建立自然的腰部曲线和给腹部内脏提供空间为主。

（2）腰部热身的方案（图 2–23）

①盘坐，将双手放于身体两侧的地面上。

②吸气，将右臂举过头顶，延展上半身。

③呼气，将上半身向左、向下，拉伸侧腰。

④吸气回正，呼气，反方向练习，重复练习 3 次。

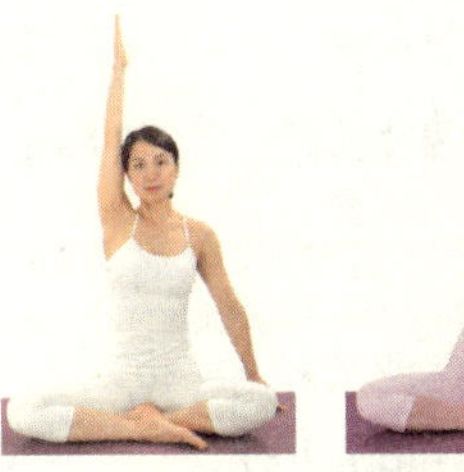

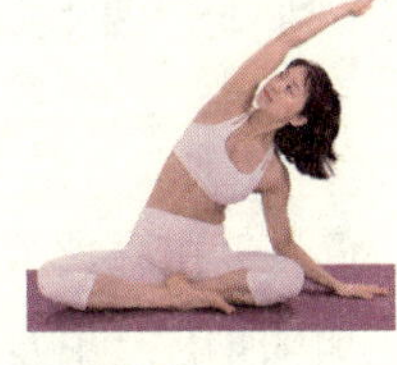

▲ 图 2–23 腰部热身

5. 脚趾和脚踝的热身

脚趾和脚踝是人体直立时贴近地面的部分，热身脚趾不但能在瑜伽练习中预防脚部受伤，同时也可以缓解平时走路带来的压力。

（1）脚部热身的注意事项

双脚是站立时的根基部分，很多女孩子喜欢穿高跟鞋，让脚底压力增加，长期压迫脚踝并引起一系列的健康问题。很多瑜伽体式都需要双足来做支撑面，易带来脚踝压力。热身脚踝要以放松韧带和加强肌肉觉知，建立足弓为主。

（2）脚部热身的方案（图 2–24）

①吸气，大大张开脚趾；呼气，脚趾抓紧。

②吸气，将脚趾往回勾；呼气，向前绷直脚背，重复 3~5 次。

③正反方向转动脚踝。

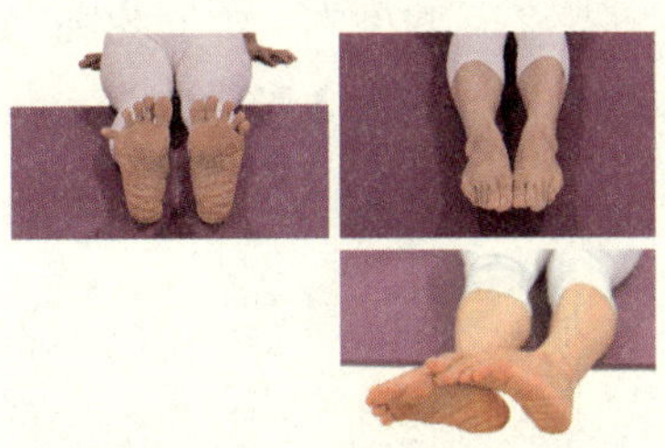

▲ 图 2–24 脚部热身

6. 膝关节的热身

膝关节位于下肢中部，除了要承担身体重量以外，还要配合人类直立行走。反复屈伸膝关节的过程容易磨损膝关节。膝关节的问题主要有：膝关节周围肌肉群薄弱导致膝盖压力过大，膝关节肌肉僵硬无法伸展膝关节。

（1）膝关节热身的注意事项

一些对膝关节有要求的瑜伽体式如盘莲花，其实是相当有风险的。如果下肢的骨骼条件适合莲花坐，则能在莲花坐中得到好处，若下肢骨骼条件不适合练习莲花坐，强制自己练习会带来膝关节的损伤。除了要找一个专业老师带领自己练习以外，还需要充足的热身。

（2）膝关节热身的方案（如图 2-25）

将身体坐直，弯曲膝关节，双手十指交叉相握抱住大腿后方，上下缓慢活动膝关节，意识集中于膝关节。

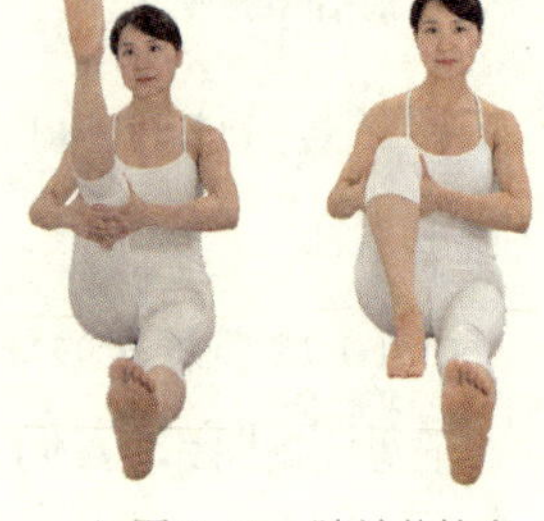

▲ 图 2-25　膝关节热身

7. 髋关节的热身

髋关节是一个大关节，为球窝关节。髋关节往上是脊柱的腰椎段，往下是膝关节，髋关节热身足够时，能帮助膝关节和脊柱减少压力。

（1）髋关节热身的注意事项

髋关节和肩关节相似，也有很大的活动范围，而因其比肩关节更致密，所以也更稳定。髋部周围肌肉群相对复杂，一部分肌群连接膝关节，一部分肌群连接腰椎。热身髋关节实际上是将身体中部完全地激活。热身髋关节时，要放松腹股沟，感受股骨和髋臼的连接，觉知球窝的运动范围。

（2）髋关节热身的方案（图 2-26）

①坐姿，弯曲左膝向内，将脚后跟贴向会阴处，将右小腿抱于双肘之间；将小腿轻轻地左右摇晃，放松髋关节外侧肌肉群。

②将右脚脚背放于左大腿根部上方，一手扶膝，一手抓脚。吸气，将膝关节拉向腹部；呼气，将膝关节往下放松并沉向地面，重复 5 次。

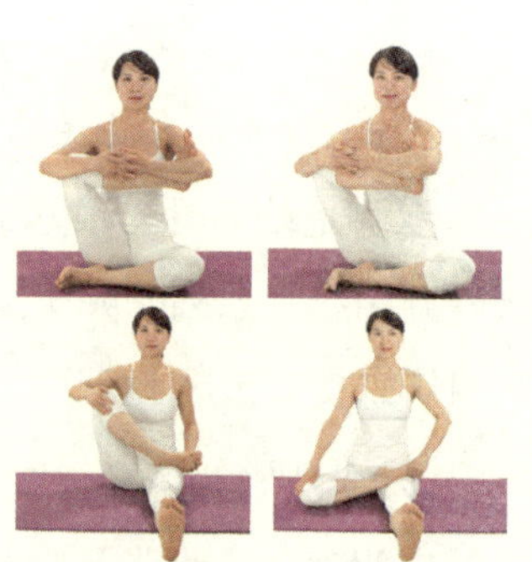

▲ 图 2-26　髋关节热身

8. 脊柱的热身

瑜伽运动围绕着脊柱进行，脊柱的运动除开单个椎体的运动，同时还包括了脊柱作为一个整体的运动。仰卧抱腿放松可以热身脊柱，猫式、风吹树式、腰躯转动式等也可作为热身脊柱的方式。

脊柱热身的方案（图 2-27）

仰卧，将双膝弯曲并靠近胸部，双手抱住膝关节后方，尽量弯曲脊椎骨进行前后摇滚的动作，充分地放松背部和脊椎。

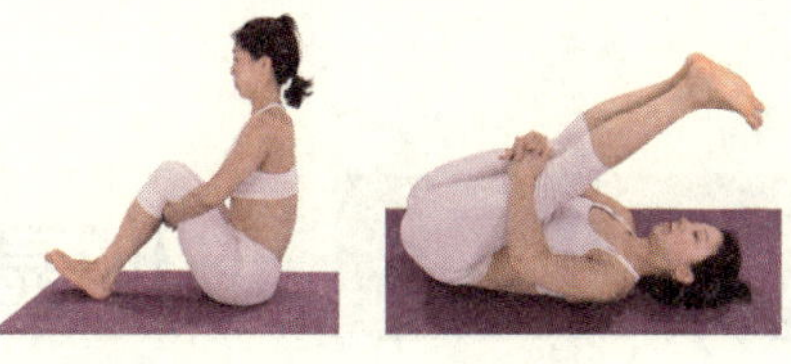

▲ 图 2-27 脊柱热身

9. 一些热身方案

大家也可以自己设计一些不同的热身方案。以下热身供参考（如图 2-28）。

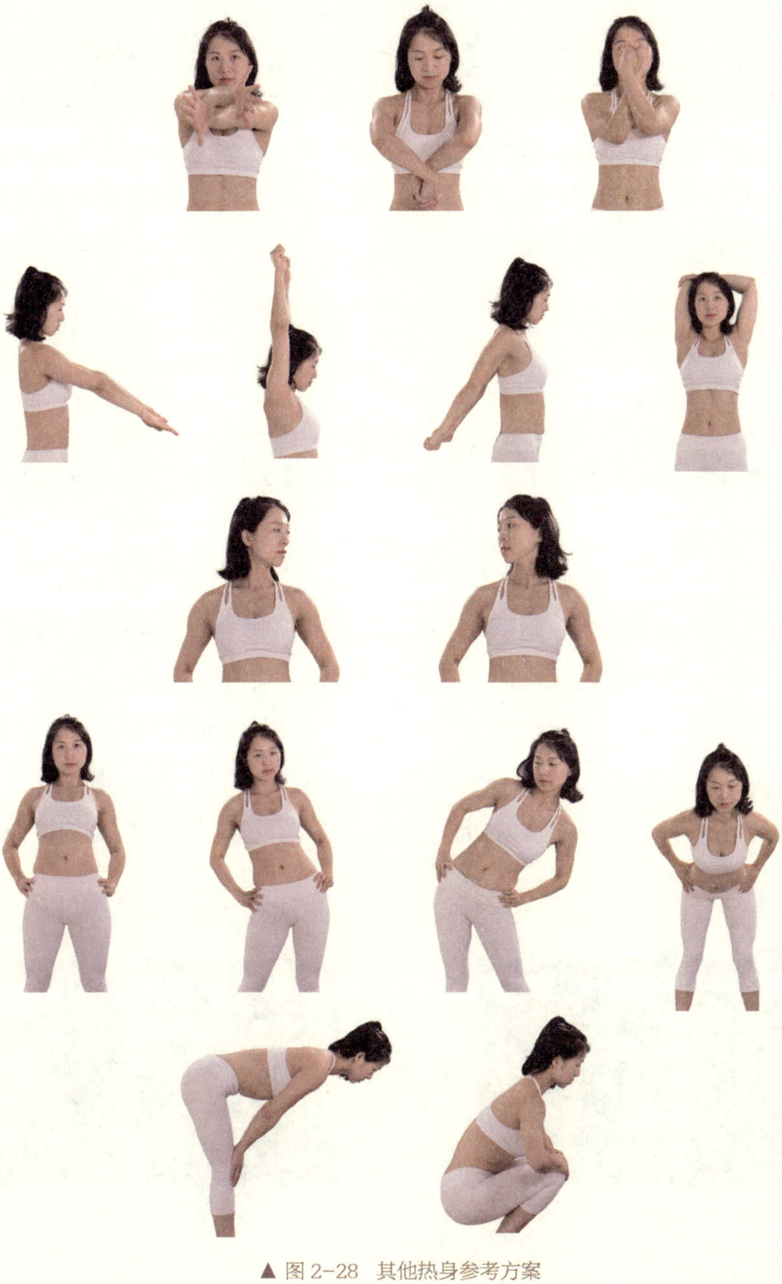

▲ 图 2-28 其他热身参考方案

第三节 瑜伽基本功和体能训练

一、什么是基本功

在瑜伽教练培训中，为了培养新手教练上岗的信心，需要用一些训练方式来集中地加强身体各部位的素质，于是有了大家所听到的“基本功”，或说成“体能训练”更贴切。瑜伽基本功是指为了更好地练习瑜伽体式，密集、单一、重复地练习某些特别的动作，以达到在短期内提高身体素质的效果。本节挑选了一部分基本功练习方法供大家参考。如果身体有特殊情况，要咨询医生后方可练习。

二、基本功练习方案

1. 腿部练习

（1）正面压腿（如图 2-29）

拉伸腿部后方肌群。

方法： 面向把杆站立（如果没有把杆可以用某个固定的物体），将左腿搭放于把杆上，脚趾尖朝上，右腿脚趾尖向前，将身体摆正。

吸气，手臂举过头顶，呼气，将身体向下贴近腿部，重复练习 10~15 次。可停留并感受腿部后侧的拉伸。

（2）侧面压腿（如图 2-30）

拉伸腿外侧肌群。

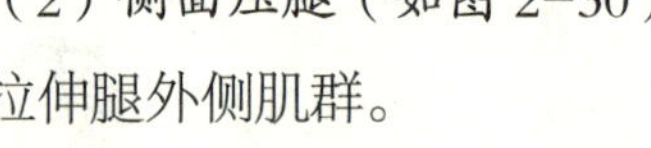

方法： 侧向面对把杆，将左腿搭上去，脚趾尖朝上，右腿脚趾尖面向身体的正前方，将身体摆正。

吸气，伸展手臂向上，呼气，将身体的侧面贴靠大腿，重复练习 10~15 次。可停留并感受大腿内侧的拉伸。

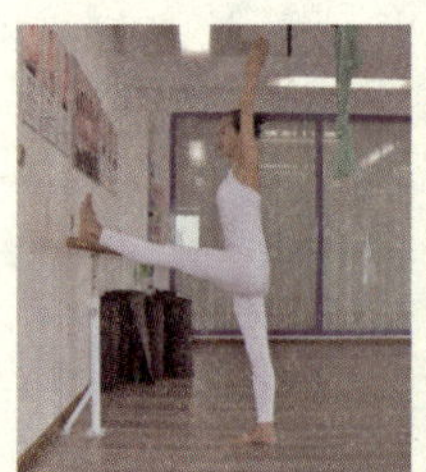
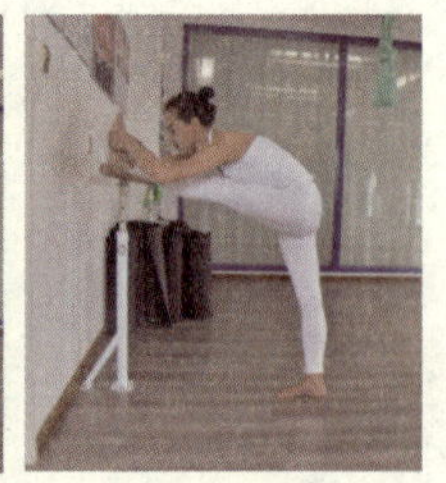

▲ 图 2-29 正面压腿

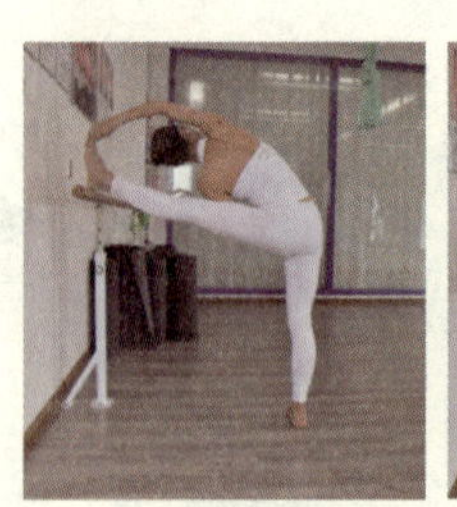
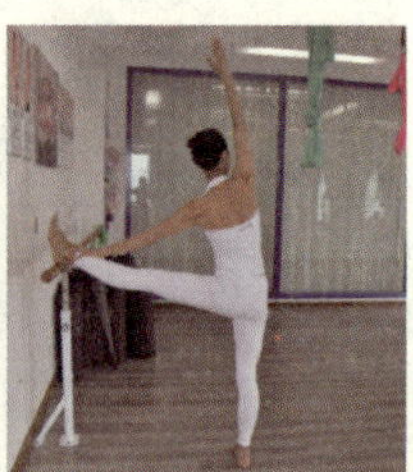

▲ 图 2-30 侧面压腿

（3）龙式变体（如图 2-31）

拉伸大腿前方肌群。

方法：在体位法章节“龙式”中有详细介绍。

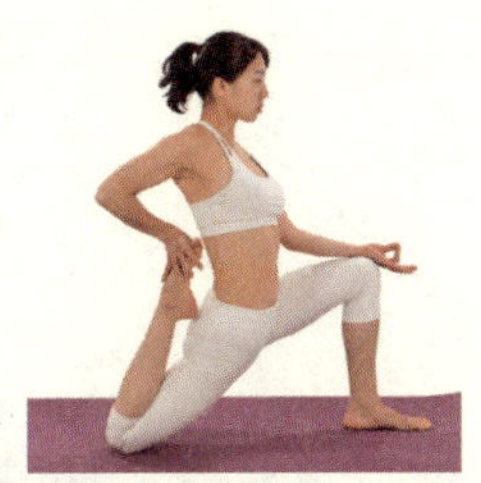

▲ 图 2-31 龙式变体

（4）幻椅式（图 2-32）

加强腿部力量。

方法：在体位法章节“幻椅式”中有详细介绍。也可以靠墙练习。

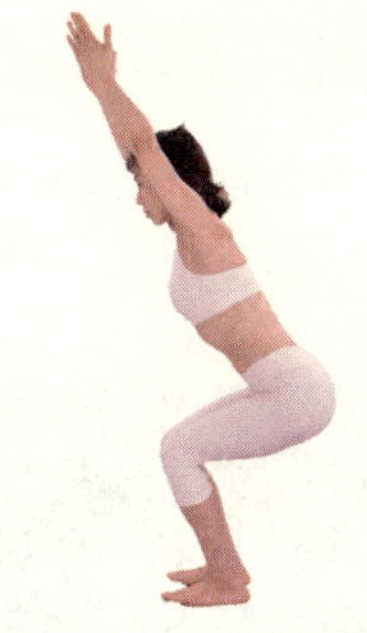

▲ 图 2-32 幻椅式

2. 肩部练习

（1）杠上开肩（如图 2-33）

杠上开肩是利用把杆辅助肩膀放松。

方法：

①面对把杆，双手搭在把杆上，身体慢慢向下，将肩膀放松下沉。保持在脊柱的延伸中去温和地打开肩膀。

②背对把杆，双手向后抓住把杆，慢慢屈膝下蹲，感受肩膀周围相关肌群的拉伸。注意双手肘，不可将肘关节过度超伸。

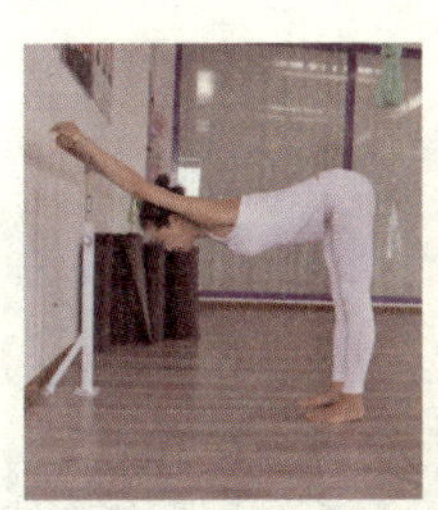

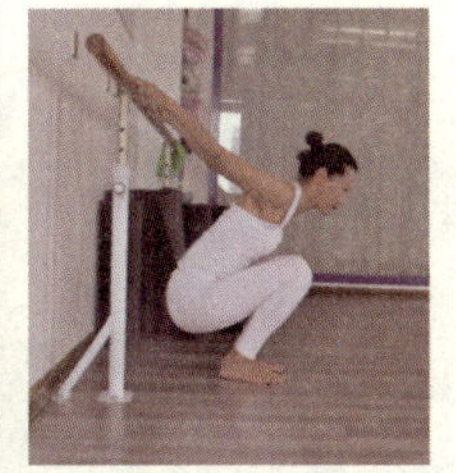

▲ 图 2-33 杠上开肩

（2）地面开肩（如图 2-34）

地面开肩是利用地面来放松肩膀。当练习者无法独立完成时可以请老师辅助完成。

方法：俯卧于瑜伽垫的左侧，将右臂向右侧水平伸出，与肩一条线，掌心向下，左手放于胸前推地。弯曲双膝，脚板着地，膝关节朝上，慢慢移动臀部使肚脐朝向上，再试着让上方手往地面上的手靠近。

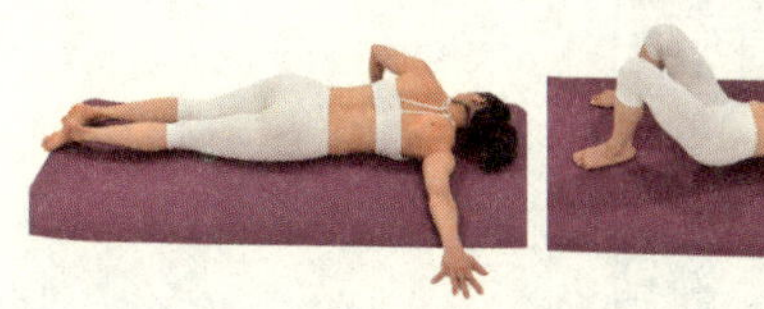

▲ 图 2-34 地面开肩

（3）瑜伽砖辅助开肩（如图 2-35）

方法：躺在两块瑜伽砖上：一块瑜伽砖置于肩胛骨下方（不要压到腰部）；一块瑜伽砖置于后脑勺处（不要压到颈椎），双臂举过头顶，在停留时感受肩部的舒展。这是一种被动放松的练习方式。

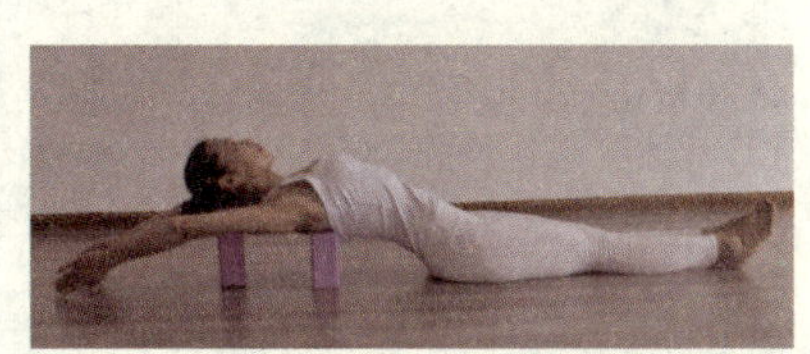

▲ 图 2-35 瑜伽砖开肩

3. 手臂力量

简易俯卧撑可以用来加强手臂肌肉力量（图 2-36）。

方法：四脚跪姿，双小腿交叉，收腹卷尾骨，让核心有力。吸气准备，呼气弯曲手肘，身体向下落于地面，重复练习多次。

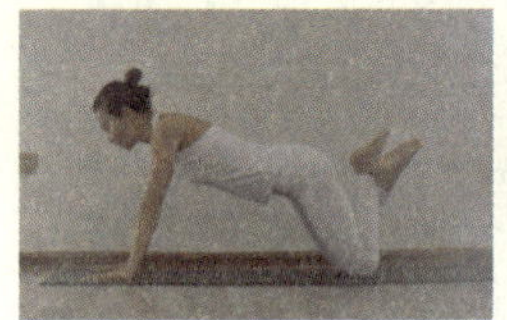
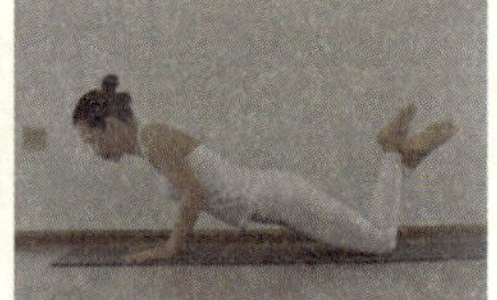

▲ 图 2-36 简易俯卧撑

4. 腹部练习

“平板支撑”“仰卧起坐”都是用来加强腹部力量的方式（图 2-37）。

方法：参考体位法章节“肘斜板式”。

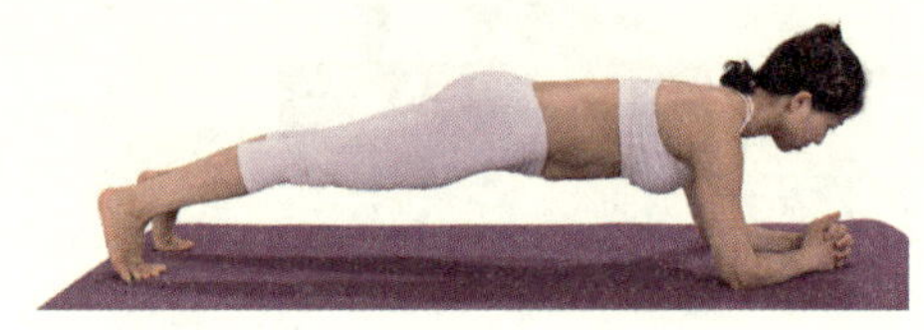

▲ 图 2-37 平板支撑

5. 背部力量

“蝗虫式”“蛇伸展式”等都可以加强背肌（图 2-38）。

方法：参考体位法章节“蝗虫式”。

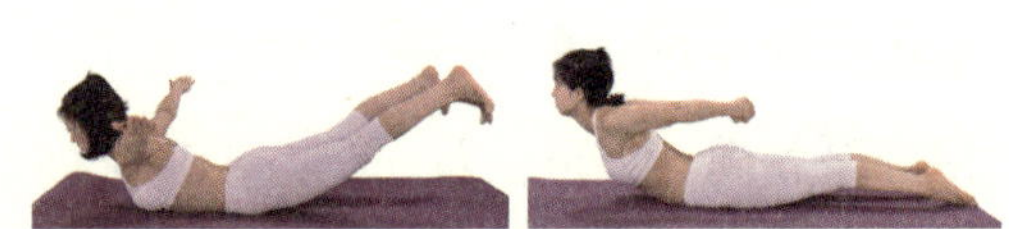

▲ 图 2-38 蝗虫式

6. 髋关节

“墙上青蛙”“趴青蛙”都是用来开髋的练习（图 2-39）。

方法：参考阴瑜伽篇。

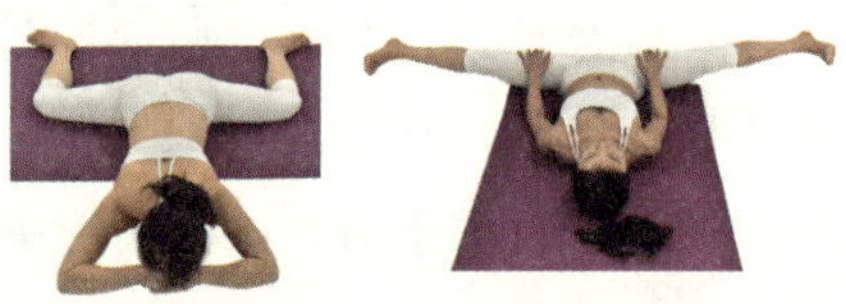

▲ 图 2-39 青蛙式

文子温馨提示：

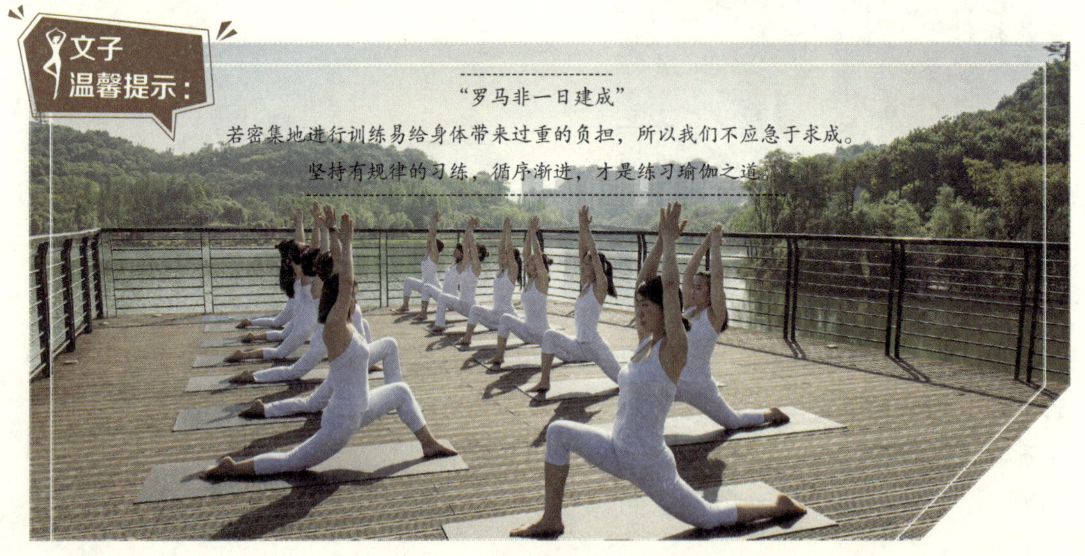

“罗马非一日建成”

若密集地进行训练易给身体带来过重的负担，所以我们不应急于求成。

坚持有规律的习练，循序渐进，才是练习瑜伽之道。

第四节 拜日式

一、拜日式简介

在古印度，修炼瑜伽的先贤们为了表达心中对太阳的敬意而创造出了一系列瑜伽体式，以感激太阳无私地带给人类与地球光明和能量，这一组姿势被称为“向太阳敬礼式”或“拜日式”（如图 2-40）。

拜日式的英文名为 Sun Salutation，梵文名为 Surya Namaskara。苏利亚（Surya）的意思是太阳，而那玛斯卡（Namaskara）的意思是敬礼或尊敬。传统上，瑜伽修行者是在清晨，当太阳刚刚出现在地平线上时，就对着朝阳来练习拜日式的。其实，日间任何时候都可以练习拜日式，许多瑜伽练习者都把它作为瑜伽课前必做的前奏或放松练习，它是人们最常做的瑜伽姿势系列之一。在某些特别的日子，瑜伽修行者通过练习 108 遍拜日式来表达对太阳的膜拜。

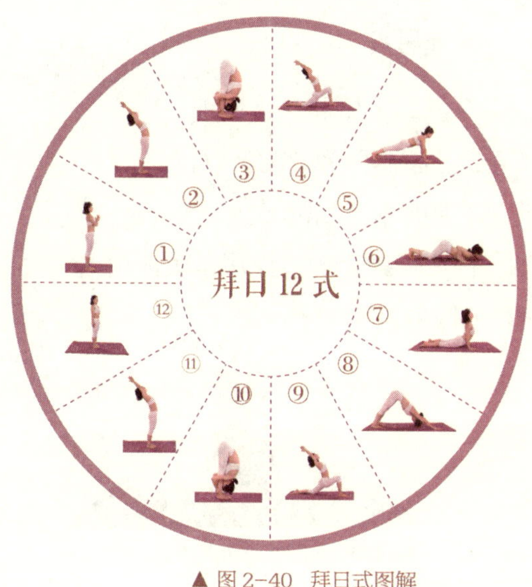

▲ 图 2-40 拜日式图解

二、拜日式解读

拜日式是最好的热身方式。围绕着脊柱，这一套动作先后对头部、脸部、胸部、腰部、腿部、臀部以及全身进行了彻底按摩。它能在短时间内启动热能，促进全身的血液循环，对体质虚弱的练习者尤其有益。早上朝向东方练习拜日式，能让练习者整天都充满能量；晚上朝着西方练习拜日式，可以顺应自然，协调人体的阴阳并获得一个好睡眠。

三、拜日式练习

拜日式一共由 12 个体式组成，因此，也被称为拜日十二式。拜日式有诸多版本，此处介绍的传统拜日式是其中一种。

1. 祈祷式

山式站立于垫子前端，双手合十来到胸前，调整呼吸。心里默念“Om Surya Namaha”以表达对太阳的敬意（图 2–41）。

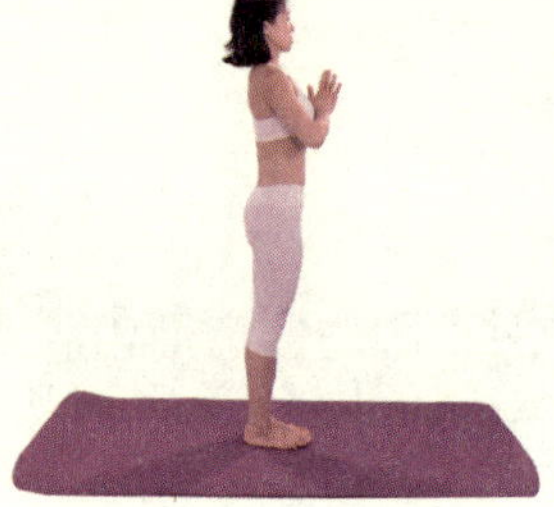

▲ 图 2–41　祈祷式

2. 展臂式

吸气，双手沿着身体的中线向上伸展举过头顶，上身微微后仰，用身体去接受太阳赐给的光芒和能量（图 2–42）。

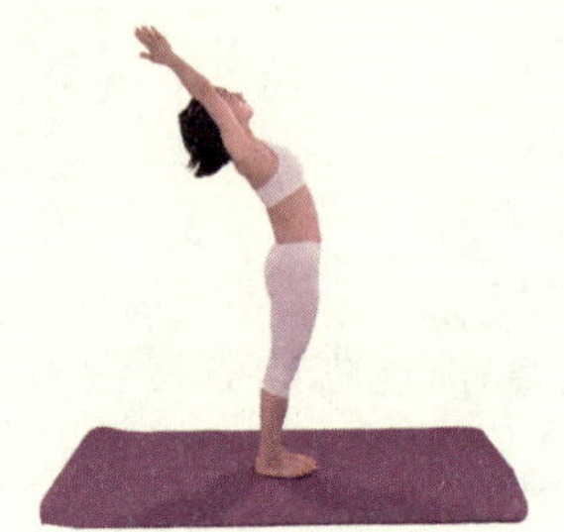

▲ 图 2–42　展臂式

3. 前屈式

呼气，手臂和身体向前、向下，双手放于双脚两旁。将身体折叠向下，腹部、胸部和头部依次靠近腿部。放下自己，用谦卑的心臣服于太阳的光芒（图 2–43）。

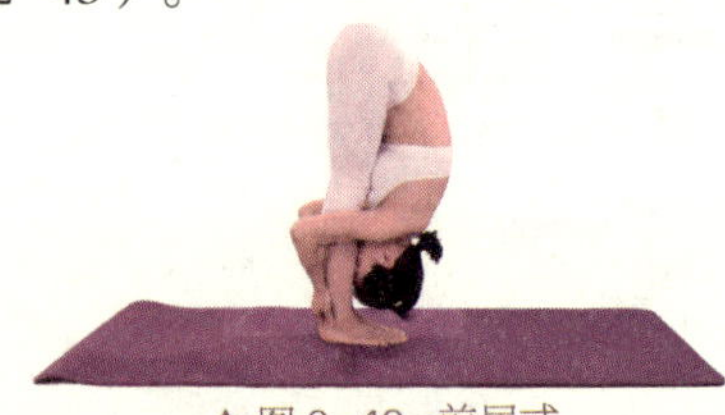

▲ 图 2–43　前屈式

4. 新月式（骑马式）

吸气抬头，撤右脚向后，右侧膝关节、小腿和脚背着地，放松骨盆向下沉。双臂举过头顶向后，再一次打开心，绽放自己（图 2–44）。

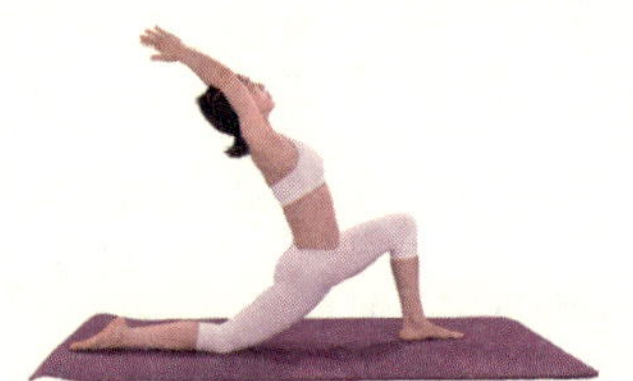

▲ 图 2–44　新月式

5. 斜板式

呼气（高级练习者可屏息），撤左脚向后与右脚对齐，来到斜板式。头部、肩膀、臀部、腿部及脚后跟在一条斜的力量线上。腹部内收，稳定骨盆（图 2–45）。

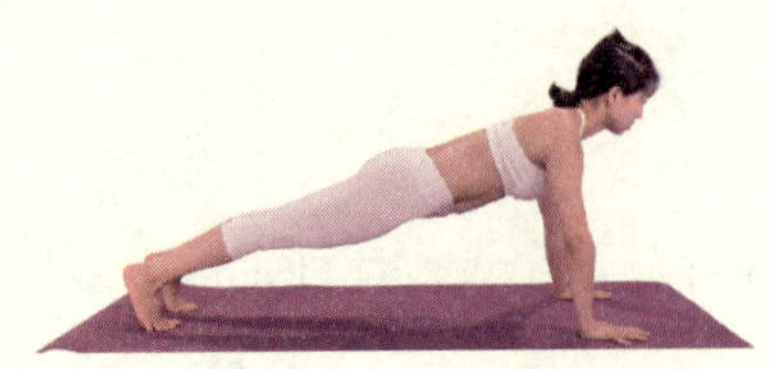

▲ 图 2–45　斜板式

6. 八体投地式（五体投地式）

再一次呼气，膝关节着地，臀部向上，胸部往下置于两手中间的位置上，下巴着地，手肘夹向侧腰（图 2–46）。

双手、双胸、双膝、双脚，谓之八体；双手、双膝、下巴，谓之五体，是古印度一种最恭敬的行礼仪式。

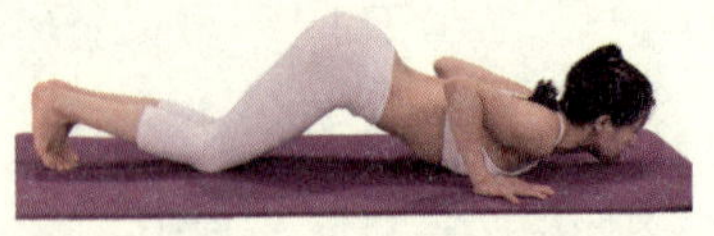

▲ 图 2–46　八体投地式

7. 眼镜蛇式

吸气，上身向前移动，腹部和脚背依次着地，绕动肩部打开胸腔，缓慢将脊椎一节节向上，抬起上半身来到眼镜蛇式（图 2-47）。

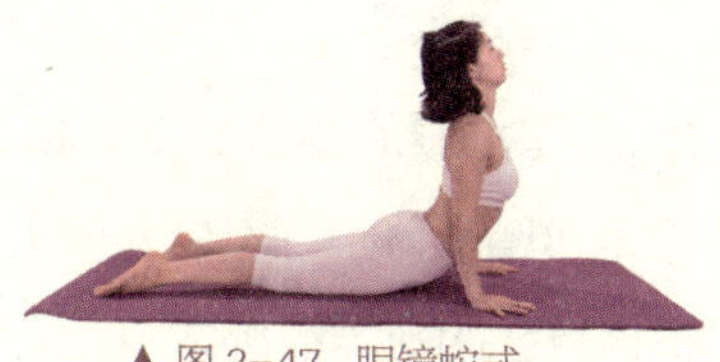

▲ 图 2-47 眼镜蛇式

8. 下犬式

呼气，脚趾点地，双手和双脚支撑，腹部收紧推动臀部离开地面向上来到最高点，脚后跟着地，身体形成倒立的三角，来到下犬式（图 2-48）。

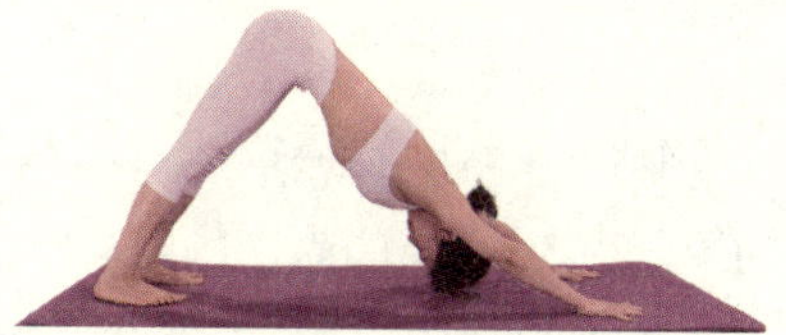

▲ 图 2-48 下犬式

9. 新月式（反侧）

吸气，迈右脚向前来到双手中间，左膝、左小腿和脚背依次着地，骨盆放松下沉，双臂向上高举过头顶，上身向后微微展开（图 2-49）。

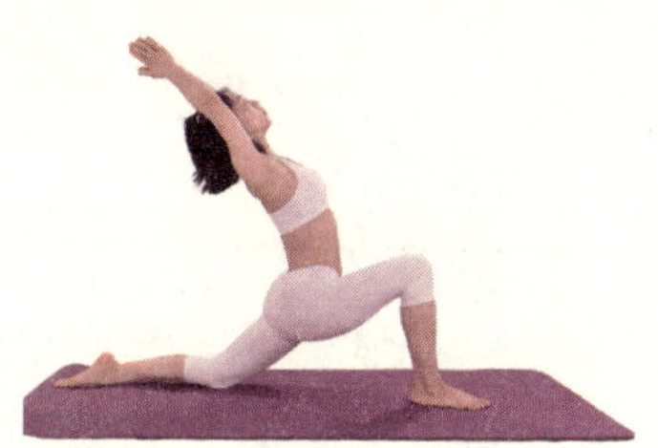

▲ 图 2-49 新月式（右腿）

10. 前屈式

呼气，双手落地，左脚向前收回，身体向前向下，依次将腹部、胸部和头部贴靠腿部，上身靠近双腿（图 2-50）。

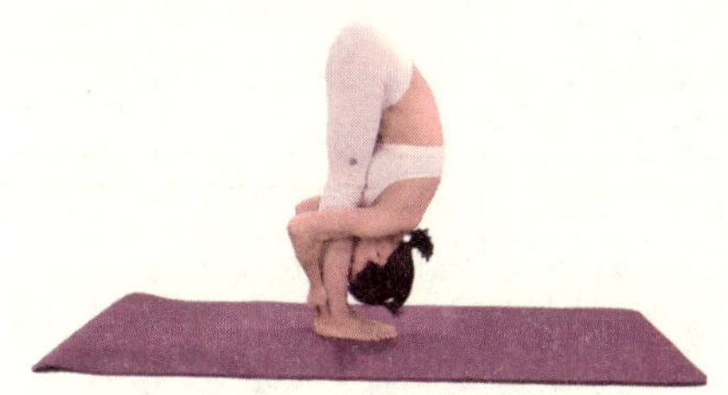

▲ 图 2-50 前屈式（回）

11. 展臂式

吸气，手臂带动上身立直回正，向后微微伸展胸腔（图 2-51）。

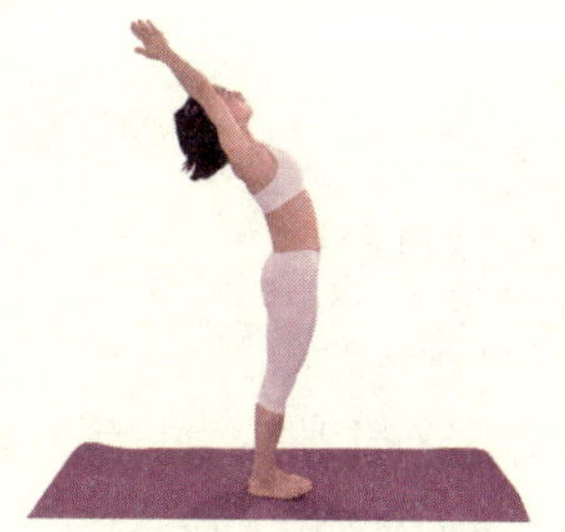

▲ 图 2-51 展臂式（回）

12. 祈祷式

呼气，回正身体，双手合十回到胸前，来到祈祷式，默念“Om Shanti shanti shantih”（图 2-52）。

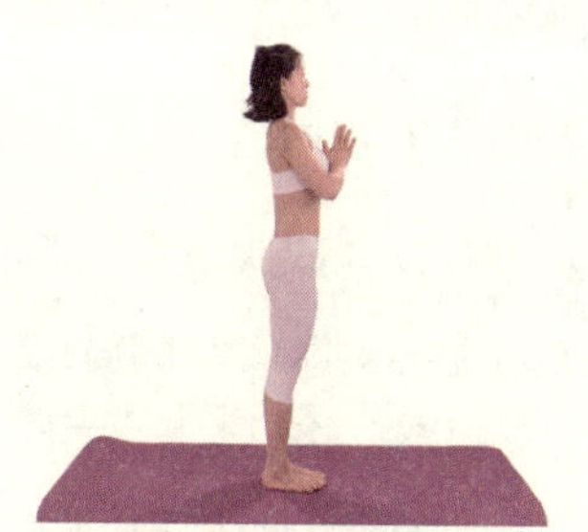

▲ 图 2-52 祈祷式（回）

第五节 瑜伽体位法（109 式）

瑜伽的体式叫做体位法，梵文为 Asana，意为稳定和舒服的姿势。是瑜伽八大分支中的第三支。在本节选出了 109 个瑜伽体式。与其说是 109 个体式，不如说是 109 个瑜伽练习的参考样板，大家在参考“样板”的同时，要根据自己的身体情况做出适当调整，希望有一天，你也可以找到“稳定舒适”的瑜伽体式。

文子温馨提示：

○●站式（1~33式）

站式的特点是位置比较高，支撑面为脚底。强调根基和稳定的意识，练习此类体式容易给练习者带来激情。这些体式都可以从站立山式开始，用站立式放松结束。

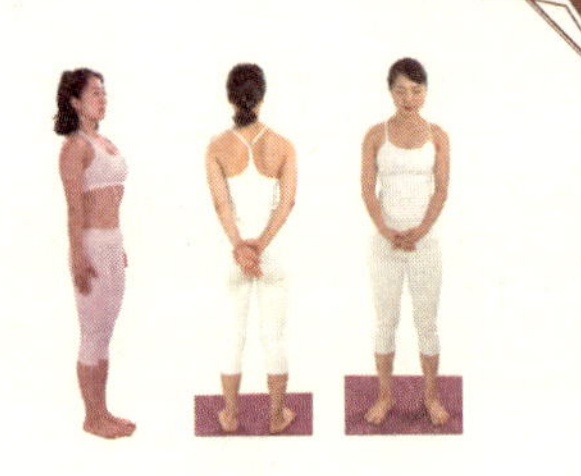

▲ 站式的起始姿势

一、山式

1. 了解体式

梵文名：Tadasana，Samasthiti。“Tada”一词在梵文中的意思是山或树，“Sama”“Sthiti”的意思是平衡的、站立不动的姿势。山式是像喜马拉雅山一样稳定、平衡、安静（图 2–53）。喜马拉雅山象征着灵性，瑜伽修行者通过练习山式，让身体变得稳定，最终可达到身、心、灵的平衡。

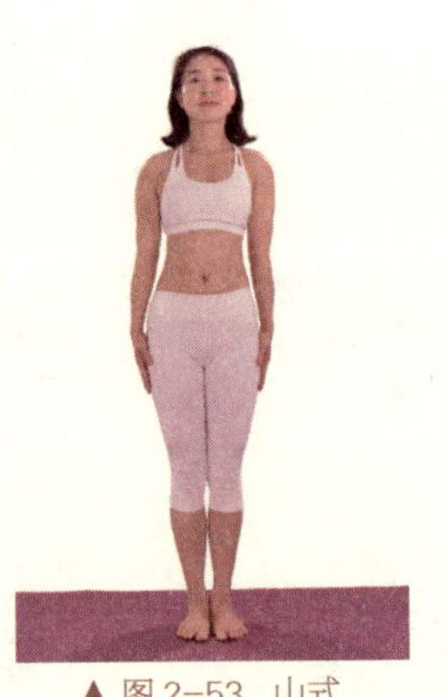

▲ 图 2–53 山式

2. 山式引导词

双脚并拢，收腹挺胸，腰背挺直，肩膀放松，把身体重量均匀地分布于两脚趾尖及脚后跟之间，收紧腿部、臀部的肌肉。

（1）站立于垫子上，双脚并拢，把身体重心均匀地分布于脚底，找到双脚的“根”。

（2）保持双脚的“根”，感受足弓向上，将力量向上传递，脚踝是放松的。

（3）保持大小腿的力量，髌骨向上，但不要锁死膝关节，膝盖窝后方保持放松。

（4）将骨盆摆正处于中立位，尾骨向下微收，耻骨向上提，骨盆不要前倾或后仰。肚脐轻盈上提，腹部紧致，“核心”稳定。

（5）绕肩向后，将肩膀放松，肩胛骨往前轻轻推胸部帮助其展开，浮肋微收，不要让胸腔过分向前挺出，保持气息从丹田处汇聚在胸前两乳间的膻中穴。

（6）头部向上延伸，锁骨延展向两旁，肩部远离耳朵，创造脖子前、后、左、右四个面的空间。

（7）头顶百汇穴向上，脚底的“根”向下，身体上下互相对应，展开臀部、腹部、腰部、胸部和后脑勺，感受到脊柱的生理弯曲自然地分担着身体的重量，“外部身体”像山一样稳定。

（8）放松面部表情，放松太阳穴，视线柔和地平视前方，“内在身体”在和谐的状态下自然工作着，轻柔缓慢地呼吸。

3. 解剖学中的三个“面”（图 2–54）

冠状面 矢状面 水平面

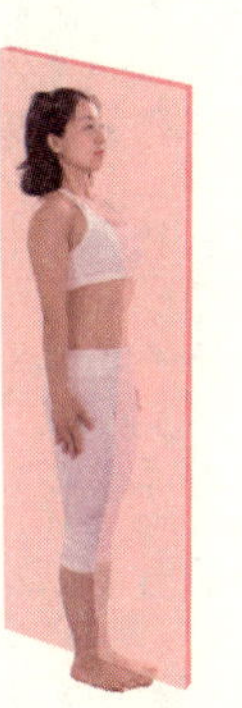

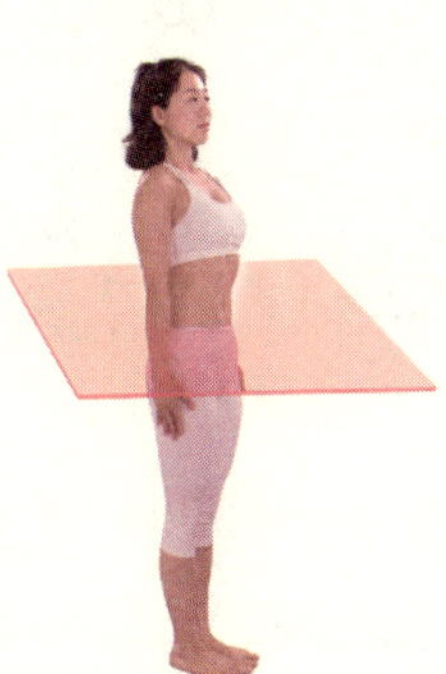

▲ 图 2–54 人体的三个面

（1）冠状面

冠状面是将身体分成前后的平面，在这个平面内的运动叫做外展和内收。

（2）矢状面

矢状面是将身体分为左右的平面，在这个平面内的运动为屈曲和伸展。

（3）水平面

水平面是将身体分为上下的平面，在这个平面内的运动为旋转。

4. 从身体侧面看的“点”

从身体侧面观察，踝点、膝外侧点、指尖点、髂嵴点、肩峰点、耳尖点、头顶点可以作为参考点，当它们的连线垂直地面时，可以更好地平衡身体重量（图 2–55）。

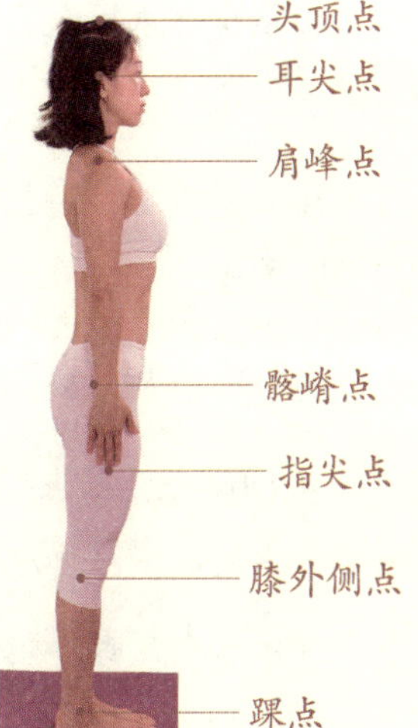

▲ 图 2–55 身体侧面参考点

（1）头顶点：头顶部正中央矢状面上最高的一点（百汇穴）。

（2）耳尖点：外耳道前方耳屏软骨上端最高点。

（3）肩峰点：肩胛骨肩峰外侧缘，最向外突出的一点。

（4）髂嵴点：髂嵴上缘最向外突出的点。

（5）指尖点：中指尖端最向下的一点。

（6）膝外侧点：膝关节外侧点。

（7）踝点：脚踝外侧最高点。

5. 从身体正面看的“点”

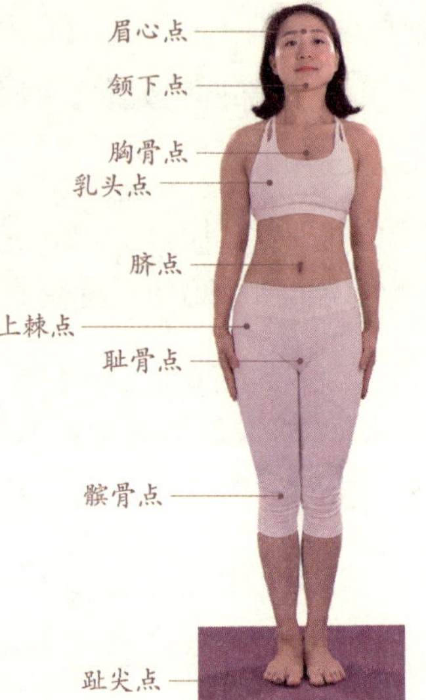

▲ 图 2-56 身体正面参考点

从身体正面观察，趾尖点、髌骨点、髂前上棘点可以作为下半身的参考点；而耻骨点、脐点、乳头点、胸骨点、颌下点、眉心点和头顶点可以作为上半身的参考点，当它们的力量线稳定时，可以更好地平衡身体重量（图 2–56）。

（1）眉心点：两眉中间点

（2）颌下点：头部保持耳眼水平位时，颌部正中最低的一点（下巴中点）

（3）胸骨点：胸骨上端正中央两个锁骨连接处

（4）乳头点：乳头的中心点

（5）脐点：脐部中心点

（6）髂前上棘点：髂前上棘向前下方突出的一点

（7）耻骨点：耻骨联合处的中点

（8）髌骨点：髌骨正中点

（9）趾尖点：第二、三脚趾中间点

6. 从身体水平面看的“点”

从水平面观察身体，两个耳朵、两个肩膀、两乳头、骨盆左右、两膝、两脚踝连线可以作为参考点，当它们的连线平行时，可以反映身体是否有高低肩、骨盆不正或长短腿等问题。

7. 脚底觉知“点”

（1）脚底觉知点：大脚趾根部底下、小脚趾根部底下、脚后跟内侧底下、脚后跟外侧底下。

（2）3 个足弓：内足弓、外足弓、横足弓（图 2–57）。

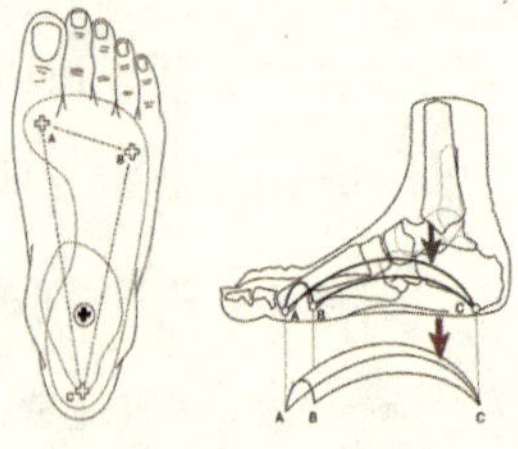

▲ 图 2–57 脚底参考点

二、风吹树式

1. 了解体式及功效

风吹树式如同风吹过树木，能锻炼树木的稳固，是一个锻炼脊柱侧屈能力的体式（图2–58）。风吹树式帮助练习者拉伸侧腰肌肉，温柔地伸展腹部器官，常用来作为脊柱侧弯的一种辅助治疗方法。能修饰手臂肌肉线条，缓解驼背和肩关节僵硬等问题。

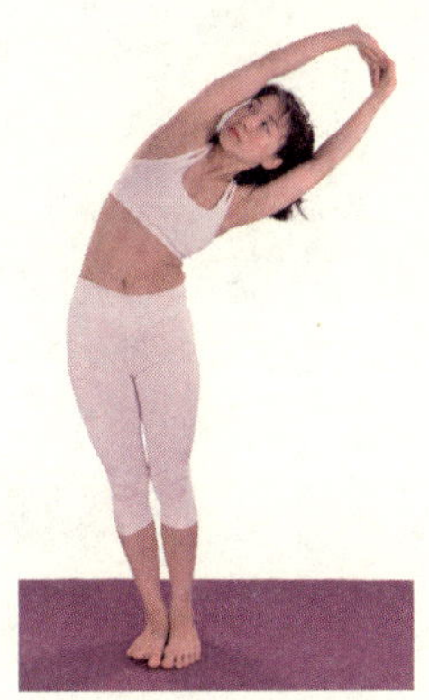

▲ 图 2–58 风吹树式

2. 体式引导词

（1）山式站立，调整呼吸。

（2）吸气，双手在体前十指交叉相握，双臂经体前向上举过头顶，翻转掌心向上。吸气，延伸背部，拉长整条脊柱；呼气，双脚稳定于地面上，身体如风中小树一样弯向左侧，停留 3~5 个呼吸。

（3）吸气，身体向上立直回正；呼气，做另外一侧。

（4）吸气，慢慢将身体立直回正；呼气，将双臂由体侧缓缓落下。

3. 体式分析

（1）侧弯时尽量保持弯曲一侧的腰部在挤压中的放松和空间。

（2）为了在姿势中找到身体如树一般的稳定，在整个练习中要保持双脚稳定，骨盆收紧。

（3）侧弯的时候，尽量保持身体在一个平面上，双肩、胸部和骨盆都没有前倾和后仰，这样做对于改善体态、纠正含胸驼背非常有益。

（4）双手指关节比较灵活，容易过度用力，练习时可以调整为放松指尖，而将掌根向上推送出去，可以更好地拉伸整条手臂尤其是大臂后侧的“拜拜肉”。

（5）体式的“样板”是为了让练习者更快熟悉体式，并不是标准。每个人身体不一样，不同的练习方式能锻炼到不同位置。身体不在一个平面上时可以练习到腰部侧向肌肉群，如腹外斜肌。而在腰椎理疗瑜伽中，也可以将此种练习方式作为治疗脊柱侧弯的辅助练习。

三、直角式

1. 了解体式及功效

身体和双腿形成直角，因此叫做直角式（图 2–59）。直角式能拉伸整条脊柱，锻炼腰部肌肉群，帮助练习者缓解腰部问题。能打开胸腔、缓解驼背，缓解肩周炎等肩部问题。能加强大腿力量以及身体的控制感。帮助拉伸腿部后侧肌群，提高臀部线条，塑造完美臀型。

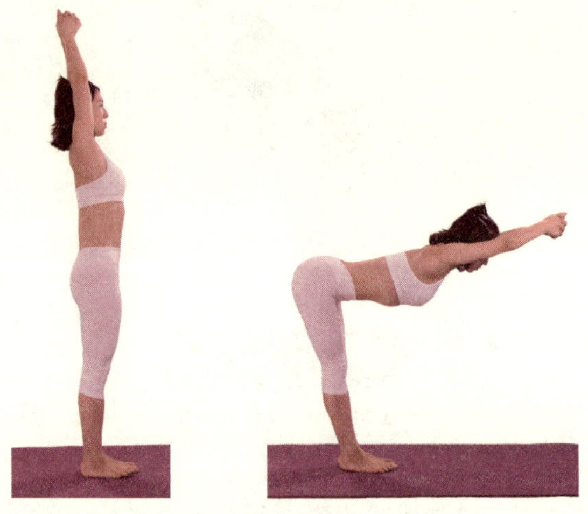

▲ 图 2–59　直角式

2. 体式引导词

（1）山式站立，调整呼吸。

（2）双手在体前十指交握，吸气，双臂经体前向上举过头顶，延伸脊椎。

（3）呼气，手臂带动身体向前、向下，直到背部与地面平行，上身和双腿形成一个直角，臀部和手臂往两个方向无限拉伸。保持 5~8 个呼吸。

（4）吸气，腹部轻盈地内收，将上身带回直立状态。

（5）呼气，双臂由体侧缓缓落下，调整呼吸。

3. 体式分析

（1）很多初学者在这个体式中无法将背部展开，主要是腿后肌群紧张、髋关节无法前屈所致。在练习时要尽量地放松腹股沟，从大腿根部的髋关节开始前屈，将臀部向后推送，身体向前延伸，腰背部保持伸展，避免挤压腹部。

（2）双脚的力量要保持稳定，双腿如同夹住一片薄薄的纸，保持肌肉向上提。将臀部往上提拉，脚后跟向下踩地，这两个力量形成对抗。始终保持骨盆处于中立位：骨盆前倾容易塌腰而让腰椎受到挤压，要用收住核心、尾骨微内收来避免；骨盆后仰会使腰背部向上拱起，要将身体主动向前延伸来帮助练习者伸展身体前侧。

四、直角转动式

1. 了解体式及功效

直角转动式是在直角式的基础上进行扭转练习（图 2–60）。同直角式相比，它更深一步地锻炼了手臂和大腿肌群，能帮助练习者按摩腹部器官尤其是肠脏，缓解便秘等肠道问题。

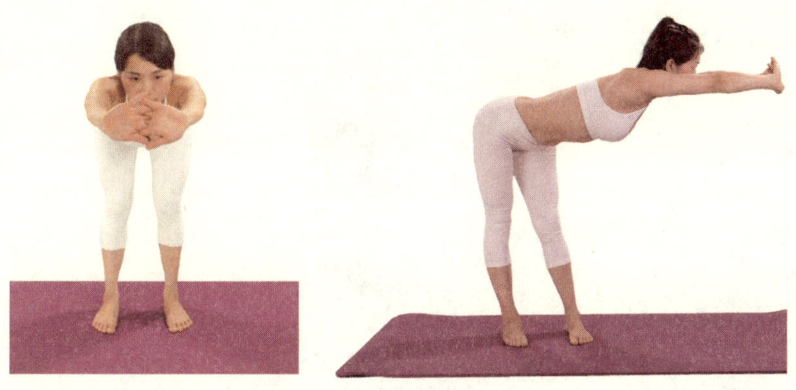

▲ 图 2–60 直角转动式

2. 体式引导词

（1）山式站立，调整呼吸。

（2）将双腿分开，两脚之间的距离与髋部同宽，双手在体前十指交握，双臂经身体前侧向上举过头顶，翻转掌心向上。

（3）吸气，延伸脊柱；呼气，手臂和身体向前、向下，直到背部与地面平行，上身和双腿形成一个直角。

（4）吸气，延伸脊柱；呼气，将身体扭转向左侧，停留 3~5 个呼吸。

（5）吸气，身体向上立直回正；呼气，做另外一侧。

（6）吸气，回到第 3 步，背部与地面平行，调整一个呼吸。

（7）吸气，将身体回正；呼气，解开双手，双臂向下落回体侧，调整呼吸。

3. 体式分析

直角转动式的注意事项同直角式。而直角转动式侧重于扭转，因此，练习者不要在直角式上停留太久时间——可以将左右两侧做完再休息，也可以在做完一侧后，将身体立直回正后并放松身体，再进行反侧练习，或按照一呼一吸一次扭转进行练习，反复练习多次来增强扭转的能力。

五、摩天式

1. 了解体式及功效

摩天式即身体像摩天轮一样，向天空延伸（图 2–61）。它能帮助练习者增强脚趾的力量，锻炼大、小腿力量，美化腿型。可以拉伸脊柱，增加肠胃的蠕动功能进而促进消化，在商卡排毒瑜伽中常使用摩天式行走来帮助身体排毒。它还能减轻肩膀的亚健康状态，塑造美丽的手臂线条。

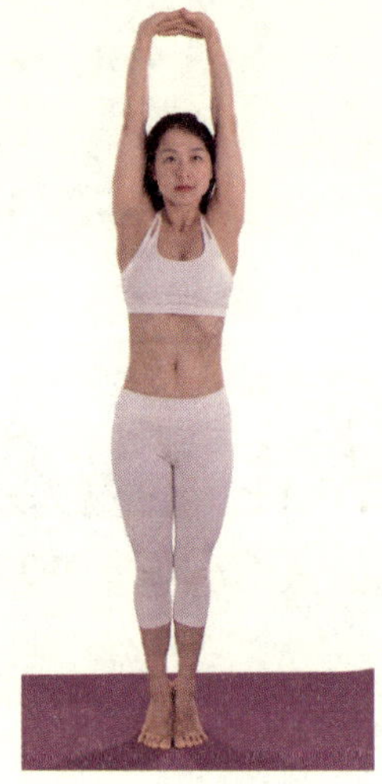

▲ 图 2–61　摩天式

2. 体式引导词

（1）山式站立，调整呼吸。

（2）双手十指交叉相握，双臂经体前向上举过头顶，翻转掌心向上，将脊柱向上延伸。

（3）吸气，将重心放于前脚掌，抬起脚后跟向上离开地面，腹部微内收，整个身体向上延伸，保持 8~15 个呼吸。

（4）吸气，再一次延伸身体；呼气，将脚后跟有控制地落回地面。

（5）松开双手，双臂还原体侧，调整呼吸。

3. 体式分析

（1）在这个练习当中，要避免塌腰，因为塌腰会给腰部带来紧张感。轻盈地收腹可以帮助身体稳定重心，除此之外，为了让膝关节稳定，练习者可以将大、小腿肌肉向上提。

（2）可在原地练习摩天式，也可保持摩天式的状态向前行走，尽量走成一条直线，这样可以美化腿部尤其是小腿肌肉线条。

六、腰躯转动式

1. 了解体式及功效

腰躯转动式是一个柔和扭转脊柱的练习（图 2-62）。它能用来热身脊柱，也可作为一个修复体式，用在比较强烈的体式后来放松身体。同时能加强脊柱的扭转能力，刺激后背部肌群，进而缓解腰背部疼痛。能按摩腹部器官，促进肠胃蠕动进而缓解便秘等肠道问题。

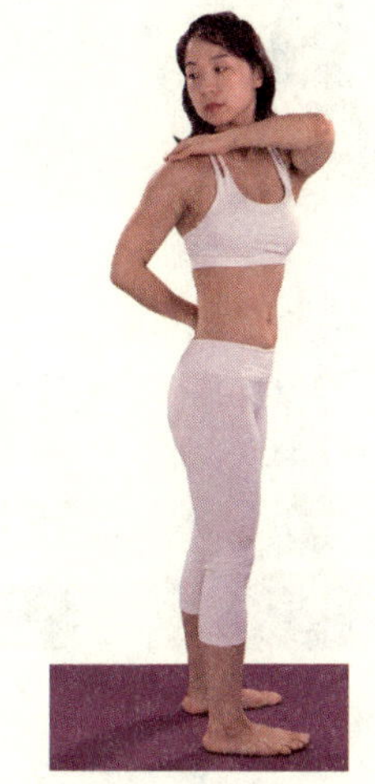

▲ 图 2-62 腰躯转动式

2. 体式引导词

（1）山式站立，将双脚分开与髋部同宽的距离。

（2）吸气，将双臂向两侧展开，与肩同高，掌心向下，指尖向两侧无限延伸。

（3）呼气，将身体向右侧扭转，到最大限度时弯曲双臂，左手搭于右肩上，右手手背搭放于左侧腰上，左手肘与肩同高。

（4）吸气，延伸脊柱；呼气，身体向右侧扭转。随每次吸气时延伸脊柱，随每次呼气再一次扭转身体，把注意力集中于脊柱扭转的感觉上，停留 5~8 个呼吸。

（5）吸气，手臂和身体回正；呼气，做反侧练习。

3. 体式分析

从解剖学的角度来说，脊柱发生扭转的位置大多处于胸椎段，因为腰椎的扭转度非常有限（约 5 度）。而胸椎段脊突的特点是向下分布，所以在扭转时可微微含胸，那样会让脊柱避开脊突的接触而更舒服地扭转到最大限度。虽然腰椎扭转有限，但腹部器官及背部肌肉群都获得了很好的扭转效果。

七、树式

1. 了解体式及功效

树式是将身体模仿成一棵树，像树一样挺拔、专注（图 2–63）。它能锻炼大脑的平衡感，培养人的专注力。它可以锻炼脚踝，加强足弓，帮助练习者建立身体的稳定。它还是一个打开髋关节的体式，能灵活髋部。

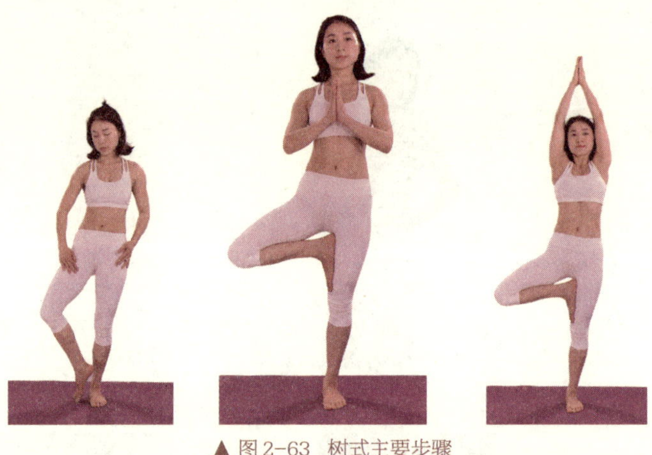

▲ 图 2–63　树式主要步骤

2. 体式引导词

（1）山式站立，调整呼吸。

（2）重心放于左脚上，右脚尖点地，将右侧髋关节向外旋并展开。

（3）弯曲右膝，将右脚抵放于左腿根部内侧的位置上，膝关节向外展开，右脚和左大腿形成互相对抗的力量，稳定好身体重心。

（4）双手于胸前合十，眼睛平视前方，关注一个固定的点，保持注意力的集中。双手的位置也可以举过头顶向上延伸，如示范图。

（5）呼气，松开双手，将右脚落回地面，放松受力脚即左脚。做反侧练习。

3. 体式分析

（1）在练习树式时，为了保持身体的平衡，尽量将自己冥想成一棵树，那样有利于意识的专注。

（2）因为这个体式属于用单腿站立来保持平衡的体式，要注意膝关节的压力。一部分练习者容易将压力过多集中于膝关节后方而带来膝关节的紧张感。在理论篇，我已经给大家介绍过膝关节——由于膝关节为下肢中的灵活部分，在练习中容易过分承重。所以在练习树式时，要注意放松和保护膝关节。树式中的平衡是依靠全身各部分的合作来完成的，而不只是地面上的脚。所以，双脚脚踝、膝关节外侧和髋外侧要形成一条能量线，来帮助身体把力量从脚底向上升，来到臀部上，再往上延展。

（3）屈腿一侧的髋部容易过高而导致骨盆不正并失去平衡感。所以，把膝关节向外展开的同时，还需要将其往地面的方向沉下来，帮助身体将髋部摆正。对于髋关节过于紧张的练习者，无法将脚放至大腿根部，可以将其放于膝关节处，来降低这个体式的强度。

（4）虽然高血压、心脏病的人如何练习瑜伽不在本书介绍范围内，但要提醒大家的是，手臂举得过高会给心脏带来一定的压力。老师在上课时要尽可能保持严谨的教学，要多了解不同练习者的身体情况并及时告知风险，避免带来不必要的运动风险。

八、半莲花加强前屈伸展式

1. 了解体式及功效

半莲花加强前屈伸展式是将腿部盘成“半莲花”树式后，再进行髋部“前屈”的练习（图 2-64）。它能拉伸腿后肌群，帮助练习者加强髋关节的外旋和前屈能力，对于灵活髋部、膝关节、脚踝都有益。脚后跟抵放于腹部上，可以按摩到腹内脏器，缓解肠道相关问题如便秘等。当练习者的头部向下低于心脏时，可以促进血液循环，给大脑补充更多氧气，滋养面部皮肤，达到美容的效果，可以拉伸背部肌群，缓解背部疼痛，并作用到神经系统从而提高睡眠质量。

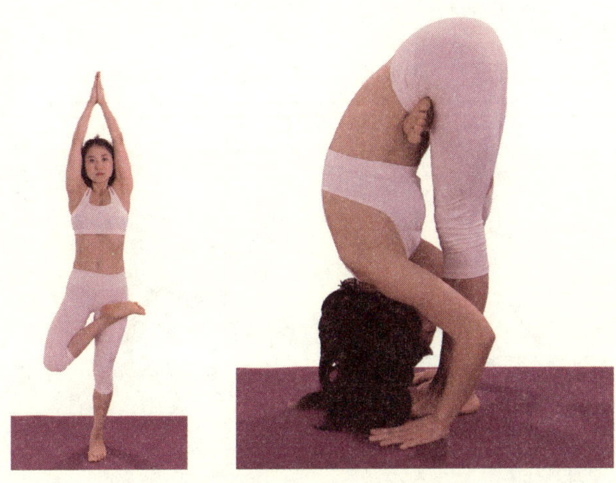

▲ 图 2-64 半莲花加强前屈伸展式

2. 体式引导词

（1）将右脚脚背搭放于左大腿根部，来到半莲花树式。

（2）吸气，延伸脊柱；呼气，弯曲身体向前、向下，双手放置于左脚两旁，稳定身体重心并调整呼吸。

（3）吸气抬头，延展身体；呼气，将身体靠近左腿。保持颈部的放松，头顶向地面延伸。保持 5~8 个呼吸。

（4）吸气抬头，缓和一下头部的血液循环；再次吸气，手臂和上身向前、向上，将身体立直回正。

（5）呼气，放松双臂还原体侧，把右脚落回地面，调整呼吸，做反侧练习。

3. 体式分析

（1）在练习这个体式时，膝关节很容易承担过大的压力，为了减少膝关节的压力，练习者可以微微屈膝，找到脚底的觉知，并保持足弓上提，把力量尽可能地往上来到小腿、大腿及骨盆，从体式中退出来起身时要注意避免摔跤。

（2）前面给大家介绍过膝关节和髋关节的结构。髋关节外旋能力不好的练习者，会在此式中感觉到膝关节的压力，此时若强制自己练习，会加重膝关节的紧张感。建议先练习能灵活髋部的体式，之后再来练习此式，膝关节有问题的练习者，要谨慎练习此式。

（3）尽量保持骨盆摆正，在骨盆摆正的位置上来延伸练习者的上半身。将头顶往地面的方向延伸，保持头部、胸部、会阴处三个点延长并有空间。放松肩部，不要为了让头部贴向小腿而制造颈部的紧张感。

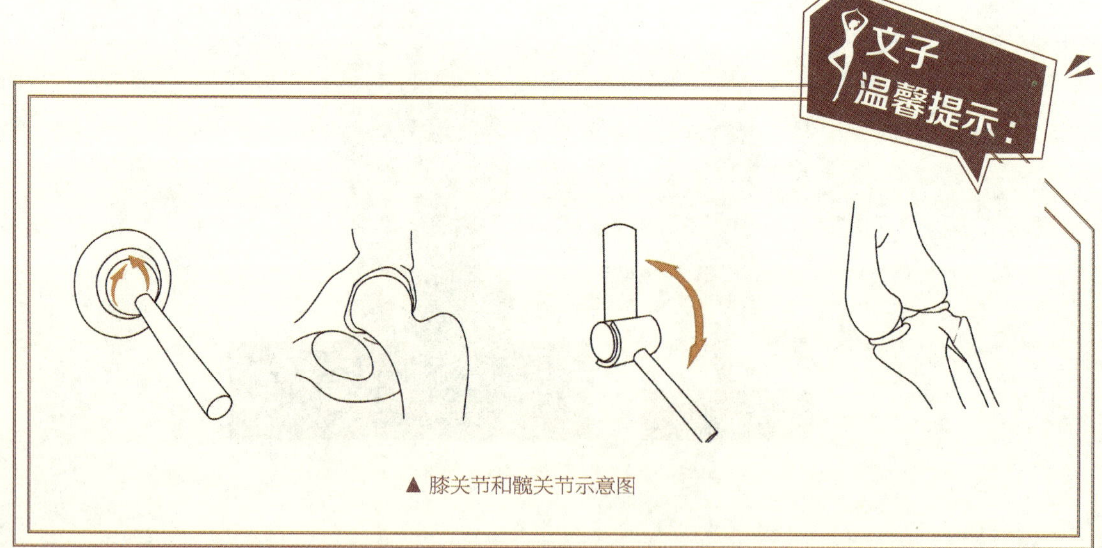

▲ 膝关节和髋关节示意图

九、趾尖式

1. 了解体式及功效

趾尖式是在半莲花前屈式的基础上继续深入练习（图 2-65）。趾尖式可以增强髋关节的外旋能力，锻炼脚踝和脚趾的平衡能力，同时能增加腿部肌肉力量。

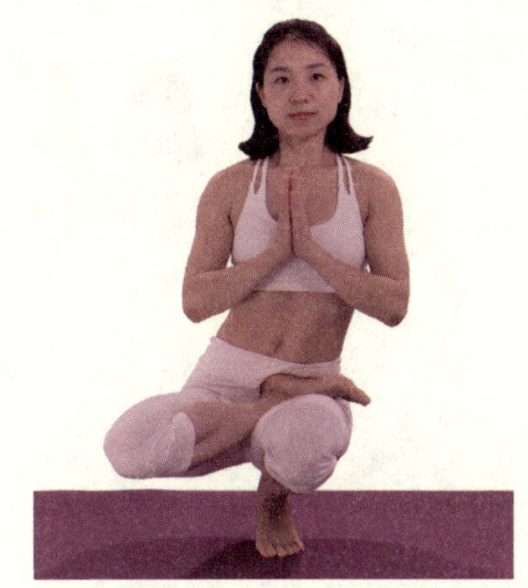

▲ 图 2-65　趾尖式

2. 体式引导词

（1）来到半莲花加强前屈伸展式，即前一个体式（图 2-64）。

（2）吸气抬头，呼气，弯曲左侧膝关节，同时将左脚后跟抬离地面，重心放于前脚掌上，身体下蹲，将臀部落于左脚跟上。双手轻轻放于脚前侧的地面上，稳定身体的重心。

（3）试着将一只手离开地面，置于胸前，找到身体的平衡感，再将双手在胸前合十，注意力集中，保持 5~8 个呼吸。

（4）呼气，将双手落回地面，保持收腹，臀部向上抬离脚后跟，将左腿伸直。微屈左膝，稳定身体重心，吸气，将上身立直回正，回到第一步。

（5）呼气，双手还原体侧，放下右脚，调整呼吸，进行反侧练习。

3. 体式分析

（1）这个体式对于髋部的灵活性要求比较高。对于髋关节外旋能力不够的练习者，要先练习能灵活髋部的体式，之后再来练习这个体式。

（2）从体式中退出来时，尽量微微屈膝，让重心均匀地分布于脚底上，保持核心的稳定来帮助身体回正。如果因为重心不稳而摔跤的话，练习者很容易扭伤小腿和脚踝。

十、鸟王式

1. 了解体式及功效

鸟王式也叫鹰式，鹰为众鸟之王，是一个漂亮的体式（图 2–66）。鸟王式可以锻炼肩关节和髋关节的灵活性，可以美化大、小臂，大、小腿的肌肉线条，能灵活脚背、脚踝、手腕，预防腿部抽筋等问题。能伸展背部肌肉群，从而缓解背部疼痛。可以增加身体的平衡能力。

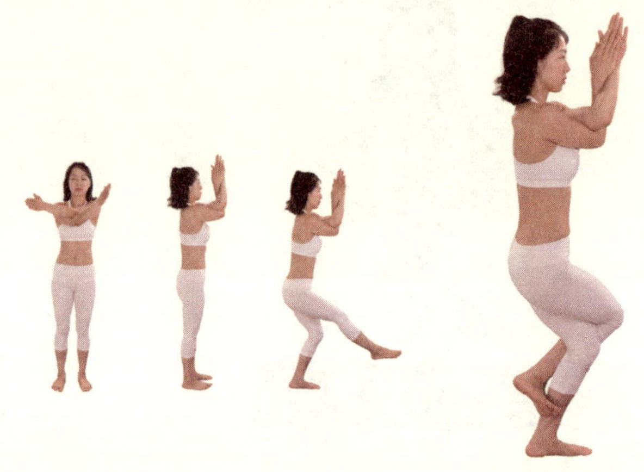

▲ 图 2–66　鸟王式及分解动作

2. 体式引导词

（1）山式站立，调整呼吸。

（2）吸气，双臂向前平举，与肩部同高。

（3）左臂在上，右臂在下，双大臂互相夹紧，竖起双小臂，双臂缠绕，双手反掌相扣。

（4）弯曲双膝，将重心放于左脚，右脚尖点地，将右腿向前绕过左大腿，右脚背缠绕左小腿，双腿向身体的中线夹紧，保持身体的平衡。保持 5~8 个呼吸。

（5）吸气，慢慢将上身立直；呼气，解开双手，放松双腿，做反侧练习。

3. 体式分析

（1）鸟王式的手部动作可锻炼到肩部。一部分练习者无法将双臂轻易地缠绕住，这是肩关节不够灵活所致。此时可将双手互抱肩胛骨来降低强度进行练习。当双臂缠住以后，可先微微含胸，将肩胛骨向后展开，这样做不但可以伸展肩胛肌群，还能让胸椎向后创造胸椎段的生理弯曲度，让胸椎不过度参与这个体式。

（2）鸟王式的腿部动作需要髋关节的参与来完成。有一部分练习者，因为髋关节比较紧张而无法缠绕腿部。此时可降低强度进行练习，将脚趾尖放于地面上，尽量让身体保持平衡。

（3）先缠手再绕腿会相对容易一点。而左臂在上时，右腿在上——左右相反可更好地帮助身体找到平衡感，反之亦然。

十一、增延脊柱伸展式

1. 了解体式及功效

增延脊柱伸展式也叫站立前屈式，是一个髋关节“前屈”体式。前屈的原则是创造空间，放下傲慢心，让人变得更加谦卑（图 2–67）。这个体式可以拉伸并放松大、小腿后及膝关节后方肌肉群，缓解腿部肿胀，滋养膝关节。可以伸展背部肌肉及整条脊柱，因其作用于神经系统而让人变得更加平静。因为更多血液汇聚到头部，所以它还能滋养面部肌肤，达到美容的效果。同时此式也是一个辅助治疗腰部及膝关节相关慢性疾病的瑜伽理疗体式。

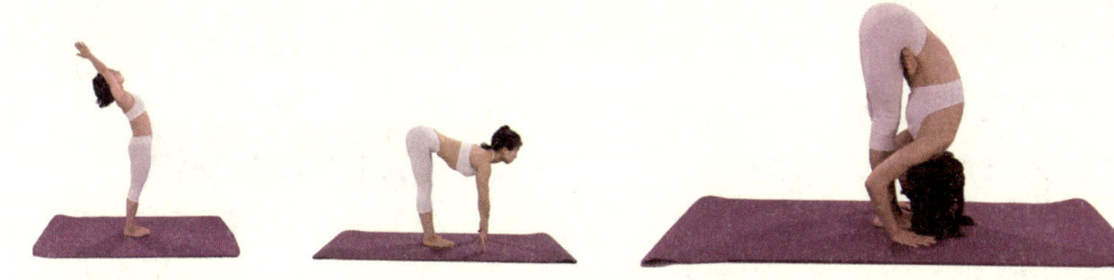

▲ 图 2–67 增延脊柱伸展式及主要步骤

2. 体式引导词

（1）山式站立，调整呼吸。

（2）吸气，双臂举过头顶向上延伸，双手掌心向前或合十，上身微微向后仰，展开胸部。

（3）呼气，手臂和身体向前、向下，将双手放于双脚两侧的位置上，如果有压力时可以微屈膝，将身体重心均匀地分布于双脚上。

（4）吸气抬头，充分地延伸整条脊柱；呼气，从髋部开始折叠身体。腹部、胸部和头部依次靠近双腿，双手扶住小腿后侧，将膝关节微微上提，帮助我们伸直双腿。保持腹股沟的柔软和放松，感受腿后肌群的伸展。保持 5~8 个呼吸。

（5）吸气抬头，缓和头部的血液循环；再一次吸气时，双臂向前、向上，将身体立直回正。

（6）呼气，双臂缓慢地落回体侧，调整呼吸。

3. 体式分析

（1）瑜伽中的前屈体式是为了给身体创造“空间”，所以尽量保持身体前侧的空间，练习者可以在自己身体上找一些参考点。比如，当会阴、肚脐和胸部三个点的连线处于伸展的状态时，整个上半身是有空间的。

（2）前屈体式是从髋部开始折叠的，而不是腰部。建议从大腿根部开始折叠身体，不但能减少因弯曲腰椎而带来的腰部紧张感，还能更好地拉伸腿后肌群。通过脚后跟向下与臀部向上，这两个部位的对抗，来帮助练习者提高臀部线条。

（3）瑜伽中的“前屈”和生活中的“弯腰”有何不同？

人类经常需要“弯腰”。如弯腰拿东西、做家务、系鞋带等。很多人有腰部问题，我们不禁要问：为什么受伤的总是腰部？

①腰椎过于灵活，容易“被弯”而负重过大。

腰部处于身体的中部位置，细小的腰椎起到了承上启下的作用，尤其是第三腰椎。而在不良姿态（如图 2–68）下，背部因为负重而导致驼背，进而影响到颈椎及头部。而如果继续向下“弯腰”，重量来到腰部。如同天平，向前的力量越多，需要用到的腰部力量越大。若长期如此，腰椎出现问题也就不奇怪了。

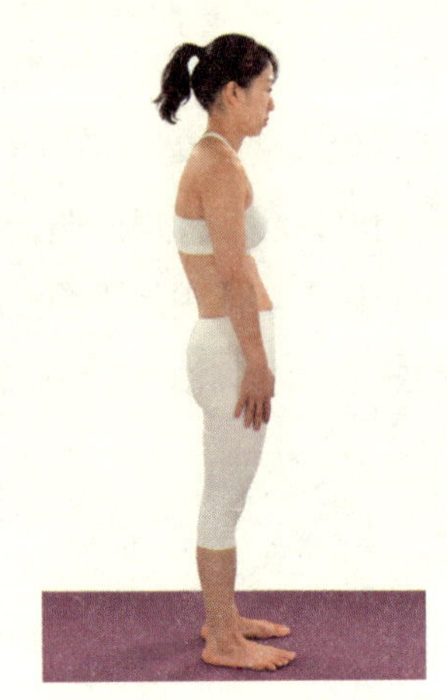

▲ 图 2–68 不良姿态参考图

②膝关节紧张，导致髋关节紧张而不能分担腰椎压力。

腰椎和邻近的膝关节及髋关节紧密相连。伴随着弯腰，人还会进行诸如走路或跑步等其他活动。如跑步会增加腿部后方肌群的力量，膝关节周围肌群因此变得很紧张。而肌肉越紧张，越限制了髋部的灵活性，当髋部无法前弯时，只能用腰椎代偿了。

③瑜伽中的“前屈”是弯曲髋关节，能减少腰椎的压力。

在练习此类体式中，只需将“折点”稍下移，便会用髋部前屈来替代“弯腰”。可立竿见影给腰椎减压。很多初学者在练习此式时，易不自觉地将膝关节伸直，不但达不到拉伸腿部的效果，也会导致压力再一次来到腰椎上。此时，需要微屈膝来拉伸腿部后侧肌群来为髋关节增加活动空间，进而帮助分担腰椎的压力，达到瑜伽理疗的效果。

文子温馨提示：

不同的练习方式有不同的练习效果。如果只注重腿部拉伸，而忽略了与脊柱相关的腰背肌群的练习，那我们的瑜伽练习永远是不全面的。所以，将背部温柔地弓起也是一种很好的练习，它能刺激到腰背肌肉及腰椎，反而可以理疗腰椎。

十二、手抓脚趾站立伸展式 / 手碰脚前屈伸展式

1. 了解体式及功效

这里介绍两个体式——手抓脚趾站立伸展式与手碰脚前屈伸展式，也被称为鸵鸟式。前者手抓大脚趾，后者手掌放于脚掌下（图 2-69）。效果与增延脊柱伸展式极为相似。鸵鸟式帮助练习者拉伸并放松大、小腿后侧及膝关节相关肌群。背部肌肉得到很好的舒展，可以滋养神经系统，让人变得平静。当手肘向外展开时，可以拉伸到腋下肌肉，刺激淋巴更好地排出毒素。当手心与脚心相连时，通过让气血在一个闭路的系统内循环，来帮助练习者获得能量。

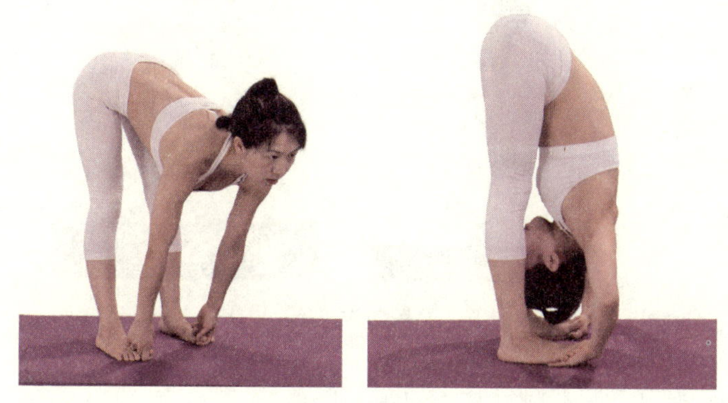

▲ 图 2-69 鸵鸟式

2. 体式引导词

（1）山式站立，将双脚分开与髋部同宽。

（2）双手扶住髋部——大拇指向后，其他四指在前，手肘朝向身体后方。

（3）吸气，展开胸腔；呼气，上身向前、向下，以大腿根部为折点将髋关节前弯，身体靠近腿部。双手食指、中指和大拇指勾住双脚的大脚趾（或双手掌心向上置于前脚掌下方）。

（4）吸气抬头，充分地延展上半身；呼气，身体向下折叠，上半身靠近腿部，手肘往外展开。放松肩膀远离耳朵，头部放松向地面延伸，保持脖颈区域的伸展。保持 5~8 个呼吸。

（5）吸气抬头，缓和一下头部的血液循环，双手回到髋部，身体立直回正。

（6）呼气，放松双手还原体侧，调整呼吸。

3. 体式分析

同增延脊柱伸展式。

十三、幻椅式

1. 了解体式及功效

在练习幻椅式时，想象自己坐在一把椅子上（图 2-70）。它能强壮双腿和下背部，帮助练习者稳定髋部和腰腹部核心。可以提高臀部曲线，从而塑造完美臀型。

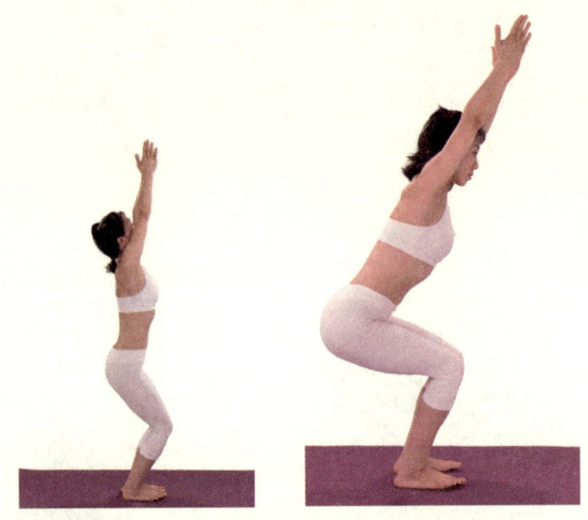

▲ 图 2-70　幻椅式

2. 体式引导词

（1）山式站立，将双脚分开，与髋部等宽。

（2）吸气，将双臂举过头顶，与肩部同宽，掌心相对，手指自然伸直并放松。

（3）呼气，先弯曲膝关节，再弯曲髋关节，将身体向前移动、臀部向后移动来保持身体的平衡。直到上半身与腿部形成约 90 度夹角，膝关节后方夹角约为 90 度。微微抬起并放松脚趾，将身体的重量均匀地分布于全身。停留 5~8 个呼吸。

（4）吸气，保持双腿的稳定，慢慢将膝关节伸直，回正身体。

（5）呼气，放松双臂还原体侧，调整呼吸。

3. 体式分析

（1）图中给出的角度仅供参考。我们也可以练习深蹲或做成参考图中的小幅度版本。当身体位于不同的位置上时，感受也会不一样，被锻炼到的位置也不同。如深蹲时，对于腰腹、臀部及腿部的锻炼更加有效，但不适合膝关节有问题的练习者。

（2）使用“标准”来练习幻椅式对于初学者很有效。将双脚分开时，尽量让双脚相互平行；而当弯曲膝关节时，保持膝关节不要超过脚趾尖，让膝关节的髌骨和脚掌中线对齐。这样做可以避免膝关节受伤。

十四、幻椅式扭转

1. 了解体式及功效

在幻椅式的基础上进行扭转脊柱的练习是幻椅式扭转（图 2–71）。它不但具有幻椅式的功效，还能锻炼脊柱的扭转能力，帮助练习者打开胸腔，缓解腰背部的不适。

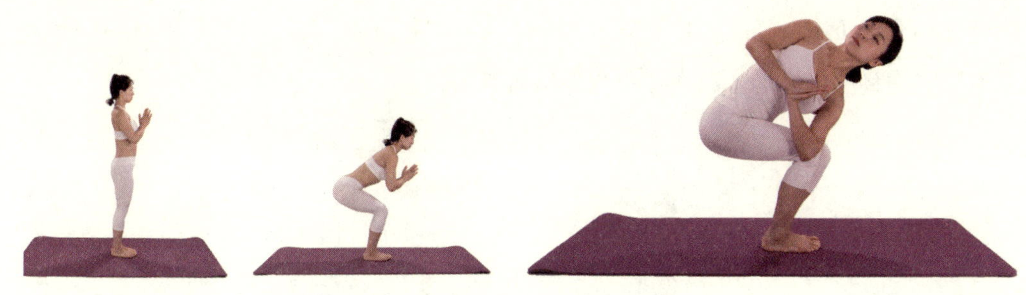

▲ 图 2–71　幻椅式扭转及主要步骤

2. 体式引导词

（1）山式站立，双脚并拢，双手合十于胸前，调整呼吸。

（2）呼气，弯曲双膝，来到幻椅式，即前一个体式。

（3）吸气，延展上半身；呼气，上半身向右侧扭转，将左大臂外侧抵于右大腿外侧，调整呼吸。

（4）呼气，将身体向右侧扭转——左手肘抵住右大腿找到平衡，双手掌轻柔地对推并抵于胸骨处，慢慢地将整个上半身向后展开。微收下巴伸展脖颈后侧，再转动头部，眼睛看向右后方，停留 5~8 个呼吸。

（5）呼气，放松头部向下；吸气，稳定双腿，将上身立直回正。做反侧练习。

3. 体式分析

（1）瑜伽中把脊柱的扭转比喻为“螺旋式”“扭毛巾”：在扭转时既要感受每一节脊椎骨，也要感受整条脊柱的螺旋状扭转。同时，因为脊突的分布方向是向下的，所以，如同扭毛巾一样来扭转脊柱可避免挤压脊突，让扭转变得更加舒适。

（2）要保持腿部和臀部的稳定，才能在这个体式中达到扭转的效果。膝盖有问题的练习者尽量避开这个体式。腰部有问题的练习者要特别注意关注腰椎段的感受。

十五、舞蹈式和舞王式

1. 了解体式及功效

舞蹈式像一位舞者；而舞王式，是献给“舞蹈之王”湿婆的一个体式，是一个对练习者的柔韧度和后弯能力要求极高的体式（如图 2–72）。舞蹈式可拉伸大腿、腹股沟和腹部肌群，锻炼大脑的平衡感；而舞王式，能强烈地拉伸练习者的大腿、腹股沟和腹部，刺激背部和臀部肌肉，延展胸腔的空间，给练习者带来自信。每个人都可以练习舞蹈式，而只有那些柔韧度极高的少数人能安全地练习舞王式。

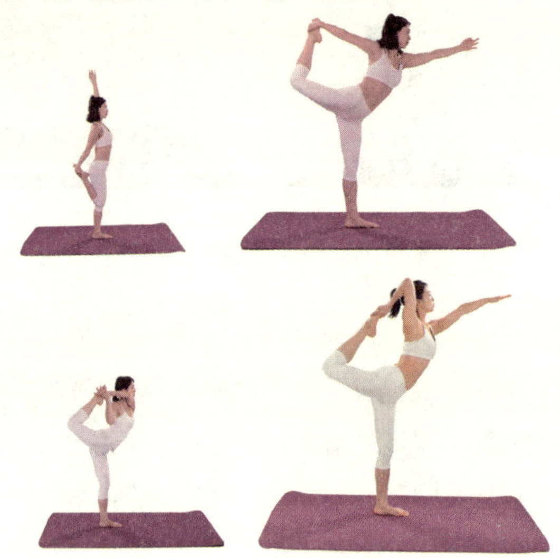

▲ 图 2–72　舞蹈式和舞王式

2. 体式引导词之舞蹈式

（1）山式站立，调整呼吸。

（2）将重心放于左脚，弯曲右膝向后，右手握住右脚踝，将脚后跟贴近臀部，双膝并拢。吸气，抬高左臂向上，左手可以结智慧手印。

（3）吸气，延伸背部；呼气，右臂带动右腿向后、向上抬高，左臂带动身体向前、向下，降低上半身，直到右手、右脚、双肩和左手位于同一高度，保持身体的平衡。停留 5~8 个呼吸。

（4）吸气，回到第 2 步，身体直立，膝关节并拢。

（5）呼气，将右腿和左臂分别还原，做反侧练习。

3. 体式引导词之舞王式

（1）山式站立，调整呼吸。

（2）将重心放于左脚，弯曲右膝向后，右手食指、中指、大拇指勾住右脚大脚趾，向上抬高右腿。

（3）右手手指带动手臂，肩关节翻转过来让手肘指向上方，左臂向前延伸，掌心向下并与肩平齐，肩关节灵活度高的练习者可将双手抓住脚背，停留 5~8 个呼吸。

（4）呼气，有控制地收回右脚，双臂还原体侧，调整呼吸，做另外一侧。

4. 体式分析

在练习舞蹈式时，要尽可能地让身体保持稳定，支撑腿的膝关节不能超伸。练习舞王式时，可先使用伸展带辅助练习，循序渐进直到完成最终体式。

十六、单腿站立手到脚式

1. 了解体式及功效

此式包含四个连在一起的体式（图 2-73）。这几式可以单独练习，帮助增强身体的平衡能力，锻炼大脑的专注能力，增加腿部的稳定性，作用到腰腹部核心肌群。

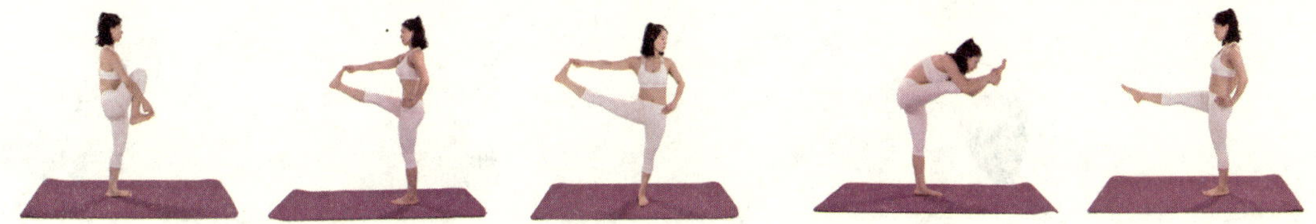

▲ 图 2-73 单腿站立手到脚式

2. 体式引导词

（1）山式站立，调整呼吸。

（2）把重心放于左脚，弯曲右膝，将右大腿向上靠近腹部，用右手的食指、中指和大拇指勾住右脚的大脚趾。

（3）继续稳定身体重心，缓慢地将右腿向前伸直，停留 5 个呼吸。这是第一式。

（4）将右腿向旁侧打开，转动头部向左，眼睛看向左方，停留 5 个呼吸。这是第二式。

（5）将右腿向前伸直，双手扶住右腿，收紧核心肌群，缓慢地让身体靠近右腿，停留 5 个呼吸。这是第三式。

（6）保持腿部继续向前伸直的状态，将双手回到髋部，停留 5 个呼吸。这是第四式。

（7）呼气，将右腿落回地面，放松身体，调整呼吸。做反侧练习。

3. 体式分析

（1）在练习此类体式时，要尽可能地收紧腿部、腰腹部肌群，把重量均匀地分布于全身，来减少支撑腿的压力。

（2）尽可能摆正髋部，才能帮助身体获得稳定。而腿部肌群僵硬是影响练习者顺利完成此式的主要原因，可以先多进行拉伸腿部肌群的练习，缓解了腿部僵硬之后再来练习此式。

十七、三角伸展式

1. 了解体式及功效

三角伸展式是瑜伽中最经典的站立体式之一（图 2–74）。因为能在身体中找到“三角形”“金字塔”原理的力量分布，所以叫做三角伸展式。它的作用非常之多，能帮助练习者建立身体的稳定感，创造内在身体的“空间”。它是一个打开髋关节的体式，可以作用到髋屈肌群。能拉伸腿后侧肌群并滋养膝关节。还可以打开胸腔，缓解背部僵硬和疼痛，并塑造完美的手臂线条。

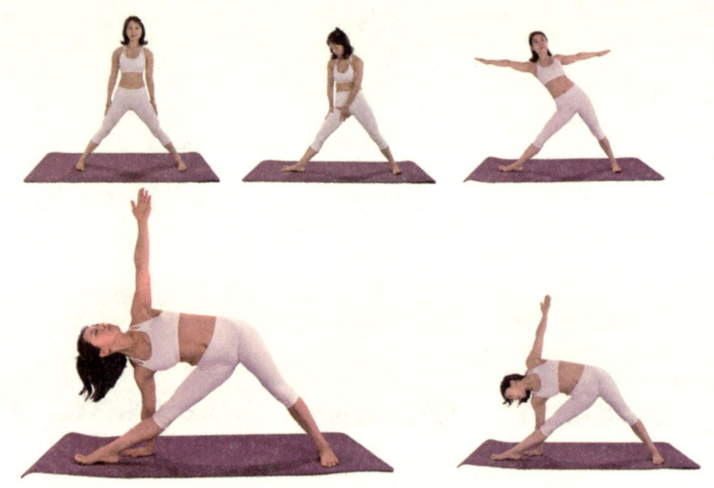

▲ 图 2–74　三角伸展式及主要步骤

2. 体式引导词

（1）山式站立，调整呼吸。

（2）将双脚分开约一腿宽。将左脚稍向内转动，右脚向外转动约 90 度，右脚后跟对准左脚足弓。右侧髋关节向外旋并将整条右腿向右脚尖的方向展开——右脚、右膝和右大腿要在一条斜向的力量线上保持伸展和稳定。

（3）吸气，双臂向两侧展开，和双肩保持在一条直线上，向远方无限延伸。

（4）再次吸气，髋部向左侧移动，而手臂和身体缓慢向右侧移动到最远处时呼气，降低上半身向下，将右手放于右脚外侧的位置上，感觉腿部有压力时，可以将右手扶住右小腿。将左臂向上延伸，掌心向前，双臂形成一条直线，再展开胸腔，让身体如同靠在一面墙上。微收下巴伸展脖颈后侧，再转动头部向上，眼睛注视左手大拇指，停留 5~8 个呼吸。

（5）呼气，转头向下看，缓和头部的血液循环。微屈右膝来保持腿部稳定，慢慢吸气，将身体立直回正。

（6）呼气，放松双手，收回双脚，调整呼吸，做反侧练习。

3. 体式分析

（1）在练习三角伸展式时，双脚之间的距离要根据练习者的身体做出适当调整。过宽的距离易丢失腿部外侧的力量，而如果腿部距离过窄则不利于伸展腿内侧肌群。所以双腿之间的距离要以能充分调动双腿的内、外侧肌肉能量为前提，这样才能达到上半身的稳定。

（2）当身体朝向一侧伸展时，要尽可能保持脊柱伸展的状态。即身体侧向的伸展要从髋关节开始而非腰部。如果从腰部开始，脊柱会因承担身体往下时的重量而承受过大压力，除非有特殊练习目的。关于此点请参考“风吹树式”中关于不同体式练习方式的解说。

（3）身体侧向一侧所对应的膝关节很容易有过度伸展的问题。为了不让膝关节受到过大压力，要注意保持其内在的弯曲，并将足弓上提以缓解膝关节的压力。而过于弯曲膝关节也会影响到腿部力量上行，所以，要学会收紧腿部肌肉并上提来帮助伸直膝关节，让脚底的力量沿着腿部向上升，来到骨盆。

（4）由于躯干移向了旁侧，只有把更多意识放于稳定相反的一侧，才能达到体式的平衡。同时要注意不能过分顶髋，因为那样会导致髋关节不稳定而失去了三角伸展式当中的平衡。

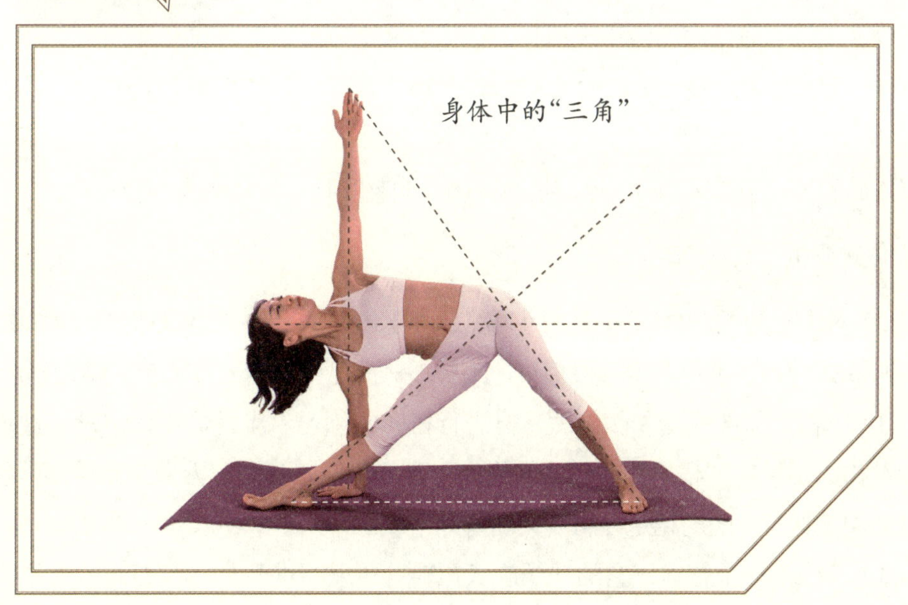

十八、三角扭转伸展式

1. 了解体式及功效

三角扭转伸展式是三角伸展式的扭转体式，是一个闭合髋部的体式（图 2–75）。它能锻炼脊椎的扭转能力并作用到相关肌肉群，进而促进脊柱周围的血液循环。它锻炼了胸腔和上背部肌群，能帮助练习者增强心肺功能。扭转时可以按摩到内脏，对于缓解便秘有很好的作用。

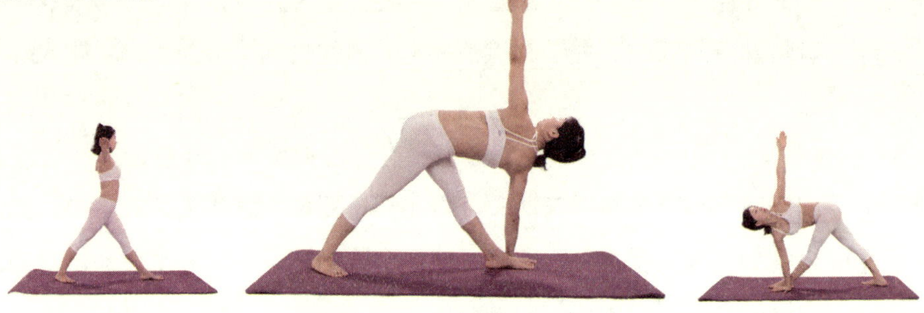

▲ 图 2–75　三角扭转伸展式

2. 体式引导词

（1）山式站立，将双腿分开，两脚之间的距离约一腿宽，左脚向外转动约 90 度，右脚向内转动约 60 度，左脚后跟对准右脚足弓。

（2）吸气，将双臂向两侧展开，和双肩保持在一条直线上，指尖向远方无限延伸；呼气，身体向左转，依次将臀部、腰背部、胸部和肩部向左后方扭转再慢慢向下，将右手放于左脚外侧的位置上，将左臂向上举起，双臂展开成一条直线。微收下巴伸展脖颈后侧再转头向左，眼睛看向左手大拇指。停留 5~8 个呼吸。

（3）呼气低头，缓和头部的血液循环；吸气，保持腿部力量和腹部核心，将身体回到正中。

（4）呼气，还原双臂于体侧，收回双脚，调整呼吸，做反向练习。

3. 体式分析

（1）对于扭转类的体式来说，因为髋部处于内收的状态，所以双脚之间的距离可比三角伸展式稍窄，也可将脚后跟相对，比脚跟对准足弓更能给髋部带来稳定感。

（2）先稳定腿部根基和髋部后，再进行扭转的练习。当骨盆不稳定时，过多扭转上半身会失去扭转的“根基”。骨盆的稳定主要靠双腿以及臀部力量来保持，所以在这个体式当中要保持双腿的稳定并将其夹向身体中线。

（3）脊柱是一个整体，它的“螺旋式扭转”可以帮助我们达到扭转的效果，腰部有问题的练习者要特别注意关注腰椎段的感受。关于此点，可参考“幻椅式扭转”中关于这部分的解说。

十九、侧角伸展式

1. 了解体式及功效

在练习时，身体的侧面保持一条斜向的能量线，从侧面可以看到被练习者的侧脸，因此叫做侧角伸展式（图 2-76）。它能锻炼到脚踝和腿部，拉伸侧腰和手臂肌肉，美化手臂的线条。可以打开胸腔，刺激到呼吸系统，对呼吸有益。

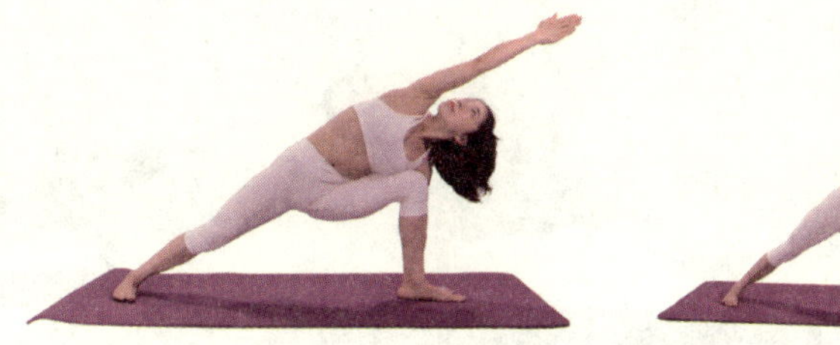

▲ 图 2-76　侧角伸展式

2. 体式引导词

（1）山式站立，调整呼吸。

（2）将双脚分开约比一条腿宽，左脚向外转动约 90 度，右脚微微向内转动，左脚后跟对准右脚足弓。

（3）吸气，双臂向两侧展开，和双肩保持一条直线，指尖向远方无限延伸。

（4）呼气，弯曲左膝；吸气，延长上半身并将身体向左侧移动，到远处时缓慢降低身体向下，将左手放于左脚旁侧的位置上，左腋窝贴于膝关节外侧，再将右臂由前向后伸展过头顶。保持右腿、右腰和右臂在一条斜线上。微收下巴伸展脖颈后侧，转头向右，目视右手大拇指。保持 5~8 个呼吸。

（5）吸气，保持双腿的稳定，将身体带回到正中，缓慢地将左腿伸直。

（6）呼气，放松双臂，收回双脚，调整呼吸，做反向练习。

3. 体式分析

（1）在练习这个体式时，身体侧向对应的腿部会习惯性地承担更大的压力，出于对膝关节的保护，建议练习者的膝关节不要超过脚踝，将足弓向上提起时，有利于力量上行来到髋部。初学者可以降低强度——将小臂放于大腿上来练习，以减轻腿部压力。膝关节有问题的练习者尤其要注意这个问题。

（2）要注意腰椎的伸展。有时，练习者为了追求体式的美观，一味地强调“要将身体处于一个平面上”，而如果髋关节过紧时，这样练习会让腰椎代偿。此时，应调整髋部向下微微转动来帮助练习者减轻腰椎压力。

二十、侧角捆绑式

1. 了解体式及功效

侧角捆绑式是侧角伸展式的变体练习（图 2–77）。肩部在此时参与进来练习，它可以帮助练习者打开胸腔并灵活肩膀。因为一部分注意力转移到了肩膀，所以同后者相比，它需要练习者对于腿部及整个身体有更加好的控制。

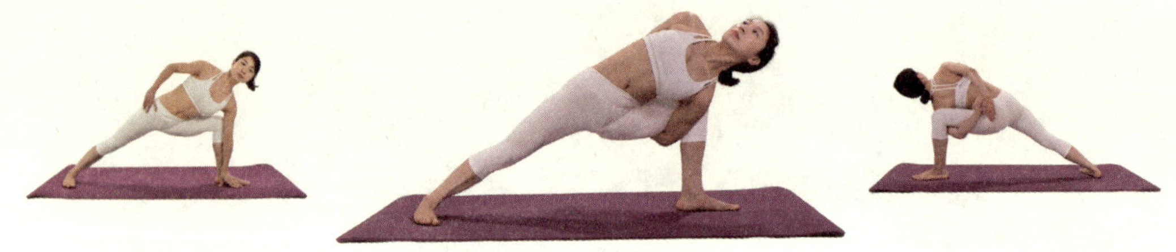

▲ 图 2–77 侧角捆绑式

2. 体式引导词

（1）来到侧角伸展式，调整呼吸。

（2）呼气，弯曲左膝，将左手先放于左脚内侧的位置上，右手扶住髋部，先稳定身体。

（3）先让身体稍向下转向地面，再将左肩从左大腿下方穿过来，左臂内旋并屈左肘放于背后，伸展右臂向上，大臂内旋，屈肘放于背后，双手在背后轻轻相握。

（4）吸气，先稳定双腿；呼气，展开上半身向后，打开胸腔，伸展脖颈，头部顺着脊柱的延长线自然伸展。停留 5~8 个呼吸。

（5）呼气低头，松开双手，将左手放于地面上，伸展右臂向上，保持双腿的稳定，慢慢立直身体回正。

（6）呼气，放松双手，收回双脚，调整呼吸，做反侧练习。

3. 体式分析

（1）要注意到侧角伸展式中的所有问题。

（2）在引导词中强调的双臂内旋，是用来帮助练习者调动复杂的肩关节，更轻松地完成体式。同时，在练习时要注意不要挤压到腰椎和颈椎。

二十一、侧角扭转伸展式

1. 了解体式及功效

侧角扭转伸展式是在侧角伸展式的基础上再进行扭转的练习（图 2–78）。它可以增强双脚、双膝和双腿的力量。它能很好地让腹部器官得到收缩，帮助消化并缓解便秘。可以促进腹部和脊椎周围的血液循环，增加脊柱的弹性。按摩胸腔并作用到呼吸系统，对呼吸有益。

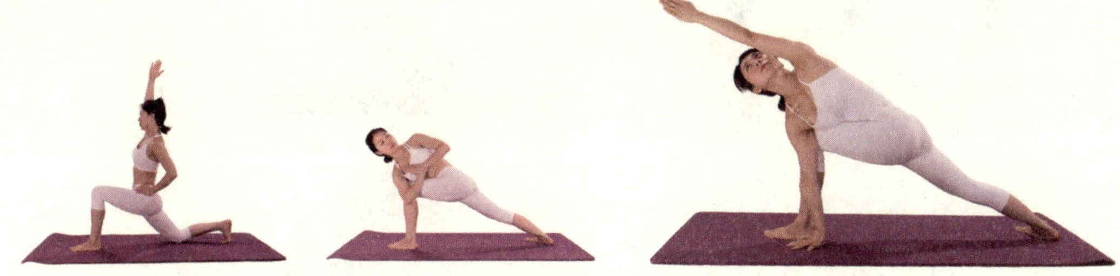

▲ 图 2–78　侧角扭转伸展式主要步骤

2. 体式引导词

（1）山式站立，调整呼吸。

（2）将双脚分开约一条腿宽，左脚向外转动约 90 度，右脚向内转动约 60 度，左脚后跟对准右脚足弓。

（3）吸气，双臂向两侧展开平举，和双肩保持一条直线，向远方无限延伸。

（4）呼气，身体转向左侧，弯曲右膝着地；吸气，将右臂向上伸展，延长脊柱。

（5）呼气，身体向左侧转动，依次将腹部、胸部、肩部向左侧扭转，右臂绕过左腿，抵住左腿外侧，将右手放于左脚外侧的地面上，往头部的方向伸展左臂。微收下巴伸展脖颈后侧，转头向左，注视左手大拇指。保持 5~8 个呼吸。

（6）呼气低头，缓和脖颈后方；吸气，保持腹部和腿部的稳定，将身体回到正中，伸直左膝。

（7）呼气，放松双臂，收回双脚，调整呼吸，做反侧练习。

3. 体式分析

侧角扭转伸展式是一个相对比较强烈的扭转体式。同前面介绍过的所有扭转体式一样，在练习时，要注意启用下背部肌肉力量来保持骶髂关节和腰椎段的稳定。产后女性、腰部有问题的练习者及骶髂关节疼痛的练习者尤其要注意这个问题。

二十二、加强侧伸展式

1. 了解体式及功效

加强侧伸展式是一个需要肩关节和髋关节共同参与的前屈体式（图 2-79）。它能灵活肩关节、腕关节和掌指关节。能展开胸腔并纠正驼背。还可以伸展腿后肌群，锻炼臀部及腿部肌肉力量。

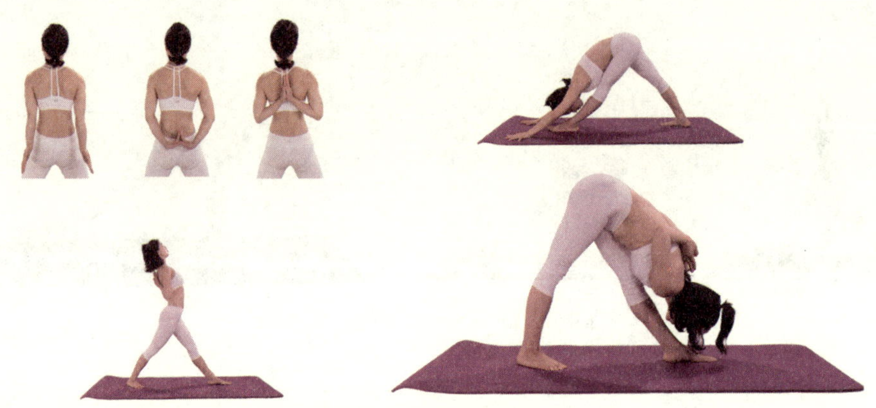

▲ 图 2-79 加强侧伸展式主要步骤

2. 体式引导词

（1）山式站立，调整呼吸。

（2）将双脚分开约一条腿宽，左脚向外转动约 90 度，右脚向内转动约 75 度，左脚后跟对准右脚足弓（或脚跟相对并给髋部留出足够的空间）。

（3）吸气，双臂向两侧展开；呼气，将臀部和上身转向左侧，整个身体面向左腿的方向。

（4）呼气，肩关节内旋，再弯曲手肘，双手合十并将手腕翻转让指尖向上成反祈祷式。手掌沿着背部向上直到位于肩胛骨的中央，用小拇指去感知胸椎的曲度，调整呼吸。

（5）吸气抬头，延伸背部；呼气，将臀部向后移动，上半身向前延伸再慢慢向下折叠身体，腹部、胸部和头部依次贴向腿部，保持腹股沟的柔软和放松并将髋部摆正，停留 5~8 个呼吸。

（6）吸气，保持双腿及髋部的稳定，头部和腹部向前延伸，将身体慢慢立直回正。

（7）呼气，放松双手，收回双脚，调整呼吸，做反侧练习。

3. 体式分析

（1）这个体式需要身体各部位有很好的灵活度，同时也需要练习者对身体具备很好的控制力。肩关节僵硬的练习者无法将双手在背后反合十时，可将双手互抱肘头来降低强度进行练习。而当双手在背后合十后，因为一部分注意力转移到了肩膀，所以当上身贴向腿部时，需要非常专注才能保持身体的平衡。

（2）因为双腿处于一前一后的位置上，所以练习者的骨盆容易在这个体式中失去平衡。发现骨盆失衡时，应调整后方腿对应的髋部微向前，前方腿对应的髋部微向后来将骨盆摆正，并将双腿往身体中线靠近来保持骨盆的稳定。而当身体准备向下折叠时，前方膝关节会承担相对比较大的压力，为了消除膝关节的紧张感，在练习时，我们要保持双腿的力量线，去感受髋关节、膝关节和腹部肌群互相配合工作。所以在这个体式当中，全身都是在“思考”的，直到身体可以在这个体式当中保持稳定。

二十三、双角式

1. 了解体式及功效

双角式为分腿前屈式，包含了四个姿势变体（图 2-80），此处介绍第一个姿势，其他几式请大家自己写出引导词。双角式系列可以缓解头部的压力，增强记忆力，提高身体的平衡能力。它同时还是头倒立的替代体式，对于有颈部问题而做不了头倒立的练习者，可以通过练习此体式来获得倒立的好处。

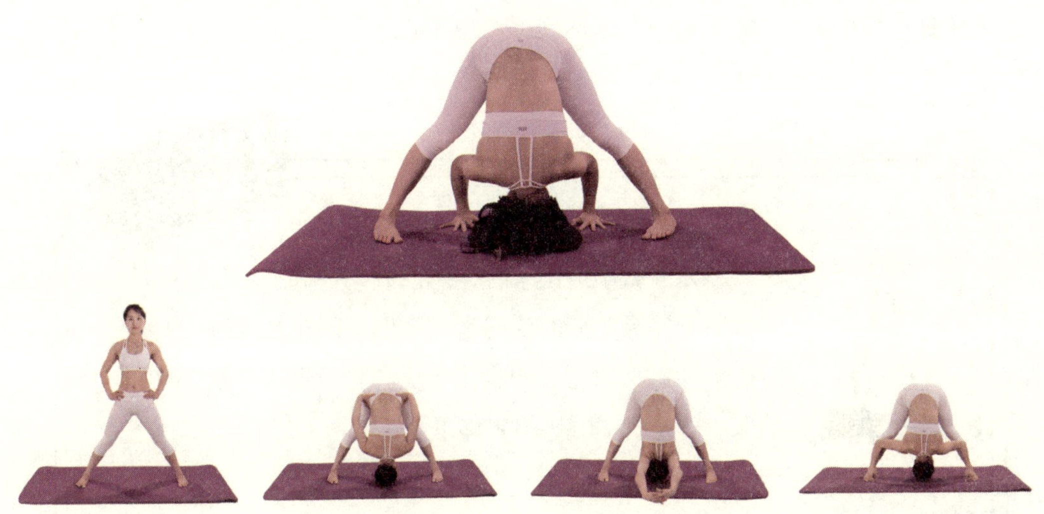

▲ 图 2-80　双角四式

2. 体式引导词

（1）山式站立，调整呼吸。

（2）将双脚分开约一腿宽，双脚之间的距离可根据练习者的身体比率做出适当调整。脚尖微微向里。双手扶住髋部——大拇指在后，其他四指在前，手肘朝向身体后方。

（3）吸气，延伸脊柱；呼气，将上身向前降低，双手放于双脚之间的位置，手指尖和脚趾尖位于同一条直线上。

（4）吸气抬头，延伸脊柱；呼气，放松头部向下，将头顶放于双手之间的地面上，尽量保持双手、双脚及头部位于一条线上，放松全身。保持 5~10 个呼吸。

（5）吸气抬头，缓和头部的血液循环，将双手回到髋部；再次吸气，保持双脚的稳定，抬起上身立直回正。

（6）呼气，放松双手，收回双脚，调整呼吸。

3. 体式分析

（1）在从站姿进入双角式的过程中，因为练习者的身体向前移动，臀部会自然地向后移动以帮助身体保持平衡。对于身体比较柔软的练习者，身体的重量会不自觉地来到膝关节而让其成为了身体前移的重心保持点，这样做没有好处。此时可以试着先微微放松和弯曲膝关节，让大腿和臀部保持稳定来帮助身体平衡。

（2）当停留在这个体式中时，要以放松和增加大脑的平衡感为主。对于初学者来说，这个体式也会带来腿部肌群的紧张感，但它对腿部的锻炼远不及前面介绍过的一些体式。如果我们想通过这个体式来锻炼腿部的话，可以试着在从双角式中退出来回到站立的过程中，用身体和腿部的“相互对抗”来达到练习腿部的效果。

文子温馨提示：

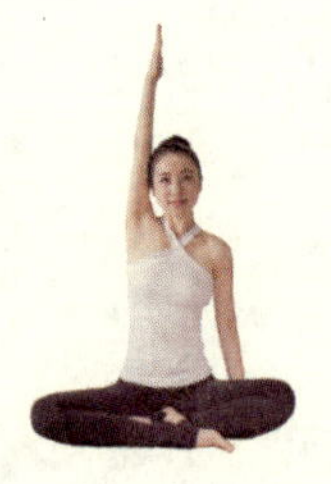

从双角式中退出来时，要先缓和头部的血液循环，尤其对于容易头晕的练习者。瑜伽老师在教课时，要及时关注每个练习者的身体情况和脸部表情，发现有问题时要及时提醒练习者停下来。

二十四、战士第一式

1. 了解体式及功效

战士系列一共有三个体式，分别是战士第一式、战士第二式和战士第三式。练习这些体式时可以把自己冥想成一名坚强的战士。战士第一式是一个闭合髋部的练习（图2-81），它可以强壮双腿，稳定根基。可以锻炼到核心区域的深层及浅层肌肉群，稳定腰椎并缓解腰部不适。它可以作用到臀部肌群，帮助练习者提高臀部线条，让臀部肌肉变得更加紧致。可以锻炼胸部区域，缓解肩颈的紧张感。

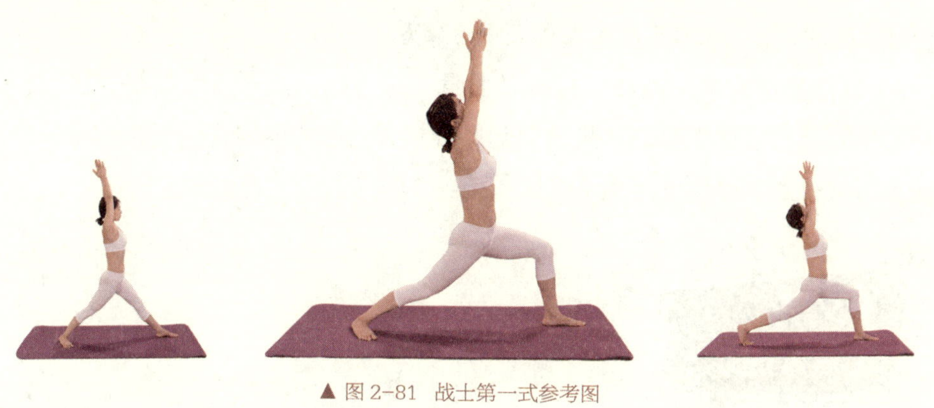

▲ 图 2-81　战士第一式参考图

2. 体式引导词

（1）山式站立，调整呼吸。将双脚分开约一腿宽，左脚外转动约 90 度，右脚向内转动约 30 度，左脚后跟对准右脚足弓。

（2）吸气，将双臂向两侧打开，和双肩保持一条直线，指尖向远方无限延伸；呼气，将身体转向左腿的方向。

（3）吸气，将双臂向上举过头顶合十。呼气，弯曲左膝，降低身体，让前方大、小腿形成约 90 度的夹角。保持髋部的内收和稳定，再将上半身向后展开。吸气抬头，眼睛看向双手大拇指，停留 5~8 个呼吸。

（4）吸气，慢慢伸直左腿；呼气，将双臂还原体侧。调整呼吸，做反向练习。

3. 体式分析

（1）在练习这个体式时，双脚分开的距离应根据练习者的身高比率及髋部灵活度做出适当的调整。双脚跟相对可帮助初学者找到骨盆的稳定。

（2）建议前方膝关节弯曲度不要低于 90 度。当前方小腿与地面垂直时，可以将脚底力量通过腿部向上传送至骨盆；而当降低前方大腿直到与地面平行时，需要用到的腿部力量是最大的。

（3）在身体面向一侧时，后侧腿容易丢失力量，后方腿的膝关节也容易因过分用力而受压。为了避免这个问题，在练习此体式时，练习者先要把身体骨架层面构架好，再运用到相关肌肉群来稳定髋部——后侧腿股骨头稳定地插在髋臼里，髋部周围肌肉群要紧紧地包裹住股骨头。将膝关节向上提，这样可以保护髌骨不受伤。

（4）髋部及腿后肌群中有一部分肌肉是斜向分布的，所以此体式可锻炼到需要旋转腿部才能练习到的肌肉，比如髂腰肌。关于此点可以参考理论篇中有关于核心的解说。

初学者的身体觉知不能到达深层肌肉，无法正确启动肌肉力量而导致膝关节代偿。此时有两个选择：第一个是把后方脚后跟提起来；第二个是不要太在意是否摆正了髋部，而将骨盆微微“旋后”来减少膝盖在体式中的压力。

（5）髂腰肌中的腰肌连接了腰椎及股骨。练习此体式可以给腰椎提供支持，进而保护腰椎并获得瑜伽理疗的效果。而与腰椎相邻内脏的健康也与腰椎的健康息息相关。比如肾脏得到滋养后可作用于泌尿系统。

瑜伽老师要多学习基础解剖学，了解身体并探索瑜伽和身体的联系，并把它们用最通俗易懂的方式传递给学生。当学生有了一定的理论知识后，能带着对身体的认知来练习瑜伽，并感受到练习瑜伽给身体带来的改变。

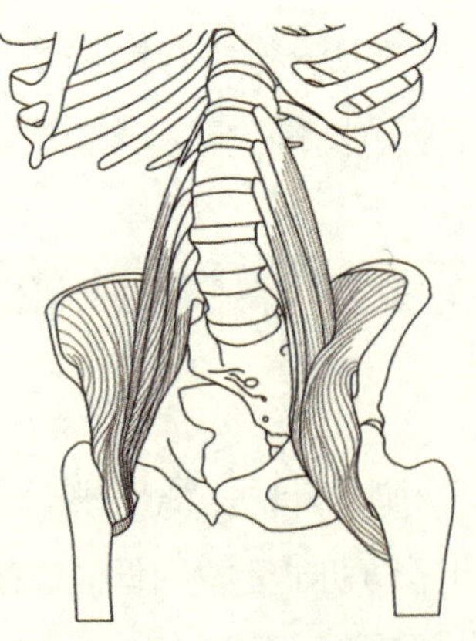

二十五、战士第二式

1. 了解体式及功效

战士第二式是一个开髋体式（如图 2-82）。它可以强壮双腿并展开髋关节，锻炼到大腿内侧、髋部深层及浅层肌群，进而作用到盆腔，滋养盆腔脏器。可以打开胸腔，缓解肩颈的紧张。

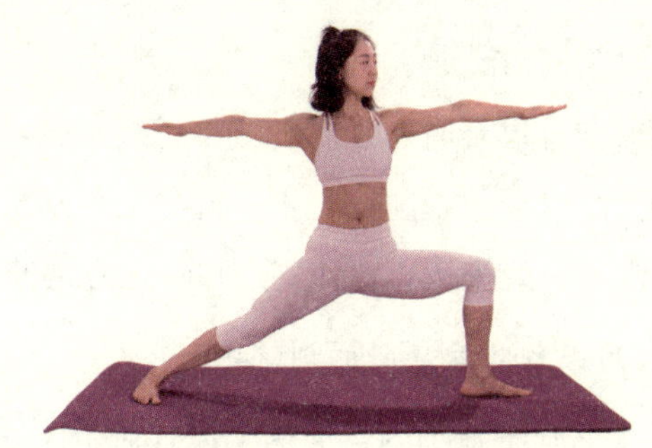

▲ 图 2-82 战士第二式参考图

2. 体式引导词

（1）山式站立，调整呼吸。

（2）将双脚分开约比一条腿宽，左大腿外旋，将左脚向外转动约 90 度，右脚微微内转，左脚后跟对准右脚足弓。

（3）吸气，双臂侧平举，掌心向下，与双肩保持一条直线，向远方无限延伸；呼气，弯曲左膝，降低身体向下，让上身和小腿保持与地面垂直，左侧大、小腿约为 90 度夹角。保持骨盆处于中立位，延展身体向上，微收下巴让脖颈后侧得到伸展之后再转头，注视左手。保持 5~8 个呼吸。

（4）吸气，保持双腿的稳定，慢慢将左腿伸直。

（5）呼气，将双臂还原体侧，收回双脚，调整呼吸，做反侧练习。

3. 体式分析

（1）要注意摆放好髋部的位置

初学者或髋部比较紧张的练习者，始终无法享受这个体式所带来的乐趣——当髋摆正时，身体无法立直；而当身体立直时，骨盆因为前倾而让臀部向后高高翘起，无法稳定双脚的力量。这是因为髋部不够灵活，髋部及大腿相关肌群过于紧张所引起的。此时，建议练习者可以调整腿部及臀部的位置，不要刻意强调骨盆是否完全摆正，可以将骨盆微微“旋前”。如果把骨盆想象成一碗水，在水平面上往左或往右稍微旋动而不让水倒出，可以帮助练习者减少髋关节的压力。

（2）要注意不要让膝关节过于受压

在此类站姿体式中，练习者要注意大、小腿形成的角度不要低于 90 度。当小腿与地面垂直时，腿部力量能更好地向上传送至骨盆；而当大腿逐步下降直到与地面平行时，锻炼腿部力量的效果最明显。同时，尽量不要将膝关节超过脚趾尖，这样能减少膝关节的压力。向上提起足弓，可帮助将腿部力量向上，让骨盆成为能量集中点，从而帮助练习者的脊柱向上生长。瑜伽老师可以提示学生关注自己的头部和臀部并作为参考点，感受身体向上延伸。

（3）要找到真正的延展和打开

大部分练习者当其双臂向外展开时，肩膀和颈椎过度紧张。那是因为意识过度集中于腿部而忘记了肩部所致。此时要放松腿部，把一部分力量从脚底“卸掉”，一部分力量往上“生长”，想象双臂如一朵花从心轮处盛开并向远方延伸，绽放内在的自己。

（4）战士第二式常被用来作为盆底肌的训练之一

虽然孕产妇练习不在本书介绍范围内，但这个体式对于产后盆底肌恢复的作用是极大的。关于此点，请大家参考第一章中有关核心的部分。盆底肌是身体最底端的肌群，它们如同瓶子的底部一样需要承担身体压力。尤其在孕期及产后，盆底肌的压力是相当大的。而此式给盆底肌创造了空间，如果能配合呼吸以及深层肌肉的锻炼，则可以达到修复盆底肌的效果。

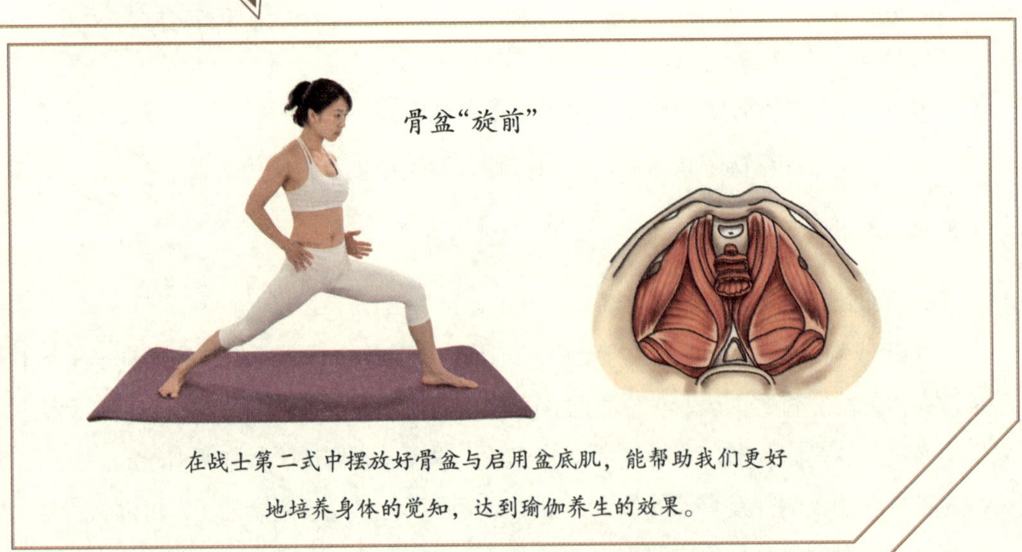

在战士第二式中摆放好骨盆与启用盆底肌，能帮助我们更好地培养身体的觉知，达到瑜伽养生的效果。

二十六、战士第三式

1. 了解体式及功效

战士第三式是一个平衡体式（图 2–83）。它可以强壮双腿，紧致臀部，锻炼平衡能力和专注力。

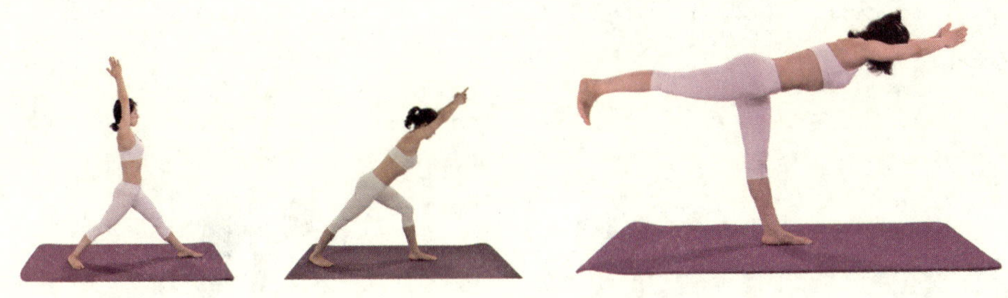

▲ 图 2–83 战士第三式

2. 体式引导词

（1）山式站立，调整呼吸。

（2）将双脚分开约一条腿宽，左脚向外转动约 90 度，右脚内转约 30 度，左脚脚后跟对准右脚足弓，将身体转向左腿的方向。吸气，双臂向上举过头顶，双手合十或握紧。

（3）呼气，微屈左膝，重心放于左脚，降低上半身向前、向下，抬高右腿向后、向上，直到身体与左腿形成英文大写字母“T”时停下来。手臂和右腿向相反的方向延伸，努力地稳定住身体，保持骨盆处于中立位，停留 5~10 个呼吸。

（4）呼气，微屈左膝并稳定住腿部重心，将右脚向后落回地面；吸气，慢慢回正身体，收回双脚，做反侧练习。

3. 体式分析

（1）在练习此式时，练习者容易失去骨盆的平衡。骨盆失衡的主要原因是支撑腿的大腿根部及支撑腿对应的臀部外侧肌群力量不足。可以先借用墙壁来练习，当建立了腿部及臀部力量之后，再来练习它。

（2）对于柔韧性特别好的练习者来说，支撑腿的膝关节很容易过度伸展而让膝关节代偿。此时，要把力量均匀地分布于脚底，同时这个体式需要的是全身的配合，而不是单腿。

（3）练习者背部拱起很高，是因为肩膀的紧张所引起的。建议先单独练习开肩体式，之后再来练习此式。同时，诸如此类平衡体式，瑜伽老师尽量提示学生以放松和平衡为主，不要过于追求细节而影响了体式的稳定。

二十七、半月式

1. 了解体式及功效

半月式字面上的意思是半个月亮，是一个站姿侧向平衡体式（图 2–84）。它能强壮双腿，培养练习者对于“根基”的感受。加强髋部周围肌肉的力量并帮助臀部达到饱满的效果。可以打开胸腔，增强呼吸系统的功能。对于促进大脑、培养大脑的平衡能力、缓解偏头痛等问题有效。

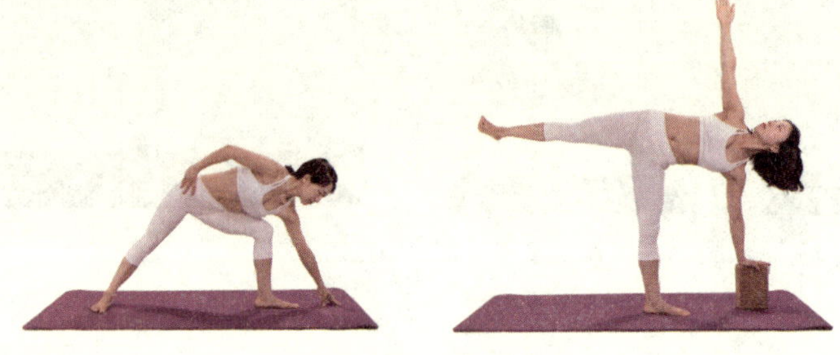

▲ 图 2–84 半月式

2. 体式引导词

（1）山式站立，将双脚分开约一腿宽，左脚向外转动约 90 度，右脚微微内扣。吸气，双臂向两侧平举。

（2）呼气，弯曲左膝，右手扶住髋部，降低身体并将左手放于左脚尖的延长线上约 20 厘米处的位置上，将身体微转向地面，让身体的重心稳定于左脚上。

（3）吸气，收紧核心来保持身体左侧的平衡，缓慢地将右腿抬离地面并向上伸展，直到腿部和身体保持平衡，调整呼吸。

（4）吸气，先将髋部向外展开，再将整个身体向右侧展开，右臂向上伸直，让双臂和双肩处于同一个平面上。让下巴微微内收并伸展脖颈后侧，再转动头部向上，注视右手。停留 5~8 个呼吸。

（5）呼气，先转动头部向下让脖颈得到放松，再将右手回到髋部，微屈左膝并收紧核心来帮助稳定身体重心，缓慢地将右脚落回到地面上。

（6）吸气，收回上身；呼气，收回双脚，放松手臂，调整呼吸，做反侧练习。

3. 体式分析

（1）因为手臂和腿部的长度不一样，所以，用瑜伽砖辅助练习者完成半月式是一个很好的办法。它可以帮助练习者伸展髋关节周围肌群。

（2）为了让髋部获得稳定的感觉，建议先让上方大腿股骨向内旋并稳定于髋臼里，之后再展开髋部。

二十八、蹲式

1. 了解体式及功效

蹲式是通过让身体下蹲来加强腿部及髋部肌肉群的体式（图 2−85）。我把这个练习分成了三步，即分三次下蹲，每一次比上一次的幅度更深入，停留的时间也逐步增加。它能强壮腿部，加强练习者的“根基”意识。能锻炼到盆底肌的肌力，进而强化生殖区域的功能。关于这一点请大家参考我在战士第二式中关于盆底肌的解说。

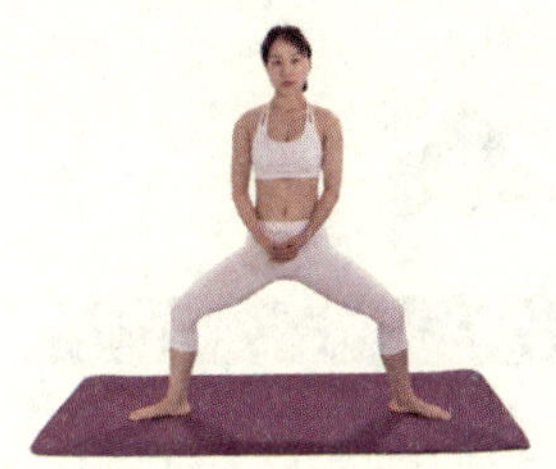
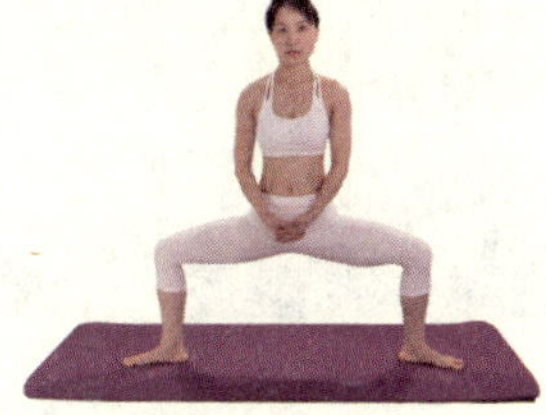
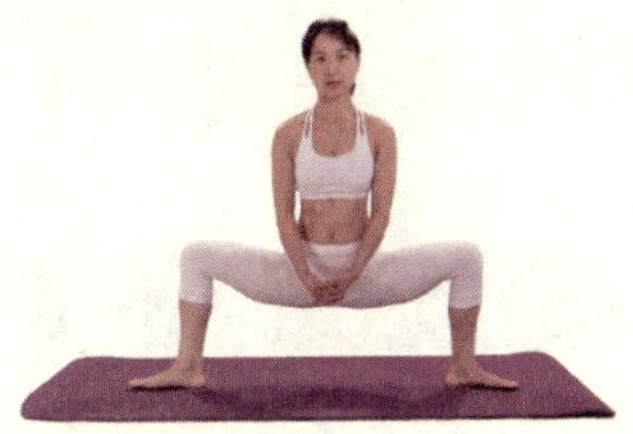

▲ 图 2−85 蹲式

2. 体式引导词

（1）山式站立，调整呼吸。

（2）双脚分约一腿宽，先让髋关节外旋，再将脚趾向外展开，然后将腿部、膝关节向两旁打开。双手十指交握垂放于体前，准备做三次屈膝下蹲的练习来加强腿部和髋部，先调整好呼吸。

（3）呼气，屈膝向下蹲，第一次下蹲的幅度不用太大，停留 3 个呼吸；吸气，将腿部伸直。

（4）呼气，屈膝向下蹲，这一次下蹲的幅度稍微大一点，停留 5 个呼吸；吸气，将腿部伸直。

（5）呼气，屈膝向下蹲，这一次下蹲的幅度比较大，让大腿与地面平行，停留 8 个呼吸；吸气，将腿部伸直。

（6）呼气，松开双手，收回双脚，调整呼吸。

3. 体式分析

（1）在练习蹲式时，双脚向外打开的幅度和髋关节的灵活度是息息相关的。对于髋关节外旋很好的练习者，可以将脚趾向外展开多一些；而对于髋关节比较紧张的练习者，则应将脚趾打开稍少一些。这样做主要是遵循了髋关节、膝关节以及脚趾的骨骼结构原理，关于此点，我在理论篇讲解关节中有详细介绍。

（2）下蹲时，身体重心容易失衡，要注意先稳定双脚之后，再将腿部向外展开。

二十九、花环式

1. 了解体式及功效

花环式是一个帮助舒缓身体的过渡连接体式（如图 2-86）。它可以放松背部，伸展整条脊柱并缓解其紧张感；促进骨盆区域的血液循环并将站立体式过渡到坐立。

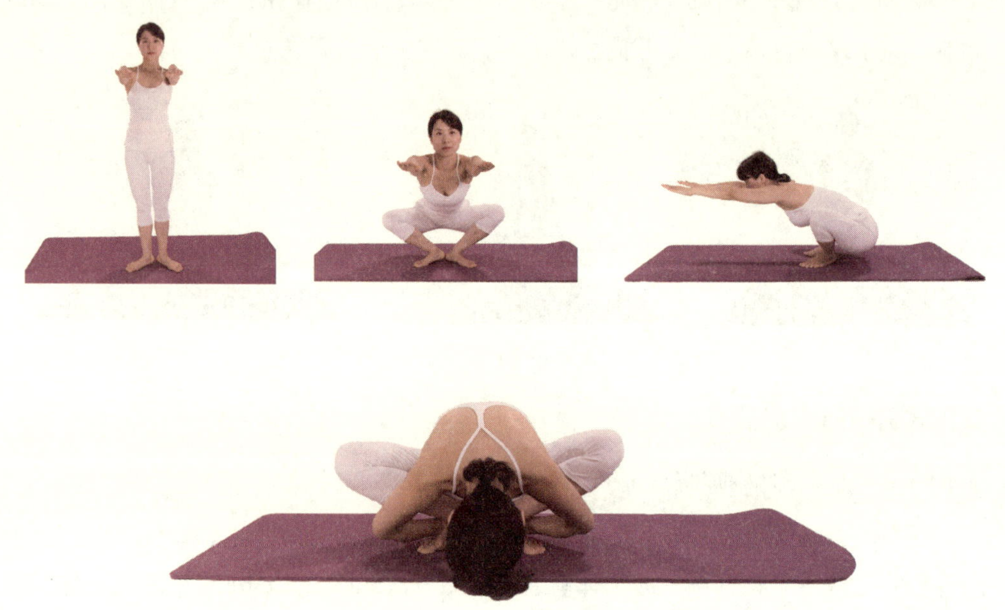

▲ 图 2-86　花环式

2. 体式引导词

（1）山式站立，调整呼吸。

（2）将脚后跟并拢、前脚掌向外打开。吸气，将双臂向前平举，与肩同高，与肩同宽，掌心向下。

（3）呼气，弯曲膝关节并将其向外展开，降低身体向下，双臂向前延伸来帮助身体保持平衡，直到身体完全蹲下来，如果有压力可将脚跟抬离地面。大臂外侧抵住腿内侧，双手掌心向外翻转，双臂向后绕过小腿抓住脚跟，展开骨盆区域。

（4）吸气抬头，伸展脊柱；呼气，缓慢地将头部贴近地面，弓起背部并拉长整条脊柱，保持 8~15 个呼吸。

（5）吸气抬头；呼气，松开双手，坐下或者站起来。

三十、敬礼式

1. 了解体式及功效

敬礼式是一个帮助身体舒缓的过渡体式（图 2–87）。它和花环式一样，让整条脊柱得到舒展并缓解背部的紧张感。它能放松整个骨盆区域，促进盆腔的血液循环。同时，可以将站立体式过渡到坐立。

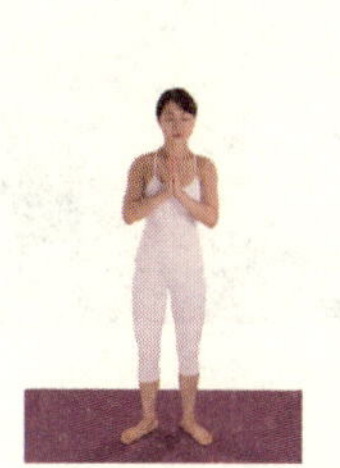
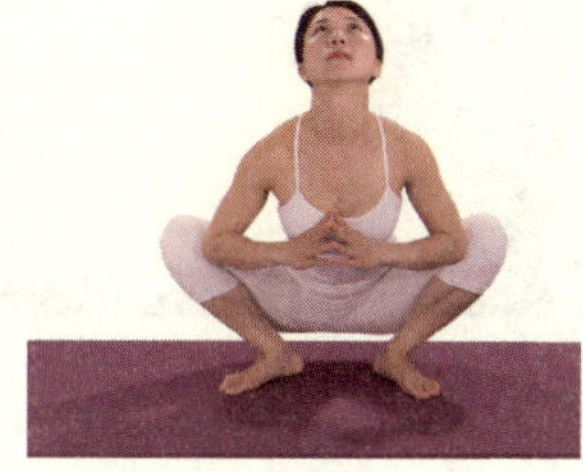
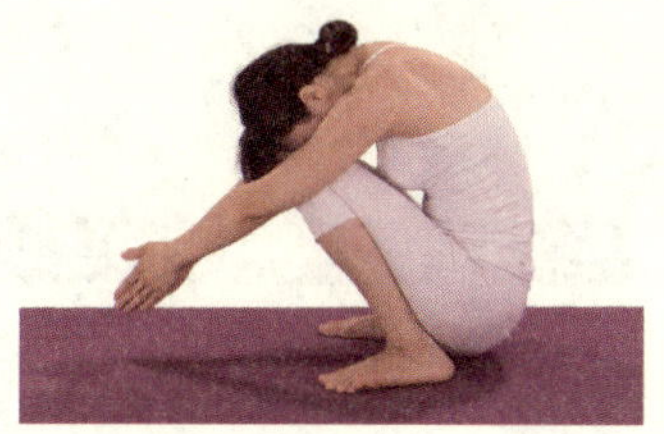

▲ 图 2–87 敬礼式

2. 体式引导词

（1）山式站立，将双脚微分开，脚趾向外。

（2）吸气，双手合十于胸前；呼气，弯曲膝关节并蹲下来，用手肘抵住腿部内侧，大拇指抵住胸骨。

（3）吸气，先绕动肩膀向后来展开肩膀，再将手肘向外推动腿部并展开髋部。背部向前推动胸部、胸部向前推大拇指，帮助练习者延展上半身，此时可以将手掌合十改为指尖相连，从而让手肘更好地推开腿部，从而打开髋关节。

（4）呼气，将膝关节向内推动双臂互相靠近，保持双手合十，缓慢地将双臂向前伸直，把背部弓起来形成一个拱形，拉长整条脊柱，而臀部不要落到垫子上。两个动作重复做 6 次。

（5）放松自己，坐下或者站起来。

3. 体式分析

在练习时，可以把敬礼式中的两个动作连起来，跟随呼吸的流动进行动态练习，这样能更好地放松脊柱；而如果在这两个体式中分别停留，则可以体会每个体式的不同感受。抬头时，能锻炼到练习者的肩膀，缓解肩背部的僵硬感；而低头拱背时，因为脊柱如帐篷的顶一样拱起，能拉伸到脊柱，放松整个背部肌肉群。

三十一、铲斗式

1. 了解体式及功效

铲斗式是一个放松和按摩下背部的体式（图 2-88）。它让血液回流到头部，增加脑部供氧量，帮助身体消除疲劳、滋养后背部并按摩腰椎。

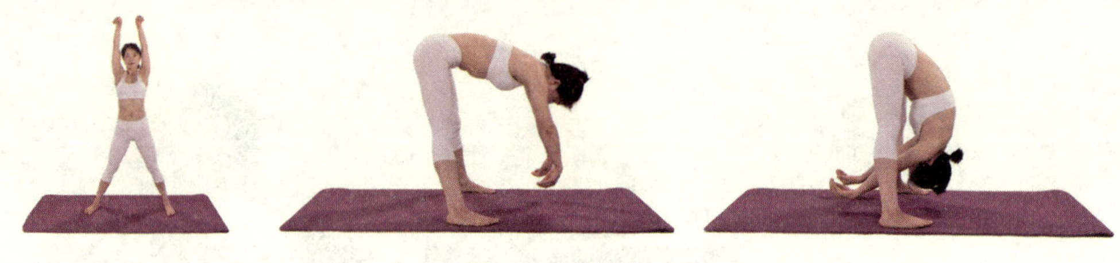

▲ 图 2-88 铲斗式

2. 体式引导词

（1）山式站立，将双脚分开，比肩稍宽，脚趾朝外，放松身体。

（2）吸气，双臂向上举过头顶，让手腕放松形成一个小铲斗。

（3）呼气，放松上半身并将身体前屈，以腰部为轴，让身体和双臂跟随呼吸在双腿之间前后摆动，感受腰背部的放松。

（4）吸气，缓慢地将身体立直回正；呼气，将双臂还原身体两侧，调整呼吸。

三十二、腹部按摩式

1. 了解体式及功效

腹部按摩式，也被称为腹部按摩功，是一个按摩腹部的体式。它可用于商卡排毒瑜伽中，帮助练习者达到扭转脊柱的效果，可以按摩腹部并促进肠胃的蠕动（图 2-89）。

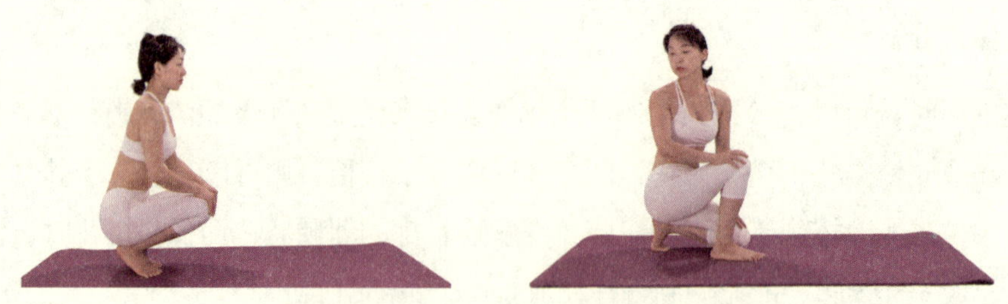

▲ 图 2-89 腹部按摩式

2. 体式引导词

（1）蹲姿，重心放于前脚掌上，将脚后跟抬离地面，臀部坐于脚后跟上，双手扶膝，调整呼吸。

（2）将右脚向前迈出一小步，左膝轻轻触碰右脚心旁侧的地面。

（3）吸气，延展上半身；呼气，双手轻盈地向内推膝关节，将腹部、胸部和肩部依次向右后方扭转，微收下巴拉长脖颈后侧，再缓慢地将头部向后扭转。随每次吸气延长身体，呼气时继续扭转身体。停留 5~8 个呼吸。

（4）吸气，将身体立直回正；呼气，换左脚向前，做反侧练习。

（5）来到坐姿，调整呼吸。

三十三、鸭行式

1. 了解体式及功效

鸭行式是一个按摩腹部并锻炼脚趾的体式（如图 2-90）。它可用于商卡排毒瑜伽中，帮助练习者按摩腹部、增加肠胃蠕动，有效缓解便秘问题。对于有扁平足问题的练习者，这个体式可以帮助其建立足弓。

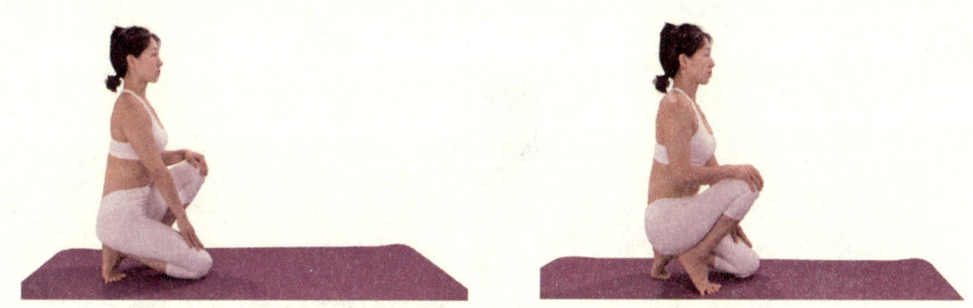

▲ 图 2-90 鸭行式

2. 体式引导词

（1）蹲姿，将重心放于前脚掌上，并让脚后跟抬离地面，臀部坐于脚后跟上，双手扶膝，调整呼吸。

（2）保持蹲姿并用脚趾尖向前行走，尽量走成一条直线，始终保持一侧的臀部贴向脚后跟，走一分钟左右。

（3）用整个脚掌走路，每走一步都用膝关节触碰前脚心旁的地面一次。

○●坐式（34~68式）

坐式是坐在地面上进行练习的体式，支撑面为骨盆底（部分体式除外）。此类体式都可从坐立手杖式开始，并以坐立抱腿式放松结束，其特点是位置偏低，可以带给练习者平静、放松的感觉。

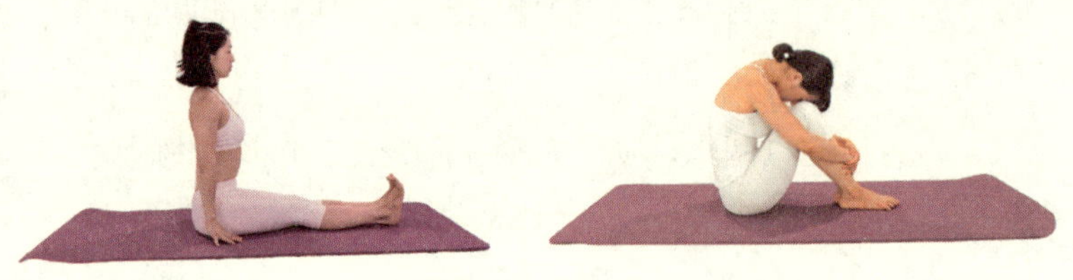

▲ 坐式的起始姿式

三十四、手杖式

1. 了解体式及功效

手杖式，也被称为坐立山式、直角坐姿或长坐，是坐姿体式的预备式（如图 2–91）。它能帮助练习者建立一个优雅的坐姿。正确练习手杖式能建立腰椎的生理弯曲度，从而减缓腰椎压力。

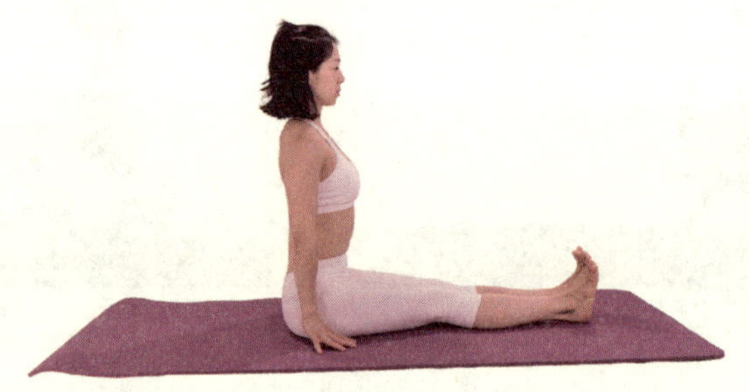

▲ 图 2–91 手杖式

2. 体式引导词

（1）坐立，将双腿向前伸直。双手将臀部的肌肉往外拨开，让坐骨接触地面。

（2）双手放于臀部两侧的地面上，指尖朝前，向后绕动双肩并放松，将胸腔向前、向上提起，微微收腹并将腰背部直立起来，头顶百汇穴向上提，感觉有一股向上的力量在拉伸我们的脊柱。

（3）保持下巴与脖子之间约为一个拳头的距离，脖子的前、后、左、右四个面保持有空间。

（4）放松面部表情，视线柔和地看向前方。

3. 体式分析

（1）要“坐在坐骨上”而不要“坐在腰椎上”

很多练习者在练习这个看似很简单的体式时，很难将上身立直，普遍出现的问题是骨盆后倾、腰椎向后导致“坐在腰椎上”（如图 2–92）。那什么是“坐在腰椎上”呢?

坐立时，身体着地的部分为坐骨，所以坐骨是坐立的“根基”。而只有当骨盆摆正时，才会“坐在坐骨上”；骨盆不正会引起腰椎向后塌陷，受力点来到腰部而导致“坐在腰椎上”。这不但不美观，还会因为破坏了脊柱的生理弯曲而引发一系列的腰椎问题。稍加思考不难发现，这和我们窝在沙发里、伏案工作时很像。也可以很好地解释为什么当我们坐久了时，总需要站起来伸展一下腰部才舒服。那些久坐人群如司机出现腰椎方面的“职业病”也就不奇怪了。

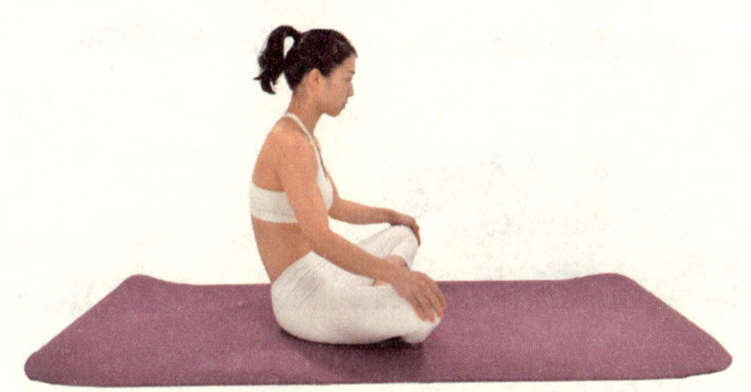

▲ 图 2–92　不良坐姿参考图

（2）无法坐直的根源是髋部、腿部肌群过于紧张

坐在一块瑜伽砖上将臀部垫高能帮助练习者将骨盆直立起来并处于“中立位”。同时，练习者还需要选择开髋体式，来提高髋关节的灵活度，并放松腿部肌群。值得注意的是，当通过练习瑜伽培养了一个正确的坐姿之后，还需要练习者将这些瑜伽知识融入生活当中，让瑜伽不止于垫上，才会达到瑜伽“疗愈身体”的效果。

（3）加强核心很重要

我在第一章给大家介绍过“核心”：如果把腰腹比作一个“房间”，把这个房间的“墙壁”建好来让其获得支持，可让安住在里边的内脏器官因获得“空间”而更好地发挥作用。所以加强核心肌群的练习对于坐姿的稳定也很重要。

（4）把意识放于脚底并培养脚底和腿部的连接

比如，将脚趾大大张开可激活腿部肌群；而将脚底向前推出可以拉伸腿部后侧肌群。即脚上的“参考点”可以激活腿部的前、后、左、右四个方向。

三十五、双腿前屈背部伸展式

1. 了解体式及功效

双腿前屈背部伸展式是一个坐姿髋关节前屈体式（图 2–93），它和增延脊柱伸展式（站姿前屈式）没有本质的区别。不过，当练习者在坐立位上时，因为心脏离地较近，所以更容易放松身体。这个体式通过均匀地伸展背部肌肉群来帮助练习者锻炼到脊柱，伸展腿后侧肌群及膝关节相关肌群，进而加强髋关节的前屈能力。它可以平静练习者的内心，并缓解大脑的紧张感。

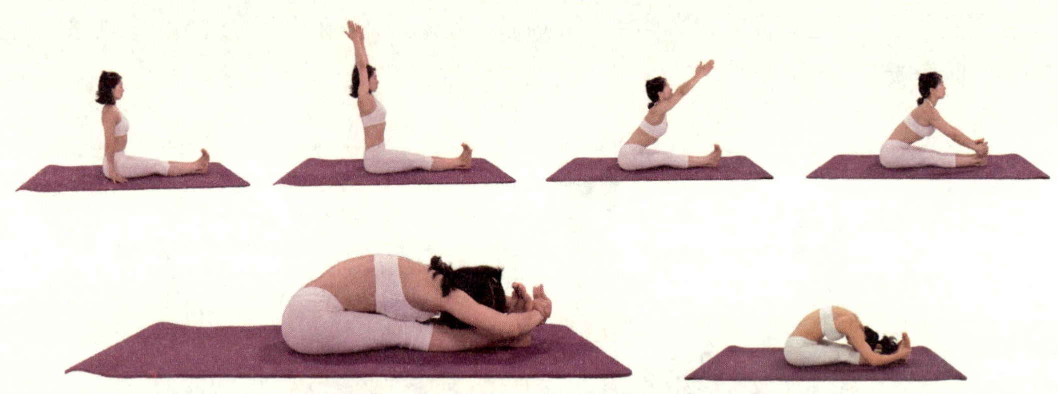

▲ 图 2–93 双腿前屈背部伸展式步骤及参考图

2. 体式引导词

（1）直角坐姿，调整呼吸。

（2）吸气，双臂向上延伸，带动脊柱向上。

（3）呼气，手臂和上身向前、向下，当身体与地面形成约 45 度角的时候先停下来调整一下身体——让身体和胸腔向前伸展，整个背部保持拉伸并向前的状态。

（4）呼气，上身继续向下，双手握住双脚外缘的中上部，通过将双脚轻柔地往回拉，以及脚板向前推送这两个对抗的力量，将腿部后侧肌群缓慢地展开。

（5）吸气，延伸脊柱；呼气，将髋部折叠，尝试着把腹部、胸部和前额依次贴近双腿。每次吸气时，头部带动胸腔向前延伸；而每次呼气时，放松身体靠近腿部，试着让膝关节放松并沉向地面。停留 8~15 个呼吸。

（6）吸气抬头，缓和头部的血液循环，双臂向前伸直，拉长上半身；再次吸气时，手臂和上身向上立直回正。

（7）呼气，放松双臂还原体侧，调整呼吸。

3. 体式分析

（1）此体式的分析同“增延脊柱伸展式”，请大家参考第十一式。

（2）在练习此式时，从髋部开始折叠可以减少腰椎的压力，对于髋部紧张而无法折叠的练习者，建议在练习时弯曲膝关节。

（3）在前屈时，尝试着保持腰腹的“空间”，可以把身体前侧的会阴、肚脐和胸部作为“参考点”，在前屈时尽量保持这几个参考点的长度。将手肘向两侧展开，把腋下肌肉提起来并向前延伸可以建立这种空间感。

（4）不同的练习方式有不同的练习效果，当我们在这个体式不再向前拉伸背部，而是将背部像帐篷顶一样温柔地拱起时，可以拉伸脊椎的每个椎体并滋养脊柱。

三十六、头碰膝前屈伸展坐式

1. 了解体式及功效

头碰膝前屈伸展坐式也叫单腿前屈背部伸展式，是一个坐姿髋关节前屈体式（图2–94）。这个体式的作用同前一个体式。不过，弯曲一条腿来练习前屈时，可以锻炼到弯曲腿所对应的髋关节外旋能力。

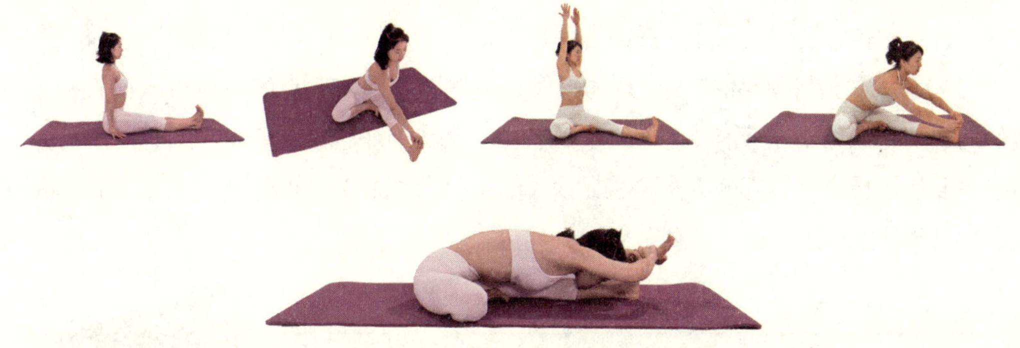

▲ 图 2–94 单腿前屈背部伸展式主要步骤

2. 体式引导词

（1）直角坐姿，调整呼吸。

（2）吸气，弯曲右膝，将脚后跟贴向臀部，再将右侧髋关节外旋，右脚板抵于左大腿根部内侧，放松膝关节沉向地面。

（3）吸气，双臂举过头顶，掌心相对，向上延伸脊柱。

（4）呼气，降低身体向前，双手抓住左脚前脚掌，柔韧性比较好的练习者在脚板后方用右手握住左手腕。

（5）吸气，延伸脊柱；呼气，将身体向下折叠——腹部、胸部和前额依次贴近左腿，放松膝关节向下沉。每次吸气时，头部带动胸腔向前延伸；而呼气时，将身体放松并靠近左腿。停留 8~15 个呼吸。

（6）吸气抬头，缓和头部的血液循环，双臂向前伸直，拉长上半身；再次吸气时，手臂和上身向上立直回正。

（7）呼气，放松双臂还原体侧，调整呼吸，做反侧练习。

3. 体式分析

（1）引导词第二步中所提示的练习步骤，即“先弯曲一侧腿，再将其对应髋关节外旋”，其目的是先将股骨稳定于髋臼里，之后再对其进行外旋，这个小细节在此式中非常有必要。前面给大家介绍过髋关节属于球窝关节的结构，当股骨稳定在球窝关节里后再对其进行旋转时，不但可以达到最佳旋转效果，还可以避免膝关节代偿。关于此点，我将在后面的“束角式”中进一步提及。

（2）要注意在此式中骨盆所处于的位置。由于一侧腿弯曲的原因，骨盆也易处于一前一后的位置上，进而影响脊柱在延伸中的平衡。所以，先将身体向左侧稍做扭转，直到骨盆处于中立位，再用骨盆及下背部的力量来稳定这个体式，可以避开脊柱在此式中的侧弯。不过，文子从来不排斥将骨盆不摆正的做法，因为那样做可以伸展到不同的肌群，达到扭转脊柱的效果并用在瑜伽理疗中，但那是对于此式的“变体”练习。

（3）当练习者将身体降低时，如果靠近前侧腿稍向内一点的位置可以让脊柱不出现侧弯的问题；如果靠近前侧腿正中央的位置，因为有小幅度的脊柱扭转运动，所以练习者需要使用更多下背部的力量来稳定身体，并达到扭转脊柱的效果。“不对称”是此式和前一个体式相比的最大区别。

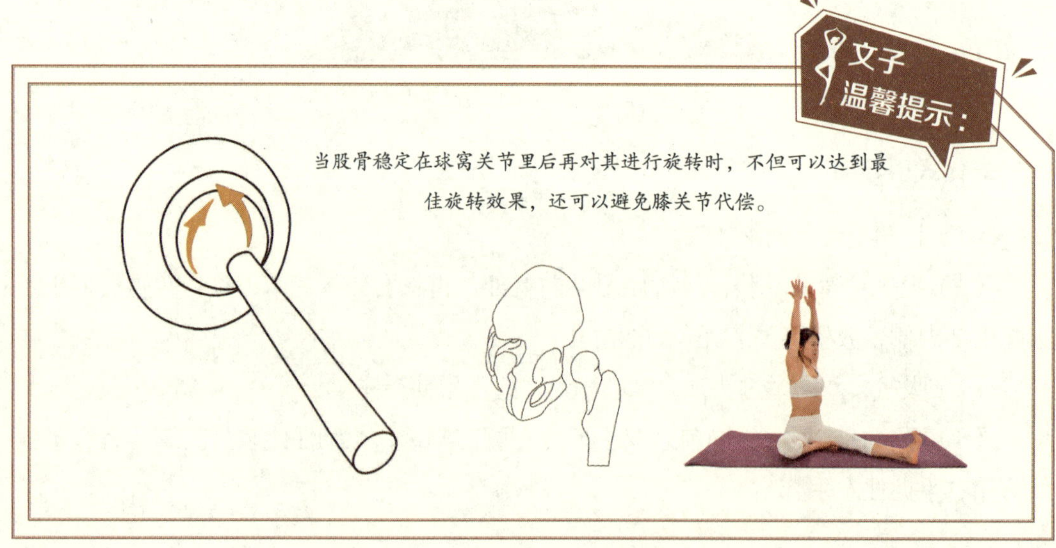

三十七、半莲花前屈伸展坐式

1. 了解体式及功效

半莲花前屈伸展坐式是一个髋关节外旋的前屈体式（图 2–95）。它加强了屈腿侧对应的髋关节外旋能力。当脚后跟抵于腹部时，可以帮助练习者按摩腹部器官，促进骨盆区域的血液循环。

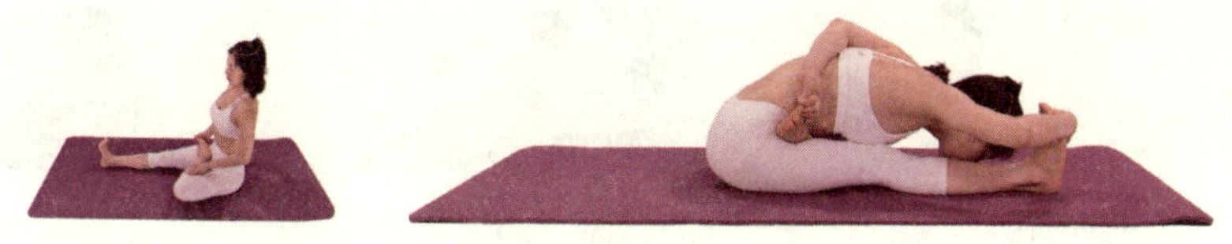

▲ 图 2–95 半莲花前屈伸展坐式主要步骤

2. 体式引导词

（1）直角坐姿，调整呼吸。

（2）先弯曲左膝让左侧髋关节外旋，再将左脚脚背放于右大腿根部的上方，将膝关节向下放松。

（3）吸气，将左臂向上延伸；呼气，左手向后握住左脚的大脚趾，右手握住右脚前脚掌外缘，身体稍向右侧扭转并将髋部摆正。

（4）吸气抬头，延展脊柱；呼气，将上半身靠近右腿，尝试着把腹部、胸部和头部依次贴近右腿。每次吸气时，头部带动胸腔向前延伸；每次呼气时，将身体放松并靠近右腿。停留 8~15 个呼吸。

（5）吸气抬头，缓和头部的血液循环；再次吸气，将上身向上立直回正。

（6）呼气，放松双手还原体侧，将左腿向前伸直，调整呼吸，做反侧练习。

3. 体式分析

（1）此式对于髋关节外旋能力要求比前一个体式更高，所以要注意到前一个体式中的所有问题。在这个体式中，膝关节的感受是最重要的。对于膝关节比较紧张的练习者，可以尝试用手将小腿肚子的肌肉翻出来，这样做可以更好地启动小腿的外旋能力，从而减少膝关节的压力。而如果练习者使用以上方法后反而感觉到膝关节的不适，则需要继续进行调整。膝关节有问题的练习者不要勉强自己，将脚放于地面上即可。

（2）尽量放松呼吸并感受腹部和脚后跟的接触，让腹部得到按摩。在此式中，老师不宜给予辅助，以免过度刺激到腹内脏。

三十八、半英雄前屈伸展坐式

1. 了解体式及功效

半英雄前屈伸展坐式是一个髋关节内旋的前屈体式（图 2–96）。它能帮助练习者建立稳定的足弓，对于扁平足的人来说是一个非常有益的体式。同时，它可以滋养膝关节、脚背和脚踝，减轻腿部的肿胀。

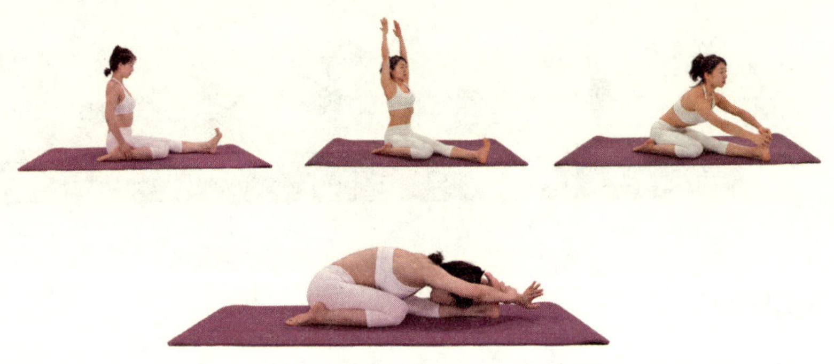

▲ 图 2–96 半英雄前屈伸展坐式主要步骤

2. 体式引导词

（1）直角坐姿，调整呼吸。

（2）弯曲右膝向后，将右脚脚背放于右臀旁侧的地面上，脚趾向后伸展。膝关节无压力时让双膝并拢，如果有压力，则可以将膝关节分开。

（3）吸气，将双臂举过头顶，向上无限延伸。

（4）呼气，将身体向前、向下，双手抓住左脚的前脚掌，柔韧性比较好的练习者可以用右手握住左手手腕，置于左脚前方。双手轻轻往回拉，并将脚底板向前推送，通过这两个对抗的力量来伸展腿部后侧肌群。

（5）吸气抬头，延伸脊柱；呼气，降低身体向前，尝试着把腹部、胸部、前额依次贴近左腿，放松膝关节沉向地面，把身体的重量均匀地分布于腿上。每次吸气时，头部带动胸腔向前延伸；每次呼气时，将身体放松并靠近左腿。停留 8~15 个呼吸。

（6）吸气抬头，缓和头部的血液循环；再次吸气时，双臂向前伸直，手臂和上身向上立直。

（7）呼气，放松双臂还原体侧，放松双腿，调整呼吸，做反侧练习。

3. 体式分析

（1）此式同样要关注屈腿所对应的膝关节。对于向后弯曲的腿部，第一是要将髋关节内旋来减少膝关节的代偿。其次，练习者可以尝试着将小腿肚子肌肉向外拨出来，让小腿内侧贴向大腿外侧，看是否可以减轻膝关节压力。而如果使用这个方法反而感到膝关节不适时，则要调整腿部位置直到膝关节感觉到舒适为止。还可尝试将臀部垫高，或用小毛巾垫于膝关节下方来减轻膝关节的压力。膝关节有问题的练习者不要勉强自己，一旦有不舒服的感觉，要及时停下来。

（2）当身体在跪坐的前提下来进行前屈练习时，无法稳定身体的练习者可将直腿侧的手落于小腿旁侧的地面上，来帮助身体保持平衡。

三十九、前伸展式

1. 了解体式及功效

前伸展式也叫后仰支架式，是一个伸展身体前侧的体式，身体的前侧在瑜伽中被称为东面，所以前伸展式也叫东面伸展式（图 2-97）。它可以伸展身体前侧，让腹部和胸部得到充分的伸展，进而让体内脏器获得空间而发挥最大功能。可以锻炼到肋间肌，对呼吸有益。它充分地展开双肩，让肩关节相关肌群及背部肌群得到完美的练习。它能刺激脊柱并增加脊柱的活力，对于肩周炎和颈部大包有很好的理疗作用。前伸展式还可以强壮手腕和脚踝，增强其抗压能力。

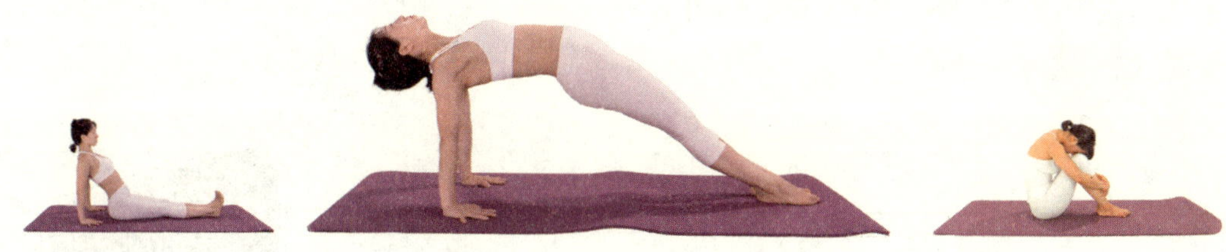

▲ 图 2-97 前伸展式主要步骤

2. 体式引导词

（1）直角坐姿，调整呼吸。

（2）将上身微向后仰，双手在臀部后方着地，手掌位于肩部下方，指尖指向臀部，双手之间的距离与肩同宽。

（3）吸气，用双手和双臂推地，将臀部向上抬离地面，伸直双腿和脚背，充分调动肩关节，将背部向上展开，向上提起胸腔，头部向后延伸，如果感觉颈部有压力的练习者不要抬头，眼睛看胸部的方向即可。停留 5~8 个呼吸。

（4）呼气，降低臀部落回地面，弯曲双膝，双臂环抱小腿，坐姿抱腿式放松。

3. 体式分析

（1）一部分练习者在此式中感觉到颈椎的挤压，这是因为肩关节紧张，肩颈肌群僵硬无力以及肩锁关节过紧、胸部肌群缺少弹性所引起的。要注意避免头部过度后仰来减少颈椎的代偿。前面我给大家介绍过，颈椎的生理弯曲为前弯曲，“低头一族”常因不正确的姿势而破坏了颈椎的曲度，故而锻炼脖颈的后弯很有必要。脖颈的健康和胸肩息息相关，只要我们能运动到肩背部进行正确的练习，便可以恢复颈部生理弯曲，特别是对于那些颈后大包的练习者尤其有益。在此式中，练习者需要将双肩展开、肩胛骨内收并往上托起胸廓，再尝试着伸展颈椎前侧，建立颈部后侧肌肉群的力量。

（2）背部是身体的“后花园”，我们在练习时要唤醒身体的“后花园”，从而让身体的前面更好地“绽放”。可以通过调动骨骼——骨盆、脊柱和胸廓，再唤醒相关肌群——腿部后侧、臀部及背部深层或浅层肌肉群，让它们完全地参与进来，进而让身体前面得到来自后方的支撑。

（3）一部分练习者在伸直脚背时会脚背抽筋，这是核心及骨盆区域没有充分地上提，足部不够灵活而让双脚承担了过大压力所致。应尽量启用核心，加强腿部力量，减少脚踝的压力。

（4）为了减少腕关节和肘关节的压力，练习此式时，要将手指尽量均匀地张开，避免肘关节超伸，将力量均匀地分布于双手及双臂。关于此点，文子将在后面的“四角板凳式”中详细讲解。

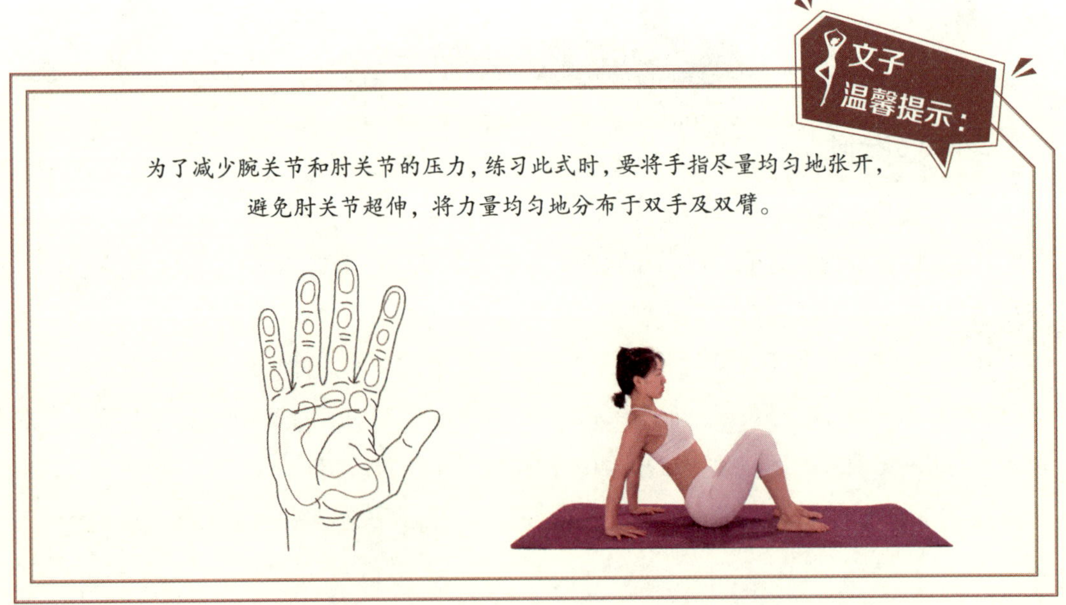

四十、桌子式

1. 了解体式及功效

桌子式是前伸展式的简易版本（图 2-98）。桌子式的功效和前伸展式相似，不过因为幅度小一些，所以在练习时对于肩关节和背部肌群的控制更加自如，对于伸展胸部非常有效，适合用在理疗瑜伽中。

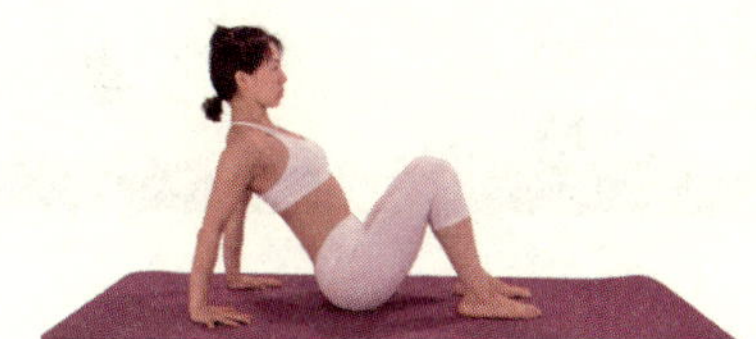
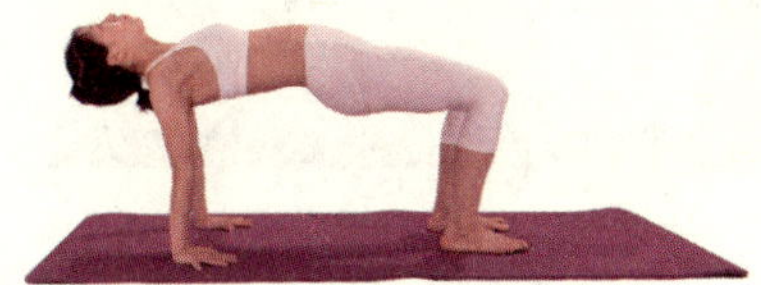

▲ 图 2-98 桌子式主要步骤

2. 体式引导词

（1）直角坐姿，调整呼吸。

（2）上身微向后仰，双手在臀部后方着地，双手之间的距离与肩同宽，手掌位于肩部下方，指尖指向臀部。弯曲双膝，让脚板着地，双脚分开的距离与骨盆同宽，脚趾朝前。臀部落于双手和双腿的中间位置。

（3）吸气，稳定双脚，用双手推地，将臀部向上推离地面，小腿与地面垂直，大腿与地面平行，将脚底力量向上提并将膝关节拉向臀部。充分调动肩关节来展开胸腔，再适当将头部向后延伸。感觉颈部有压力时不要抬头，眼睛看胸部的方向即可。停留 5~10 个呼吸。

（4）呼气，将臀部向下落于地面上，坐姿抱腿式放松。

3. 体式分析

（1）在将身体推离地面时，练习者容易丢失脚底内侧的力量，同时会因为膝关节不自觉地向外打开而导致过度夹臀。过度夹臀不但会导致不良臀型，还易挤压到腰椎。因为腰部非常灵活，所以当身体抬离地面时，练习者的腰部很容易因过度向上而成为受力点，进而造成腰椎的压力。为了不让腰椎代偿，练习此式时，要先将大腿内旋，通过大腿内旋来稳定双脚内侧向下的力量，在此基础上再将整个髋部向上推出。

（2）身体比较柔软的练习者易有超伸肘关节的问题，练习时要注意稳定手部根基，保持手掌、手臂及双肩的力量线，要注意到肩膀才是稳定的根源，而非手掌。

四十一、圣哲玛里琪第一式

1. 了解体式及功效

这是以圣哲玛里琪的名字来命名的体式，在阿斯汤伽 Vinyasa 中一共有四个体式，文子在这里主要介绍第一式（图 2–99）和第三式。练习此体式时，练习者的肩膀和背部得到完全的展开，同时拉伸了腿后肌群，可以按摩内脏。

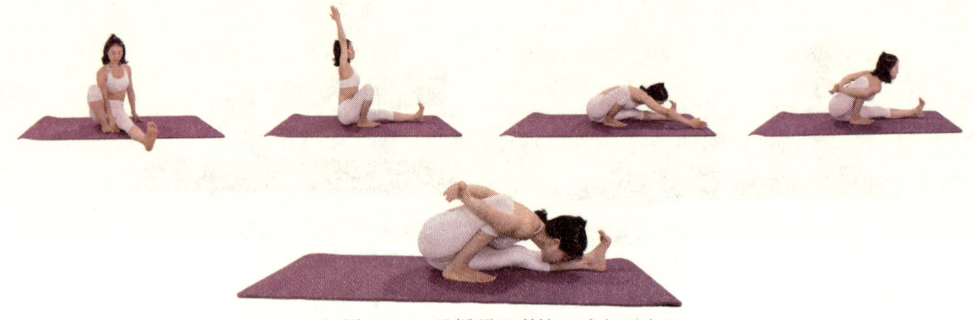

▲ 图 2–99　圣哲玛里琪第一式主要步骤

2. 体式引导词

（1）直角坐姿，调整呼吸。

（2）弯曲右膝，让脚板着地，右脚跟贴于右大腿根部，右脚和左大腿之间保持一点距离。可以用右手掌对比一下，大概 4 指宽的距离有利于创造身体的空间。

（3）吸气，左手扶地，将右臂向上伸展，拉长脊柱及整个上半身；呼气，手臂和上半身向前、向下，尽可能地降低身体到膝关节以下的位置，右手掌背朝里、手心向外翻转，带动右侧肩关节内旋，右大臂从右小腿胫骨前面绕过来，将左手也向后伸展，右手抓住左手的手腕。

（4）吸气抬头，延伸脊柱，并将身体稍向右侧扭转以调整重心；呼气，上身向前、向下折叠，依次将腹部、胸部和头部贴向左腿，尽量保持双肩平衡。保持 5~8 个呼吸。

（5）吸气抬头，缓慢地将身体向上立直；呼气，解开双手，将右腿向前腿伸直，调整呼吸，做反侧练习。

3. 体式分析

（1）背部比较僵硬的练习者在练习此体式时，若出现无法将双手在背后抓握、或在手握住后身体无法向前伸展的情况，可用瑜伽伸展带辅助完成。在练习此式时，若臀部有一点儿离开地面不必过于在意，因为当一条腿弯曲时很难做到臀部完全着地的动作，我们只需要试着稳定臀部即可。

（2）此式是一个若能给予练习者辅助可以让其达到更好练习效果的体式。瑜伽老师可通过正确的辅助帮助学生完成这个体式。

四十二、圣哲玛里琪第三式

1. 了解体式及功效

圣哲玛里琪第三式是一个坐姿扭转体式（图 2–100）。它能帮助练习者打开肩膀并锻炼背部的灵活性，可以按摩脊柱并增强脊柱的扭转能力，对腹内脏起到了按摩作用并加速血液循环，进而缓解便秘，帮助身体排除毒素，对肠道有益。

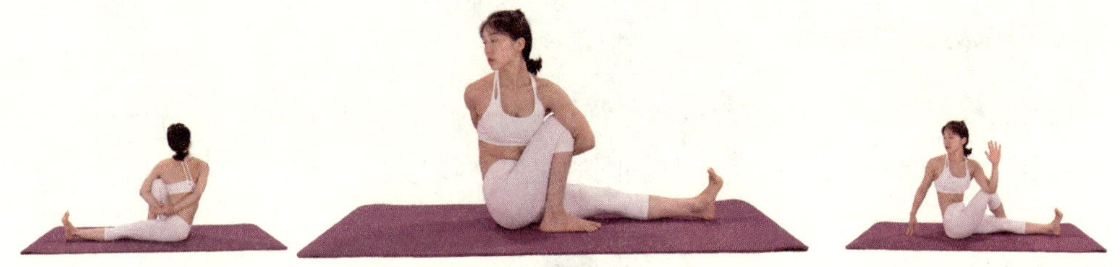

▲ 图 2–100 圣哲玛里琪第三式

2. 体式引导词

（1）直角坐姿，调整呼吸。

（2）弯曲右膝，将右脚后跟贴于右大腿根部，将背部立直，右手放于膝关节外侧，左手放于左大腿处，先稳定身体。

（3）吸气，抬高左臂向上，延长整个上半身，同时将右手轻推右大腿向内并让其尽量靠近身体左侧；呼气，缓慢地将腰腹部、胸肩部、头部依次向右侧扭转，直到胸部及左臂绕过右膝，左大臂抵于右大腿外侧，再将左手从右小腿前面绕过来，左臂向后，双手在背后抓握。

（4）吸气，延伸脊柱；呼气，将身体向右后方扭转，尽量打开肩膀，扩展胸腔，微收下巴伸展脖颈后侧，再转头注视右侧，保持 5~8 个呼吸。

（5）吸气，按照头部、肩部、胸部、腰腹部的顺序依次将身体回正；呼气，松开双手，伸直腿部，调整呼吸。做反侧练习。

3. 体式分析

（1）这是一个通过内收髋部来扭转身体的体式。对于髋部的内收幅度比较好的练习者来说很简单，而对于髋部的内收幅度较差的练习者，则要特别避免腰部代偿的问题。比如体式参考图中，文子本人的右侧股骨内收幅度接近为零，所以我在每次练习这个体式时，都感觉到非常吃力，而当我练习瑜伽许多年之后，还没有改变这个幅度。所以在练习时我不得不弓起腰背降低幅度来减轻腰椎的压力。所以，我更偏向于练习它的简易版本——将左脚放于右腿外侧，用手肘推大腿外侧来减轻体式难度。这样不但可以减轻体式的压力，还可以达到疗愈脊椎、滋养背部的效果。

（2）对于经期或产后女性，以及有腰部问题的练习者，因为其腰骶位置很脆弱，所以在练习此式时，不要过于强烈地进行扭转，而要在稳定骶髂关节的前提下来伸展脊柱。若在练习时有不舒服的情况，要随时停下来。

四十三、简易脊柱扭动式

1. 了解体式及功效

简易脊柱扭动式是一个“开放式”脊柱扭转体式（图 2–101）。它通过对脊柱进行温柔的扭转来按摩脊柱，并加速脊柱周围的血液循环。

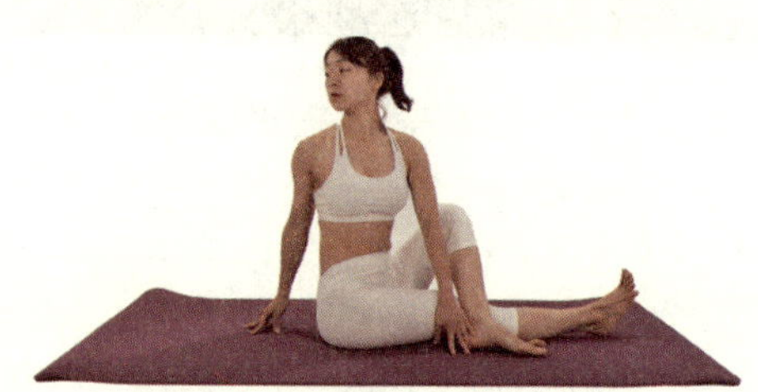

▲ 图 2–101 简易脊柱扭动式

2. 体式引导词

（1）直角坐姿，调整呼吸。

（2）吸气，弯曲左膝，将左脚绕过右腿并放于右大腿外侧的垫子上，脚板着地。身体向右侧转动，将左手放于左脚跟后方，右手放于臀部后方，指尖着地。

（3）吸气，延伸脊柱；呼气，将身体按照腰腹部、胸部、肩部和头部的顺序由下而上向右后方扭转。每次吸气时，延伸脊柱向上；每次呼气时，将脊柱向右后方扭转，尽量打开胸腔。保持 5~8 个呼吸。

（4）吸气，将头部、肩部、胸部和腹部依次还原正中，向前伸直双腿，调整呼吸，做反侧练习。

3. 体式分析

“开放式”的意思是，脊柱的扭转是朝着打开身体的方向进行的。在扭转时腿部和身体没有过多对抗，因此腹部没有受到挤压，故而此式更加温和舒适并有利于放松腰椎。对于那些有腰部问题的练习者，简易脊柱扭动式是非常好的理疗瑜伽体式，也适合经期女性。

四十四、脊柱扭动式

1. 了解体式及功效

脊柱扭动式也被称为鱼王（瑜伽传说中的一个灵性创造者）扭转式，是一个“闭合式”的扭转（图 2-102）。它和圣哲玛里琪第三式相似，但比后者更温和一些。而温和的体式往往会让练习者更容易找到感觉，并达到最佳扭转效果。此式可以帮助练习者按摩脊柱，滋养脊神经并作用到神经系统，提高睡眠质量。它可以锻炼到腹部尤其是下腹部，温和地刺激腹部器官进而滋养内脏。它通过内收髋关节来调整骨盆，对产后女性非常有益。

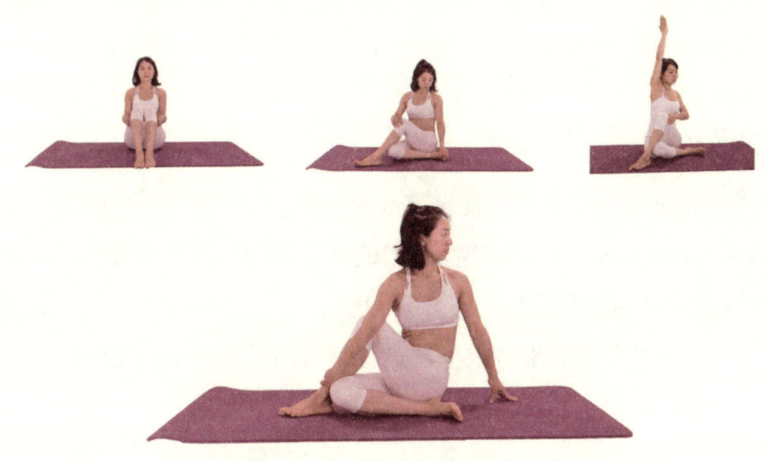

▲ 图 2-102　脊柱扭动式及主要步骤

2. 体式引导词

（1）直角坐姿，调整呼吸。

（2）弯曲双膝，脚板着地。将右脚从左大腿下方穿过来，脚后跟贴向左臀的外侧，弯曲左膝，左脚绕过右膝放于膝关节外侧，脚板着地，脚趾尖在大腿以及膝关节的延长线上。

（3）吸气，将右臂向上延伸，拉长上半身，左手推动左大腿向内并让其靠近身体；呼气，将腹部、胸部和肩部依次向左侧转动，直到整个身体转向左侧，右大臂抵于左大腿的外侧，右手抓握住左小腿或者脚板。

（4）吸气，延伸脊柱；呼气，将脊柱由下而上一节节向左后方扭转，展开双肩，微收下巴伸展脖颈后侧再慢慢扭头向左，跟随呼吸感受脊柱的延伸和扭转，眼睛注视左侧，保持 5~8 个呼吸。

（5）吸气，按照头部、颈部、肩部、胸部和腰部的顺序依次将上身回正；呼气松开双手，将双腿向前伸直，调整呼吸，做反侧练习。

3. 体式分析

（1）同圣哲玛里琪第三式。

（2）练习者的臀部尽量不要坐在脚后跟上，身体特别灵活的练习者，在扭转时很容易失去平衡，要先摆正骨盆并让坐骨着地来稳定身体并获得扭转的根基。而对于股骨内收幅度特别小的练习者如文子本人，唯有将臀部稍微离开地面才可能扭转身体，否则过度扭转会让腰椎代偿。关于此点，我在“圣哲玛里琪第三式”中有解释。同时，将手放在膝关节处也能通过降低扭转幅度而达到更佳的练习效果。

（3）右手从膝关节下方穿过来并将双手于背后捆绑练习，可以加深扭转幅度。

四十五、蝴蝶式和束角式

1. 了解体式及功效

蝴蝶式和束角式是通过髋关节外旋来完成的体式，动态练习为蝴蝶式，静态练习为束角式（如图 2-103）。前者常作为热身关节的体式来帮练习者放松髋部，而后者通过在体式当中的停留来锻炼髋部肌群。通过练习此式，能加强骨盆区域的血液循环并作用到生殖系统，适合经期和孕期，配合收束法进行练习还可以锻炼到盆底肌。

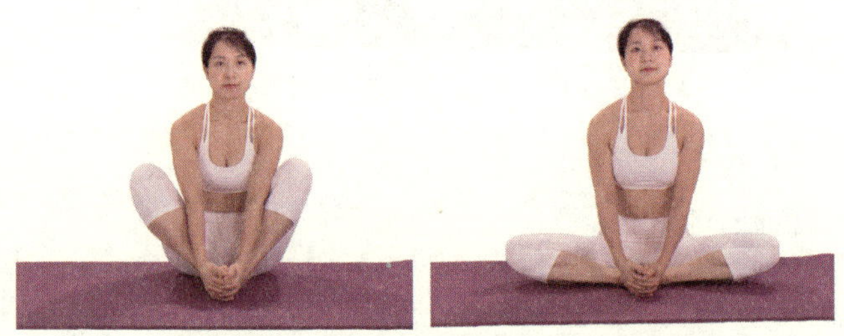

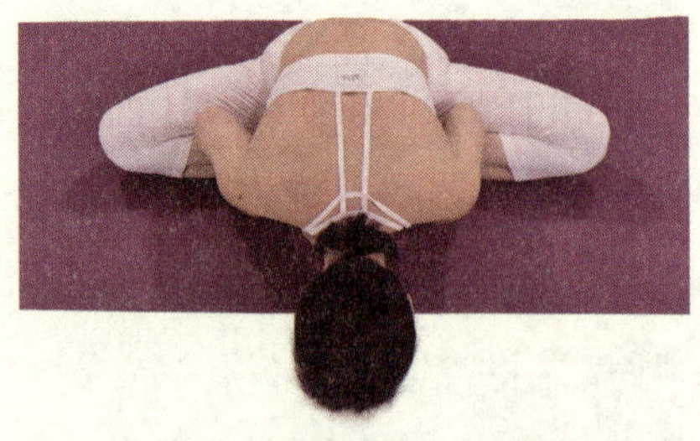

▲ 图 2-103　蝴蝶式和束角式

2. 体式引导词

（1）直角坐姿，调整呼吸。

（2）吸气，弯曲双膝，先将大腿靠近腹部，通过股骨内收来稳定髋关节。再将髋关节外旋，双膝向外、向下靠近地面让脚心相对，脚后跟靠近会阴处。尽量将腰背部立直，通过双手与双腿之间的相互对抗来感受髋关节。几次对抗之后停下来，将双手握住前脚掌，调整呼吸，准备练习蝴蝶式。

（3）吸气，髋关节带动膝关节向上离开地面；呼气，膝关节向下放松并寻找地面。随着呼吸的节奏，像蝴蝶的翅膀一样轻轻扇动双腿并放松髋部，这是蝴蝶式。慢慢停下来，再将手肘抵住大、小腿的中间位置，准备练习束角式。

（4）吸气，延伸背部；呼气，上身向前、向下并靠近地面，随呼吸感受髋部的放松。停留 8~15 个呼吸。

（5）吸气，将上身立直；呼气，放松双手，双腿并拢向前伸直，放松髋部，调整呼吸。

3. 体式分析

（1）在准备阶段的第二步中，先弯曲膝关节并让双腿靠近腹部是很有必要的，其目的是先将股骨头稳定于髋臼里（如图 2–104）。因为只有稳定了髋关节之后，才能正确地进行髋部内旋或外旋的运动。关于这点，我在第三十六式“单腿前屈背部伸展式”中也有讲述。

（2）蝴蝶式是靠启用髋关节来运动的，而非膝关节，因此要把注意力放于髋部。在练习束角式时，可以调整脚板的位置以适应不同的练习者：对于髋部比较僵硬的练习者，可以将脚心展开来加大髋部的练习；对于髋关节外旋好的练习者，可以通过将脚心相对、脚趾回勾来启用腿部力量以减少髋部的灵活度，从而锻炼到髋部肌群。

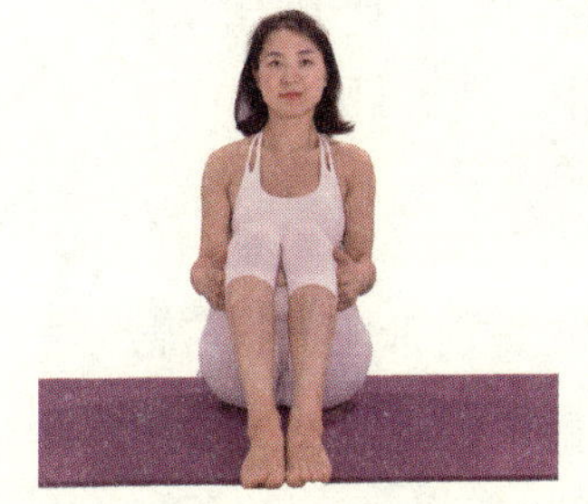
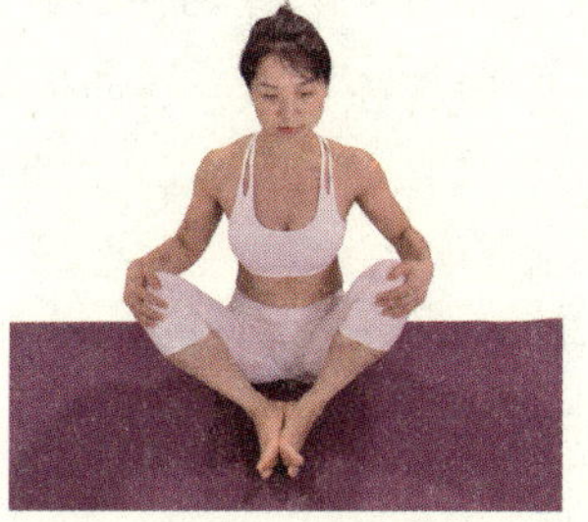
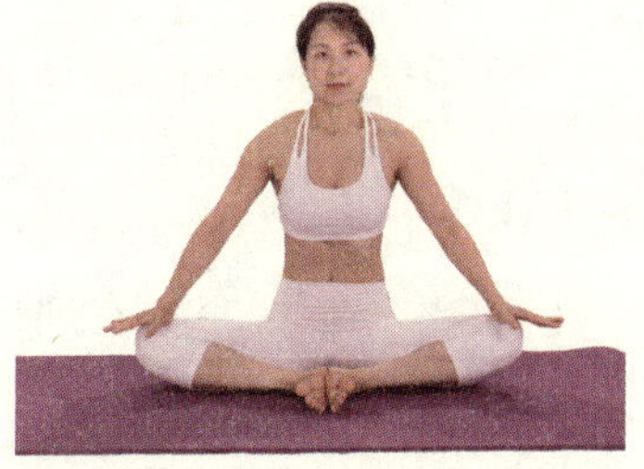

▲ 图 2–104　蝴蝶式和束角式参考图

四十六、坐角式

1. 了解体式及功效

坐角式是一个锻炼髋关节外展能力的体式（图 2–105）。它可以锻炼到髋关节外展肌群，让练习者的腿部线条变得更加匀称，并能促进骨盆区域的血液循环，对生殖系统有益。当身体前屈时，通过锻炼髋关节的前弯能力来帮助背部得到放松，进而放松心脏，让身心平静下来。

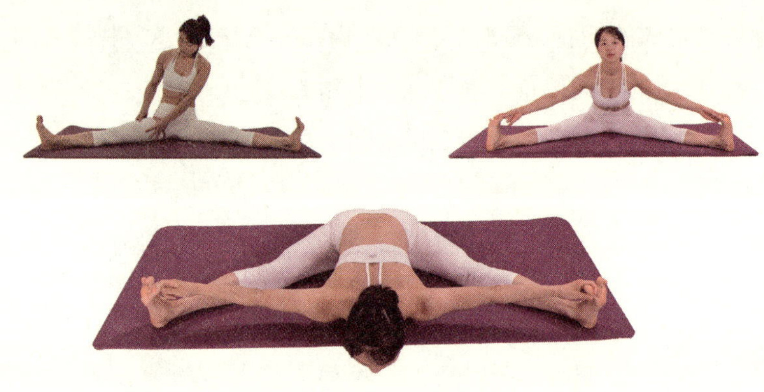

▲ 图 2–105　坐角式

2. 体式引导词

（1）直角坐姿，调整呼吸。

（2）将双腿向两旁分开，在身体能接受的范围内尽量展开腿部——大腿内旋并让臀部肌肉向后展开使骨盆摆正，脚趾尖面向正上方。上半身稍向前移动，用双手食指、中指和大拇指勾住双脚的大脚趾。

（3）吸气，展开胸腔并延伸身体前侧；呼气，头部带动上半身向前、向下，尝试着将前额着地，感受腿部后侧肌群的拉伸以及背部区域的延展。可以尝试着让下巴向前带动胸部着地，跟随呼吸感受腿部后侧区域的伸拉和放松。保持 8~15 个呼吸。

（4）吸气，将身体向上立直；呼气，松开双手，收回双脚，调整呼吸。

3. 体式分析

（1）当上半身向前移动时，练习者容易丢失臀部及腿部力量而带来不稳定感，所以应尽量稳定臀部及腿部，这样做能更好地延伸脊柱；而如果我们想通过这个体式来拉伸腿后侧肌群，则需要通过向前蹬送脚后跟、向后移动坐骨来做到。

（2）对于初学者来说，坐角式是一个很容易拉伤其腿部肌肉的体式。要遵循髋关节的运动模式，循序渐进地进行练习，来感受髋部的打开。

四十七、转躯触趾式

1. 了解体式及功效

转躯触趾式是一个将双腿分开并扭转身体的体式（图 2–106）。它通过扭转帮助练习者按摩脊柱及身体，温和地刺激并锻炼腹部器官，对内脏有益。它能灵活肩部并打开胸腔，锻炼呼吸系统。

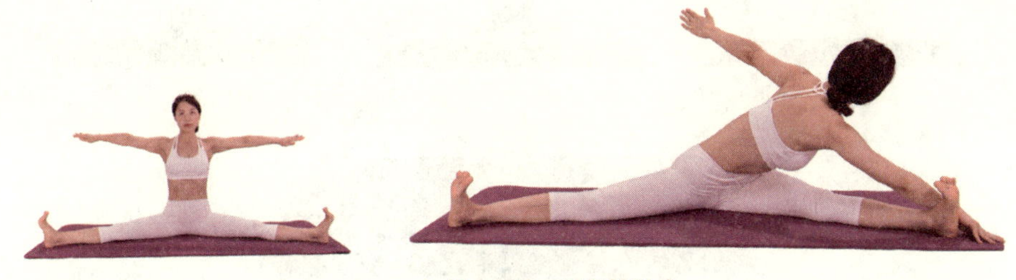

▲ 图 2–106 转躯触趾式

2. 体式引导词

（1）直角坐姿，调整呼吸。

（2）将双腿向两旁分开——在身体能接受的范围内尽量展开腿部，大腿内旋并让臀部肌肉向后展开使骨盆摆正，脚趾尖面向正上方。

（3）吸气，将双臂向两侧展开，与肩平齐，指尖向两侧无限延伸。

（4）呼气，将手臂和身体先向左后方扭转，再慢慢向下，右手抓握左脚外侧，左臂向后展开，尽量让双臂和双肩保持在一条斜线上，稳定右侧臀部不要离开地面，保持 5~8 个呼吸。

（5）吸气，缓慢地将身体立直；呼气，放松双臂还原体侧，调整呼吸，做反向练习。

3. 体式分析

（1）当身体向一侧扭转时，对侧的臀部容易失去稳定而离开地面，此时可以让臀部和腿部肌肉努力地寻找地面以稳定住扭转的起点。

（2）通过将左臂向后伸展来转动胸腔，可刺激胸廓并锻炼到横膈膜，帮助练习者进行深呼吸。

四十八、龟式

1. 了解体式及功效

练习龟式时，练习者模仿一只乌龟，让精神变得宁静（如图 2–107）。龟式可以拉伸腿部和髋部肌肉群，灵活肩膀，让练习者感觉到很开心。

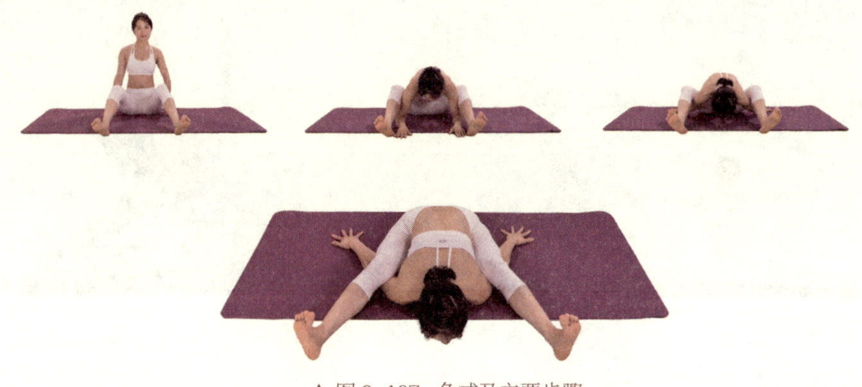

▲ 图 2–107　龟式及主要步骤

2. 体式引导词

（1）直角坐姿，调整呼吸。

（2）将双腿分开，两个脚后跟之间的距离约为 45 厘米，弯曲双膝并抬高膝关节，让脚后跟点地，前脚掌抬起来。

（3）呼气，上半身向前、向下，将身体面向地面，双手手掌着地并稳定身体。双臂从双膝下方钻进来再向后伸展，手掌着地，指尖朝后，放松膝关节，将脚后跟稍向前蹬送，保持腿部拉伸的状态，再试着放松肩膀前侧、下巴和胸部并靠近地面，保持 8~15 个呼吸。

（4）吸气，缓慢地抬头，弯曲膝关节，将双臂从膝关节下方抽出来，收回双脚，调整呼吸。

3. 体式分析

（1）在练习时，要尽量避免腿部压在手肘上给其带来压力。

（2）有一部分练习者因为肩膀特别紧张而导致身体无法向下，此时要让身体从髋关节开始向前弯曲，再通过放松肩膀，便可以很轻松地将身体往下降低了。

四十九、射箭式

1. 了解体式及功效

射箭式也叫拉弓式，练习者通过将双手抓握双脚，像弓箭手拉开弓弦一样，眼睛盯住前方，像在瞄准一个目标（图 2–108）。它能提高腿部和髋部的灵活性，使双脚、双腿、双手、双臂变得更加有力。让大脑的注意力变得更加集中，从而提高练习者的专注力。

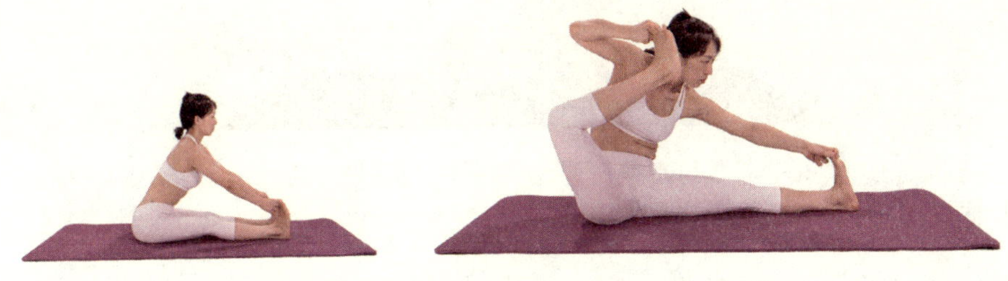

▲ 图 2–108 射箭式

2. 体式引导词

（1）直角坐姿，调整呼吸。

（2）将上半身稍向前倾，双手食指、中指和大拇指勾住双脚的大脚趾，眼睛平视前方。

（3）吸气，向外弯曲右肘和右膝并抬高右腿离开地面，右手向上拉右脚直到脚后跟贴向耳朵。保持左腿伸直，左边的手不要滑脱，眼睛看向左脚。停留 5~10 个呼吸。

（4）吸气，轻轻将右脚放回原位，做反侧练习。

五十、侧鸽式

1. 了解体式及功效

以下关于鸽子的三个体式都非常美，分别是侧鸽式、鸽子式和鸽王式。接下来我将一一解说这三个体式。侧鸽式可以打开髋关节，提高大腿前侧肌群的柔韧性并伸展腰腹肌肉群。它帮助练习者打开胸腔，纠正驼背，作用到呼吸系统，练完后会感觉到肩背部很舒服（图 2–109）。

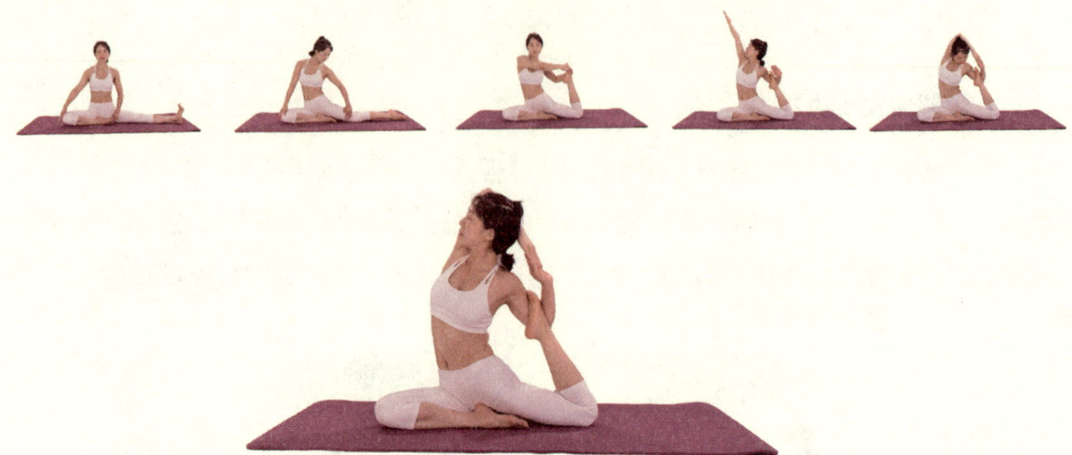

▲ 图 2-109 侧鸽式及主要步骤

2. 体式引导词

（1）直角坐姿，调整呼吸。

（2）吸气，弯曲右膝，将右脚后跟贴向会阴处，向旁侧展开左腿并弯曲左膝向后，小腿竖起来，双手抓住左脚。左大腿向内旋转使大腿前侧朝向地面的方向，膝盖向下，臀部肌肉向后展开，这是初学者的做法。

（3）当上一步没有压力时，进而将左脚背放于左手肘内侧，用手肘勾住脚背以稳定小腿，稍稍转动身体面向右侧。吸气，延伸右臂向上；呼气，弯曲右肘，右臂绕过后背，将双手在身体后方相握。

（4）吸气，放松胸椎并延展上半身；呼气，向后展开双肩并扩展胸腔，注视右后方。保持 5~10 个呼吸。

（5）呼气，放松双臂还原体侧，进行反侧练习。

五十一、鸽子式

1. 了解体式及功效

鸽子式也叫睡天鹅式，是通过外展并外旋髋关节来放松练习者身体的体式（图 2-110）。它能拉伸前侧腿对应的臀部肌群，及后侧腿对应的髋屈肌群，进而加强髋关节的灵活性。当练习者将身体向上立起来时能打开胸腔并拉伸腹部，美化侧腰线条；而当练习者将身体往下并将身体重心放于前侧腿上时，通过自身体重作用到髋部，能灵活髋部并达到瘦腿的功效。

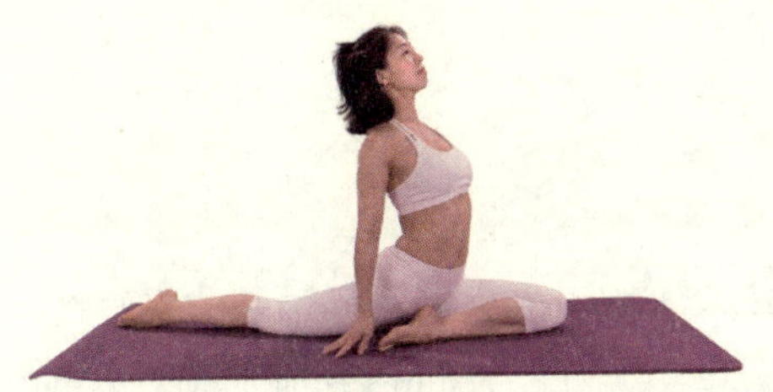

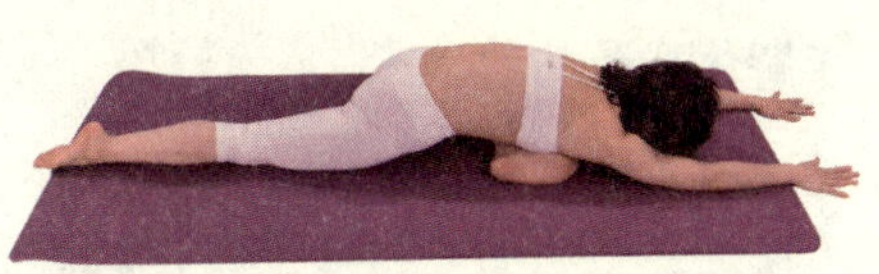

▲图 2-110 鸽子式

2. 体式引导词

（1）先来到侧鸽式（前一个体式）的准备式。

（2）将身体转向左大腿的方向，左脚脚心抵放于右髋根部，让右大腿前侧、右膝和右脚背尽量贴在地面上并保持在一条直线上。通过将右侧大腿内旋、左侧大腿往回拉这两个力来使骨盆摆正并处于中立位。

（3）吸气，上身微微向后并展开胸腔，延伸整条脊椎；呼气，上半身向前延伸并向下降低，依次将腹部和胸部贴于左腿上，感受左大腿根部及左臀外侧的拉伸。停留 8~15 个呼吸。

（4）吸气抬头，缓慢地将上半身立直还原，调整呼吸，进行反侧练习。

3. 体式分析

（1）可以把下犬式作为预备姿势，因为从下犬式进入到鸽子式的练习方式更有利于练习者将骨盆摆正。

（2）当将身体降低贴向前腿时，前腿的位置摆放决定了这个动作的强度。对于髋关节比较紧张或膝关节、脚踝有问题的练习者，只需要将前脚脚心抵放于对侧大腿下方即可；而对于髋关节特别灵活的练习者，将膝关节置于髋关节外侧能加大体式强度；当把前侧小腿置于平行于瑜伽垫短侧的位置上时，需要练习者有强大的髋部肌群来稳定身体。

（3）如果练习者有膝关节或脚踝方面的问题，则不能追求体式中的练习幅度，为了减少前侧脚踝及膝关节的压力，建议练习者在练习时，尽量不要无意识地趴在腿上，而要充分调动双腿及臀部周围的肌肉力量来稳定骨盆。使用瑜伽辅助品放于前侧腿下方可以支撑骨盆并减少相关压力。

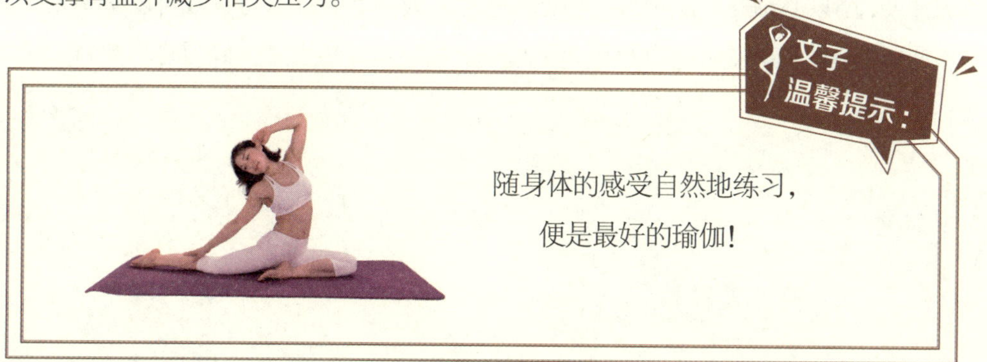

文子温馨提示：

随身体的感受自然地练习，
便是最好的瑜伽！

五十二、鸽王式

1. 了解体式及功效

鸽王式是一个非常吸引人的体式，但它并不适合大部分人，哪怕是非常有经验的练习者也要谨慎练习。要当练习者具备很强大的背部力量及脊柱的柔韧性时，才可以尝试练习此体式（图 2–111）。它能完全地打开胸腔，给练习者带来自信。能充分地拉长身体前侧肌肉特别是核心区域的肌群。

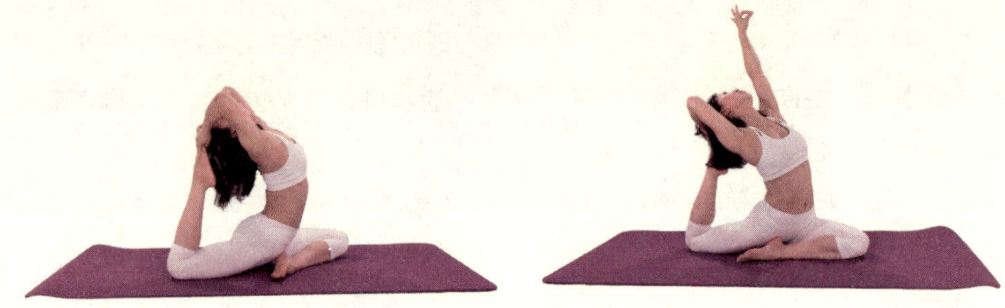

▲ 图 2–111　鸽王式

2. 体式引导词

（1）来到鸽子式（前一个体式），左腿在前，右腿在后。

（2）将右腿向后弯曲让小腿向上，右手食指、中指和大拇指勾住右脚大脚趾，左手先扶住地面稳定身体重心，再缓慢地向上反转肩关节，右肘向上抬起，将胸腔完全展开。当身体稳定以后，将双手同时抓住右脚，或将其中一只手向上举起，并结成瑜伽的智慧手印如参考图。保持 5~8 个呼吸。

（3）吸气，缓慢地放松双手，将右脚落回地面，身体回到直立状态；呼气，降低身体向前、向下，来到俯卧位并放松腰背肌肉。进行反侧练习。

3. 体式分析

因为这个体式的强度很大，在体式中，胸腔完全地扩张开来，腹部也得到了比较强烈的伸展，所以必须尽可能地放松自己。将舌头抵住上颚并保持呼吸可以缓解紧张感。先借用伸展带辅助练习，通过循序渐进的练习，最终可完成此式。练习时不要急于求成，否则容易受伤。

五十三、动物放松式

1. 了解体式及功效

动物放松式是通过模仿动物来放松身体的姿势。它能缓解背部的紧张感，帮助练习者平静内心（图 2-112）。

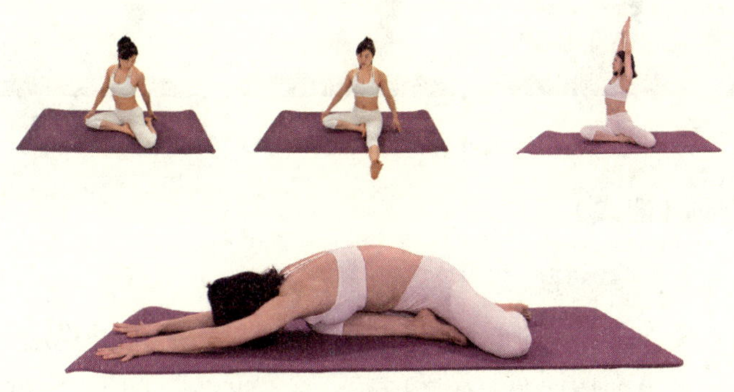

▲ 图 2-112 动物放松式

2. 体式引导词

（1）直角坐姿，调整呼吸。

（2）将右膝向内弯曲，脚后跟贴近会阴处；将左膝向后弯曲，脚后跟贴近左臀外侧。

（3）吸气，向上延伸双臂，掌心朝前；呼气，将身体向右侧转动直到面向右腿的方向，腹部中线尽量对准右大腿中线。

（4）吸气，延展脊柱；呼气，上半身向前、向下并靠近右腿——腹部贴靠大腿，胸部寻找膝盖前侧的地面，停留尽量长的时间，放松身体。

（5）吸气，保持臀部稳定于地面上，将手臂和上身向上立直。

（6）呼气，放松双手，向前伸直双腿，调整呼吸。做反向练习。

五十四、船式和半船式

1. 了解体式及功效

船式像一艘带桨的船只——脚的位置稍高；而半船式，则像一艘船的形状——头顶和脚趾一条线（图 2-113）。这两个体式都能锻炼到核心肌群，并帮助练习者保持下背部的强健。不过，船式主要锻炼到下腹部并作用到腹内器官如肠部等，而半船式，则主要锻炼到上腹部并作用到上腹部内脏如肝脏、脾脏等。

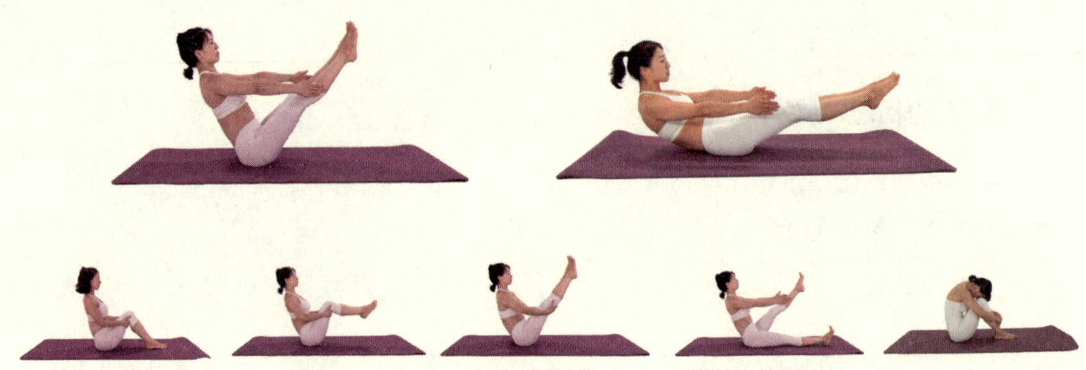

▲ 图 2-113 船式和半船式参考图

2. 体式引导词（船式）

（1）直角坐姿，调整呼吸。

（2）弯曲双膝，让脚板着地，双手扶膝，收紧腹部核心并稳定臀部重心。

（3）吸气，缓慢地抬高双腿离开地面，当小腿平行于地面时停留并调整呼吸。尽量收腹，保持核心区域的稳定，再将双腿夹紧以稳定身体。如果腰部没有压力时再进行下一步练习。

（4）吸气，缓慢地向上伸直双腿，双脚的位置比头部还要稍微高一点儿。腿部与地面形成的角度约为 60 度。双臂向前伸直，与双肩保持在同一高度上。双手掌心相对，保持呼吸。停留 30 秒。

（5）呼气，放松双臂，将双脚落回地面上，双手环抱小腿，坐立抱腿式休息。

3. 体式引导词（半船式）

（1）直角坐姿，将双手十指交握放于脑后，或向前伸直如参考图，调整呼吸。

（2）呼气，将上半身向后仰，抬高腿部离开地面，保持膝关节和脚趾伸直，用臀部的力量来维持身体的平衡，腿部与地面形成的角度约 30~35 度，头顶和脚趾在同一条直线上。

（3）呼气，放松双臂，双腿落回地面，坐立抱腿式休息。

4. 体式分析

（1）练习者需要启用核心肌群和盆底肌群来支持腰腹。核心力量不够时不要练习，因为那样会给腰椎带来很大的压力。同时，练习者也不要将腰背伸得过直，稍微卷腹和弓背可以保护腰椎。当有压力时，练习单腿船式即可。

（2）练习时保持正常呼吸可让腹部肌肉和腹部器官都得到练习。

五十五、直立手抓脚伸展式

1. 了解体式及功效

直立手抓脚伸展式属于坐姿平衡体式，可以提高腹部和大腿的控制力，帮助练习者建立身体的平衡并稳定情绪（图 2–114）。

2. 体式引导词

（1）直角坐姿，调整呼吸。

（2）弯曲双膝，让脚后跟贴向臀部，用双手抓住双脚脚趾。

（3）吸气，双手辅助双腿抬高并伸直，保持身体的平衡。停留 5~10 个呼吸。

（4）呼气，放松双脚，调整呼吸。

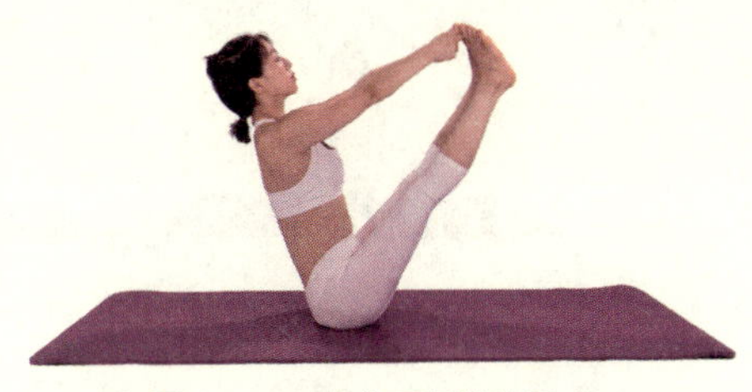

▲ 图 2–114 直立手抓脚伸展式

五十六、脸朝上背部伸展式第一式

1. 了解体式及功效

这是一个坐姿平衡体式。此式可在平衡的基础上来伸展腿后肌群。因为身体的平衡主要靠腹部来支撑，所以可以锻炼到腰腹的控制力（图 2–115）。

2. 体式引导词

（1）来到直立手抓脚式（前一个体式），掌握平衡之后松开脚趾，用双手抓住脚后跟。

（2）吸气，保持颈部的伸展，将头部和身体慢慢靠近双腿；呼气，前额慢慢贴靠小腿，保持腹部的控制，停留 5~10 个呼吸。

（3）呼气，松开双手，回到坐立抱腿式，调整呼吸。

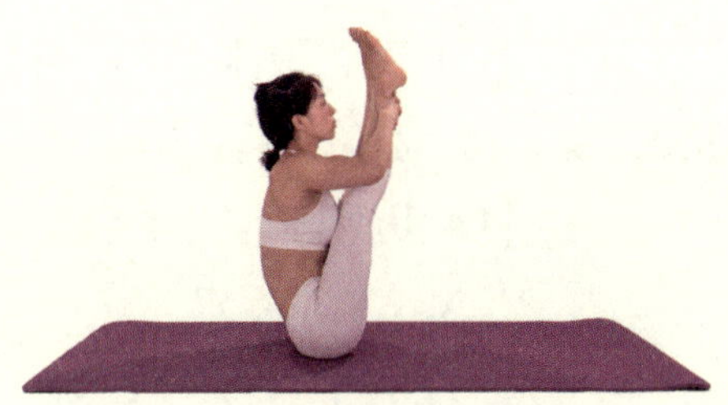

▲ 图 2–115 脸朝上背部伸展式第一式

五十七、莲花坐式

1. 了解体式及功效

莲花式是最被人熟知的瑜伽体式之一，常用来打坐冥想。但很多练习者的身体条件都不太适合练习莲花坐。所以，本体式也是瑜伽中最容易受伤的体式之一（图 2-116）。莲花式可以平静大脑，因为当双腿盘住时，更多血液来到上半身，可帮助练习者获得平静。这个体式也可以滋养脚背、脚踝和膝关节，对骨盆区域有益。

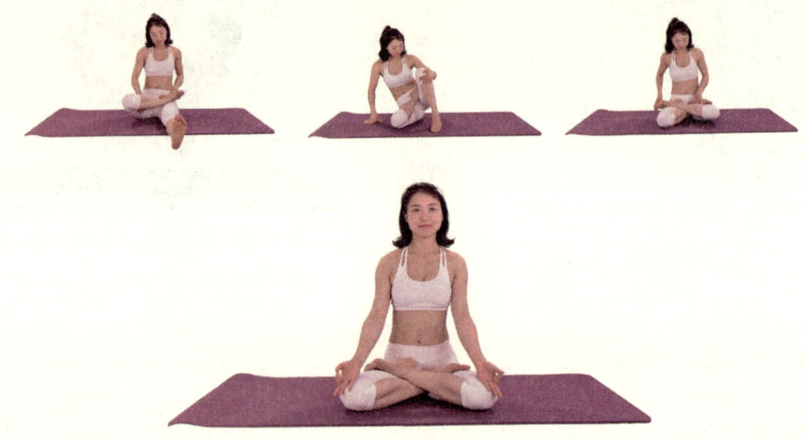

▲ 图 2-116　莲花坐式

2. 体式引导词

（1）直角坐姿，调整呼吸。

（2）先将右侧髋关节外旋，再弯曲右膝，将右脚背放于左大腿根部上方，放松膝关节。

（3）将重心放于右侧臀部，弯曲左膝并将左侧髋关节外旋，左脚脚背放于右大腿根部上方，两个膝关节都要放松。

（4）将双手放于膝盖上，食指和大拇指连接，保持呼吸。

3. 体式分析

（1）在体式的第二步中，先将右侧髋关节外旋，再弯曲膝关节的目的是让练习者了解到此式和髋部的灵活度有关。当弯曲膝关节以后，再尝试着往外拨开小腿肌肉让小腿外旋，可以帮助练习者找到膝关节在此式中的舒适感。而有一部分练习者，在小腿外旋时反而感觉到膝关节不舒服，在这种情况下需要继续调整姿势。

（2）你是一位瑜伽老师，请问你会盘莲花坐吗?

“是否能盘莲花坐”这个问题，经常被用来衡量作为一名瑜伽老师的标准，而这是一个极大的误区。有一部分瑜伽老师因为自己盘不了莲花坐而非常懊恼，这是因为缺少对身体的认识所致。莲花式需要练习者的髋关节具有很好的外旋能力。盘腿时若发现膝盖翘起很高的情况，说明髋部及腿部肌群过于紧张，应先通过体式来锻炼髋关节的灵活度。如果在膝盖很高的前提下将另一条腿“掰”上去，很容易让膝关节内的半月板受伤（参考理论篇中关于膝关节的活动范围）。所以，如果你的骨骼情况适合盘莲花坐，只要你按照正确的步骤去练习，很快便能做到；而如果你的骨骼情况不适合莲花坐，即便你天天练习，也不会发生本质性的改变。但我们要相信，这并不影响你成为一名优秀的瑜伽老师。

（3）莲花坐与小腿在弯曲时的外旋度和脚踝的灵活度也有一定的关系。

（4）每个人的骨头都是独一无二的，有些人的髋臼比较深，有些比较浅，有些朝内，有些朝外，有些人的股骨头颈部比较长，有些比较短。通过练习瑜伽慢慢认识自己的身体，关注身体的感受，便能找到适合自己的位置，避免伤害发生。

五十八、坐山式

1. 了解体式及功效

坐山式是莲花坐抬手臂式，必须详细阅读莲花坐的有关内容之后再考虑是否适合你练习。高级练习者可在体式中使用收颔收束法（图 2-117）。此式主要与瑜伽理论中的心灵层面有关。具备莲花坐的功效，并可缓解肩部的僵硬，拉伸手臂和背部肌肉。

2. 体式引导词

（1）以莲花坐姿坐立在地面上，将双手十指相扣。

（2）吸气，将双臂举过头顶，翻转掌心向上，尽量伸直手臂。

（3）呼气低头，将下巴抵于胸骨上，放松肩膀，浮肋微收。停留 8~15 个呼吸。

（4）交换腿和手掌的位置，重复练习。

3. 体式分析

当练习者向下低头时，不要憋气，高级练习者可以加入屏息，但屏息不是憋气。

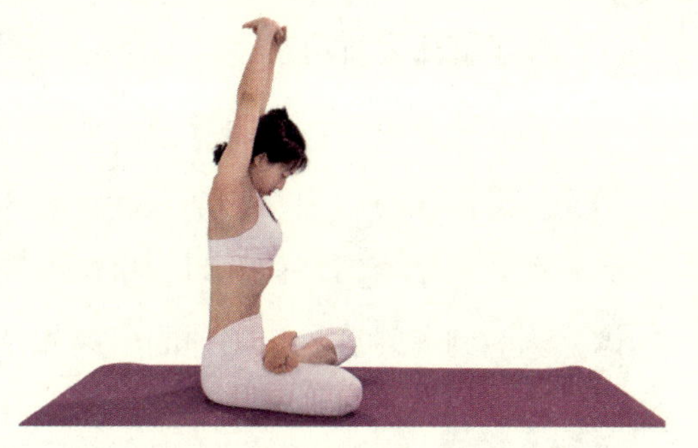

▲ 图 2-117　坐山式

五十九、莲花支撑式

1. 了解体式及功效

莲花支撑式是坐立支撑体式（图 2–118），必须详细阅读莲花坐的有关内容之后再考虑是否适合你练习。它在莲花坐的基础上，能更好地增强手臂、手腕和腹部的力量。

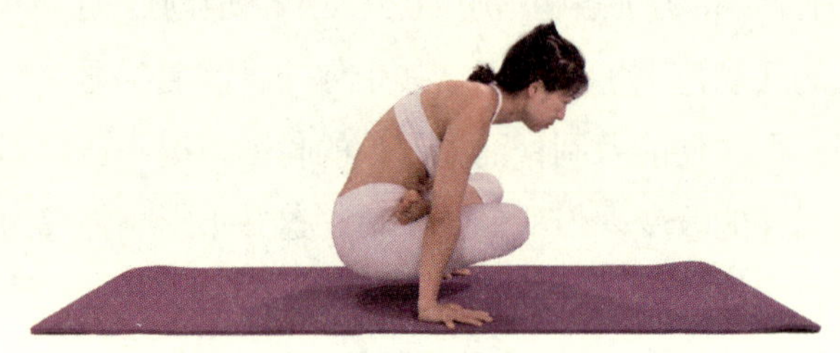

▲ 图 2–118 莲花支撑式

2. 体式引导词

（1）以莲花坐姿坐下。

（2）将手掌放于臀部两侧的地面上，吸气，收紧核心区域并将身体抬离地面，用双手帮助身体保持平衡，停留 5~10 个呼吸。

（3）呼气，放松身体向下落回地面，松开双腿，放松手腕，调换上下位置，重复练习一次。

3. 体式分析

练习此式时，要注意将身体重量均匀地分布于手掌到手臂的力量线上，小心腕骨受到伤害。同时在手臂支撑体式中运用呼吸和收束法，身体会变得轻盈。关于此点，我在理论篇有提及。

六十、狮子式

1. 了解体式及功效

狮子式参考了印度神话中毗湿奴的人狮化身的故事。它不光是一个体式，也可以归为一种清洁法，为高级调息做准备（图 2–119）。必须详细阅读莲花坐的有关内容之后再考虑是否适合你练习，也可以选择其他坐姿来练习狮子式。狮子式可以强壮身体，刺激到平时容易忽略掉的肌肉如颈部后方的深层肌群，恢复脸部及颈部肌肉的弹性，可以美容。还能锻炼到舌头和喉咙，对眼睛和耳朵有益。通过强壮肺部来清除不良情绪，让人很开心。

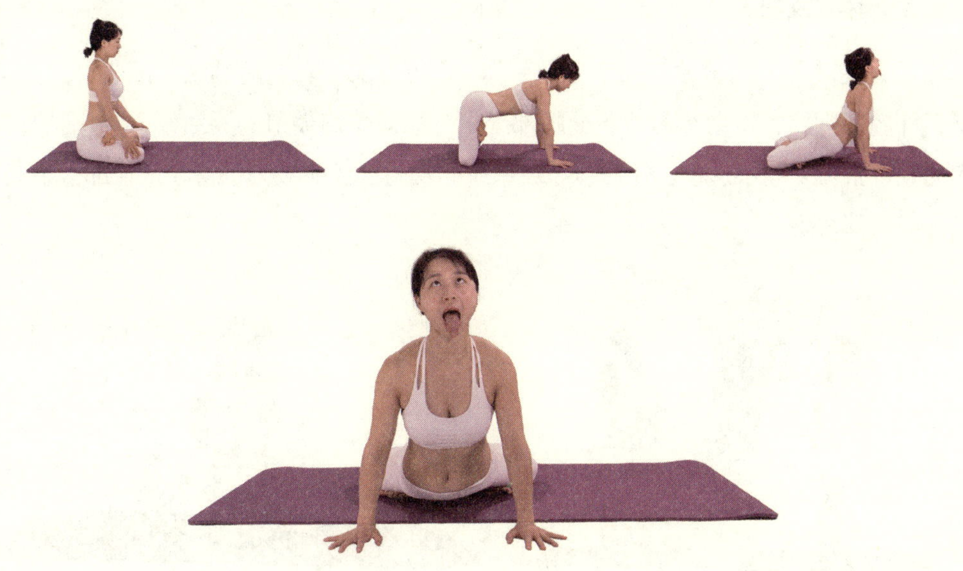

▲ 图 2-119 狮子式

2. 体式引导词

（1）以莲花坐姿坐下。

（2）将上半身向前移动，用双手支撑地面，让膝关节着地。

（3）继续向前降低身体，将骨盆往下放松并沉向地面，保持背部的伸展，将双臂伸直，展开胸部，调整呼吸。

（4）用鼻子深吸一口气后，张大嘴巴、伸出舌头并将舌头往下拉向下巴，用嘴巴长长地呼气，从喉咙后部发出像狮子一样响亮并拉长的“哈”声，直到呼气结束，眼睛张大注视眉心。当气呼尽时，舌头慢慢收回，闭上嘴巴。重复练习 5~8 次。

（5）双手保持支撑，收腹并将臀部向上抬起，往后坐回莲花坐姿。调换腿的位置，重复一次。

3. 体式分析

（1）呼气是自舌根处延伸舌头，保持呼气时缓慢而均匀，并随每次呼气改变强度。

（2）不要因为害羞而不敢练习，把自己想象成百兽之王狮子一样，把注意力关注于眉心轮和喉轮可以帮助练习者提高体内的能量层。

六十一、牛面式

1. 了解体式及功效

牛面式集髋关节和肩关节的练习于一体（图 2–120）。它能刺激髋部肌群并调整骨盆不正等髋部问题，帮助练习者疏通腿部经络。能锻炼肩关节的灵活性，治疗驼背，缓解因肩颈紧张带来的不适感，并增强呼吸系统的功能。还能减去手臂和上背部多余脂肪，塑造完美肩部线条。

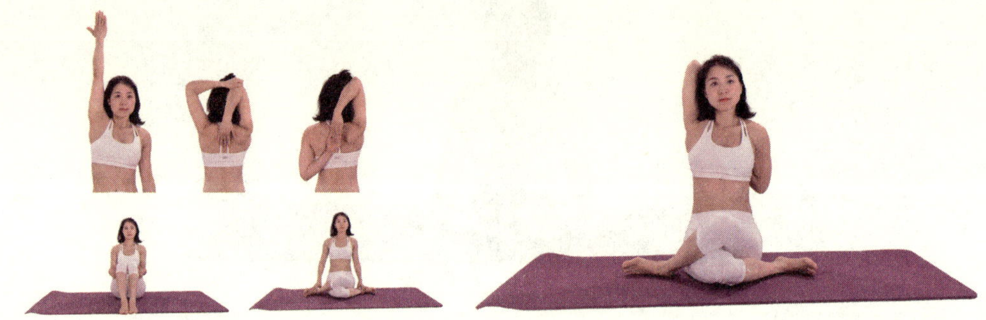

▲ 图 2–120　牛面式及主要步骤

2. 体式引导词

（1）直角坐姿，弯曲双膝，让脚板着地。

（2）将右脚从左大腿下方穿过来，脚后跟贴于左臀外侧。左脚绕过右膝，脚后跟放于右臀外侧。臀部不要坐在脚后跟上。

（3）吸气，将右臂向上延伸，转动右手掌心向后带动肩关节外旋，之后再弯曲右臂，将右手向下去触摸肩胛骨中间的位置（手和腿的位置保持相反）。伸展左臂向上，用左手辅助右肘向左侧拉伸，从而更好地打开右侧肩膀。

（4）将左手收回并向左侧展开，转动左手掌心向后带动肩关节内旋，再向后弯曲手肘，让双手于身体后方互握，双手互相拉动并将双臂靠近身体的中线位置。保持 8~15 个呼吸。

（5）呼气，放松双手和双脚，交换手和脚的位置重复练习一次。

3. 体式分析

（1）对于髋部特别僵硬的练习者，当两条大腿无法交叉坐立时，可将臀部微微垫高来让臀部坐稳。

（2）在练习此式时，要先打开肩膀，之后再打开胸腔。一部分练习者为了让手可以相握而塌腰挺胸，从而让腰部代偿了。这样做不但对腰部不利，同时对打开肩膀没有实质性的作用。正确的做法应该是当双手够不到时不要勉强自己，而是将其搭在背后或用伸展带辅助自己完成。当手的位置摆放好以后，要先微微含胸，将胸椎向后推动手部来感受胸椎的曲度，再配合肋骨的运动，让呼吸变得更加深入。然后再慢慢打开双肩并感受肩关节周围肌群的伸展。

（3）当在此式中将身体前屈时，通过对髋关节施加一定压力能很好地伸展髋关节外侧肌肉群。

六十二、苍鹭式

1. 了解体式及功效

苍鹭式也叫鸳鸯式或水鸟式（图 2–121）。当膝关节向后弯曲时，可以灵活练习者的脚背脚踝，滋养膝关节。这个体式还可拉伸腿后侧肌肉群并锻炼腹部器官。

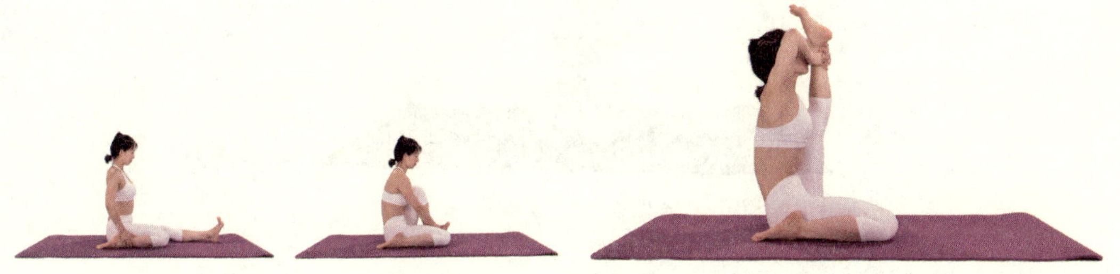

▲ 图 2–121 鸳鸯式

2. 体式引导词

（1）直角坐姿，调整呼吸。

（2）弯曲右膝向后，将小腿肌肉拨开，让脚后跟贴向臀部，脚背贴地，脚趾向后伸展。弯曲左膝，用双手抓握住左脚。调整呼吸。

（3）吸气，保持双手握住左脚的状态并将左腿向前伸直，调整骨盆让其处于中立位。

（4）呼气，弯曲手肘，缓慢地将左腿拉向身体，依次将腹部、胸部和头部贴向左腿，感受腿部及腰背部区域的伸展。停留 5~10 个呼吸。

（5）吸气抬头，延伸脊柱，呼气，放松左腿落回地面。调整呼吸，做反侧练习。

3. 体式分析

（1）对于腿部后侧紧张的练习者，无法很好地做到这个体式时，可先通过练习其他体式来提高腿后侧的柔韧性。

（2）脚背不灵活或膝盖有问题的练习者要随时关注身体的感受，可坐在一块瑜伽砖上来减少关节的压力。

六十三、英雄式

1. 了解体式及功效

英雄式是一个髋关节内旋的体式，在饭后练习有助于消化（图 2–122）。它可以滋养练习者的脚背、脚踝和膝关节，帮助养成完美足弓。

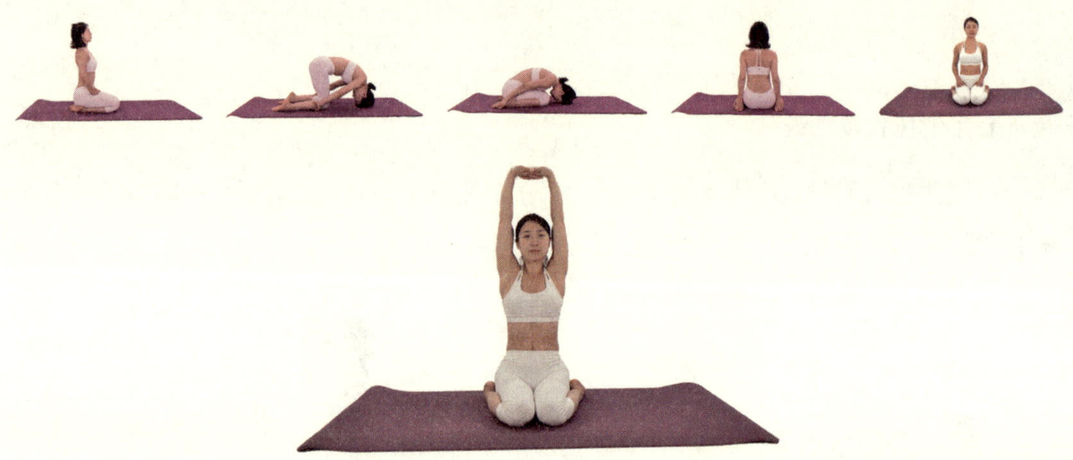

▲ 图 2–122 英雄式

2. 体式引导词

（1）金刚坐姿，将臀部坐于脚后跟上。

（2）将身体向前、向下，抬高臀部向上离开脚后跟并让头顶百汇穴着地。双手大拇指朝内将小腿肌肉向外拨开，让臀部向后落于脚后跟之间的位置上。

（3）将背部向上直立起来，双手搭放于大腿上，保持呼吸。这是第一个练习方式。

（4）将双手十指交握，翻转掌心向上并将双臂向上举过头顶。停留 8~15 个呼吸。这是第二个练习方式。

（5）呼气，放松双手落回地面上，抬高臀部移到一旁并将双腿向前伸直，放松脚趾，调整呼吸。

3. 体式分析

脚背僵硬或膝关节不舒服的练习者，在臀部下方放置一块瑜伽砖能减少脚背压力，通过循序渐进的练习直到让关节得到放松。

六十四、卧英雄式

1. 了解体式及功效

卧英雄式是英雄式的深入练习（图 2–123）。在英雄式的基础上，这个体式还能帮助练习者更好地拉伸身体的前侧，给腹部器官创造更大的空间，更多血液来到了上半身，让身体前侧得到伸展。

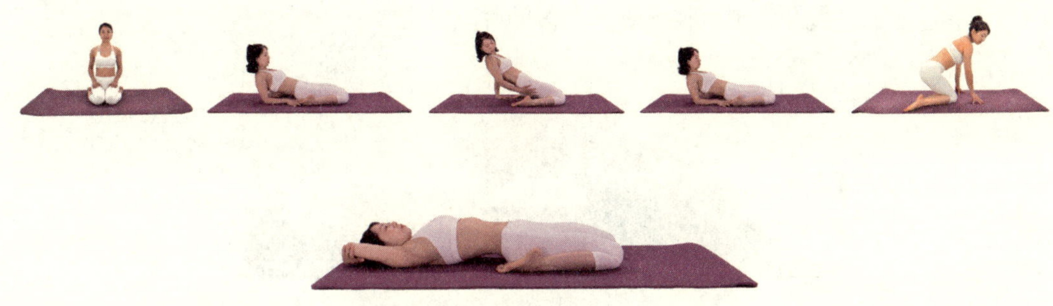

▲ 图 2–123 卧英雄式

2. 体式引导词

（1）英雄坐姿，调整呼吸。

（2）呼气，身体向后，用手将臀部肌肉往前推向膝关节的方向，躺下去时不要挤压到腰椎。

（3）将双肘落于地面上，有控制地将背部放于地面上。双臂举过头顶，双手抱肘。如果手臂向后时背部拱起很高的话，可以将手放于臀部两侧。停留 8~15 个呼吸。

（4）双手抓脚，手肘推地，身体先侧向一旁，收紧核心，眼睛看向肚脐，缓慢地将身体带回。

（5）身体向前，抬起臀部，双腿并拢移向一侧，拍打脚背，放松身体。

3. 体式分析

（1）脚背有压力的练习者应该先练习英雄式，之后再来练习此式。膝关节有问题的练习者练习此式时需特别谨慎。使用瑜伽抱枕垫于背部下方可减少膝关节和腰椎的压力，而将毛毯放于脚踝下方则可以减轻脚踝和脚背的压力。

（2）进入或者退出此体式时，要使用腰腹部核心力量。

六十五、榻式

1. 了解体式及功效

榻式是卧英雄式（上一个体式）的加深（图 2-124）。榻式在卧英雄式的基础上，还可以帮助练习者打开肩膀，帮助缓解背部的僵硬感，能锻炼后弯能力并加强整条脊柱的力量，从而纠正驼背。练习榻式时，呼吸系统得到了深度的锻炼，可以打开练习者的内心。它还能通过展开和刺激腋下肌群来帮助淋巴排毒。

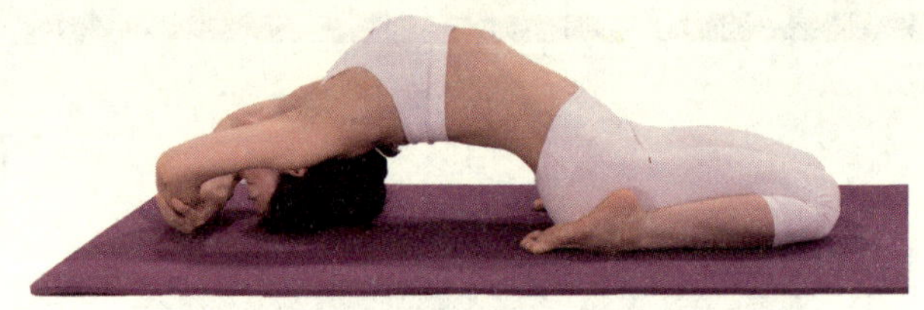

▲ 图 2-124　榻式

2. 体式引导词

（1）来到卧英雄式。

（2）双手握住双脚，手肘夹紧侧腰，利用手肘往下推地的力量将上半身向上抬离地面，头部后仰并将头顶落于地面上。

（3）保持身体的稳定，缓慢地将双手向头顶的方向伸展，双手互抱对侧肘头，保持腋窝下方的空间，展开胸腔。停留 5~10 个呼吸。

（4）先收回双手回到握住脚的姿势，手肘再一次夹紧侧腰并往下推地，先稳定上背部的力量并收腹，慢慢地将背部放回地面。

（5）用卧英雄式的方式收回身体，调整呼吸。

3. 体式分析

（1）只有在练习卧英雄式没有压力时，才可以尝试这个体式。初学者可以使用瑜伽抱枕放于背部下方来练习。

（2）要特别注意不要让颈椎受到压力。通过打开肩膀来让胸椎得到支持，能有效避免颈椎受压。同时，展开锁骨、内收肩胛骨并往上推这些小细节都能帮助练习者将意识集中于背部，展开胸腔并放松脖颈区域。

六十六、门闩式

1. 了解体式及功效

门闩式是一个跪姿的侧向伸展体式（图 2-125）。它可以让整个骨盆区域得到伸展，提高脊椎的侧弯能力。还能锻炼到肩膀及整个后背，缓解肩颈的紧张感。

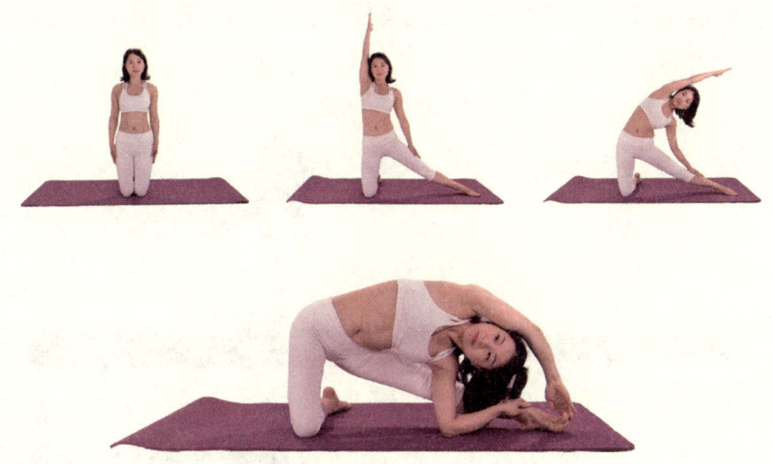

▲ 图 2-125 门闩式

2. 体式引导词

（1）跪立在地面上，将双膝和小腿着地，调整呼吸。

（2）向左侧打开并伸直左腿，左脚尖和右膝在一条直线上，而右侧身体和右腿在一条直线上。吸气，向上伸展右臂，大臂贴近右耳，掌心朝内，将左手搭放于左膝外侧。

（3）吸气，延伸脊柱；呼气，身体向左侧延伸再缓慢向下，左手沿着小腿继续向前伸展，右臂往耳朵的方向无限延伸，停留 5~8 个呼吸。这是第一种练习方式。

（4）在完成第三步以后，练习者可以将髋部稍微朝向地面的方向转动，并继续向下，直到双手都抓握住左脚，再将胸腔向上翻转，眼睛透过大臂看向上方。停留 5~8 个呼吸。这是第二种练习方式。

（5）吸气，将身体回正；呼气，收回双脚，做反侧练习。

3. 体式分析

（1）膝关节有问题的练习者不宜练习此式，要使用毛毯垫高膝关节以减轻压力。同时要注意到，小腿和脚背是稳定于地面的支撑部分，而不仅是膝关节。

（2）当身体倒向一侧时，要用意识引导反侧的髋关节外缘向里用力以稳定髋部。

六十七、半骆驼式和骆驼式

1. 了解体式及功效

半骆驼式和骆驼式是跪立位的后弯体式（图 2-126）。这两个体式都可以充分地锻炼到肩关节，让练习者的后背得到锻炼，激活背部肌肉并美化背部线条。能有效地打开胸腔、纠正驼背并建立自信。能增加脊柱的弹性，对于那些腰椎生理弯曲消失的人来说，能作为理疗腰椎的体式。

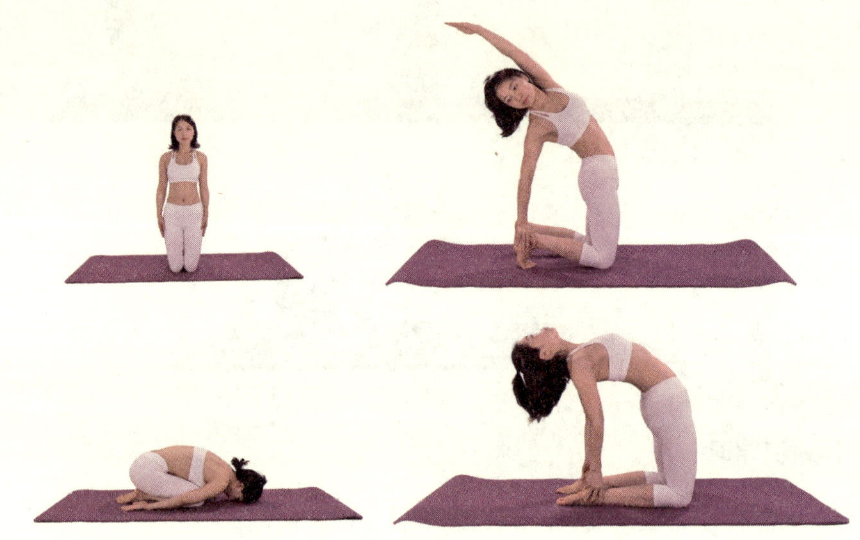

▲ 图 2-126　半骆驼式及骆驼式参考图

2. 体式引导词（半骆驼式）

（1）跪立在地面上，将双膝分开与髋部同宽，让小腿和脚背着地，初学者或脚背有压力的练习者可以用脚趾点地，保持两条小腿相互平行。双膝、小腿、双脚为身体的支撑部分。

（2）呼气，将身体转向右侧，伸展右臂向后，用右手抓握住右脚后跟，将左臂向上伸展。先放松胸椎，再缓慢地把整个背部向上推起来，让脊柱保持后弯的状态，并伸展身体的前侧。保持 5~8 个呼吸。

（3）吸气，保持双腿及核心区域的稳定，缓慢地将上身立直。

（4）呼气，将臀部向后落回到脚后跟上，来到婴儿式休息，把注意力集中于背部。进行反侧练习。

3. 体式引导词（骆驼式）

（1）当练习者熟悉了半骆驼式后，可以进行接下来的骆驼式练习。

（2）先来到半骆驼式，再将左手也向后伸展并抓握脚后跟，保持大腿、背部的力量，并借用两手抓握脚后跟的力量将背部继续往上推高，伸展脖颈向后，停留 5~8 个呼吸。

（3）吸气，收紧核心，将身体向上立直，回到半骆驼式。

（4）呼气，来到婴儿式放松，注意力放于背部拉伸的感觉上。

4. 体式分析

（1）建议学员只练习半骆驼式，并借用瑜伽砖辅助自己进行练习

全骆驼式是一个比较强烈的后弯体式，练习时若掌握不好要点很容易让练习者扭到腰椎。练习者通常会出现以下问题：肩膀没有打开，而腰椎、胸椎和颈椎代偿。

（2）胸椎在此式中易受压

胸椎的后弯度非常有限，所以运用肩关节来完成这个体式很有必要。而很多练习者的肩膀都不够灵活，把胸椎过度挺出去导致胸椎受压。

（3）要稳定此式中的身体支撑部分

练习者要将双小腿和脚背往下推地来稳定身体；再稳定大腿及臀部力量，通过大腿适当内旋来将臀肌展开并避免过度夹臀，进而防止腰椎受到挤压；练习者还需要有比较强大的核心力量，并激活腹内压系统来分担腰椎的压力（关于核心，请大家参考第一章）。

（4）关注呼吸，并将整个胸廓向上提来减轻下背部的压力

呼吸能让胸腔变得更加饱满。所以练习时不但要打开肩膀，还需要激活上背部的力量。同时还不能忘记呼吸，只有当练习者做好了以上要点以后，才能伸展脖颈向后，而不会因为过分仰头而带来脖子的紧张感。在当感觉脖子有压力时，看向前方就可以了，再配合舌头抵住上颚的收束法也能减少脖子的压力。

（5）及时关注腰部的感受，一旦有压力要马上停下来

很多在此式中的风险都是退出体式过于匆忙所造成的。练习者想要安全退出骆驼式必须先稳定核心和下半身的力量，再用腿部力量将身体带起来并回到半骆驼式。同时，将臀部向后移动退回脚后跟也能有效避免退出体式时的腰部压力。在练完之后，要进行大拜式或婴儿式休息，老师可用手法帮学生轻轻拉伸一下腰部。

虽然骆驼式的强度偏大，但只要正确练习便可以让身体受益。老师在教授此式时，最好先示范，并和学员说好注意要点再开始，因为一旦进入体式便很难控制。

六十八、叩首式

1. 了解体式及功效

叩首式可用来作为骆驼式后的一个放松姿势，同时也可单独练习（图 2-127）。它可以按摩头部并刺激头部的血液循环，帮助缓解头部紧张感，并可辅助治疗脱发和白发。它对整个脊柱都有很好的放松作用，帮助练习者舒缓神经系统，提高睡眠质量。

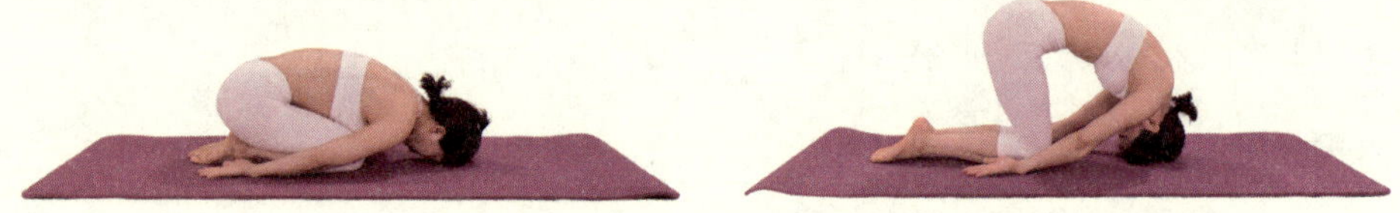

▲ 图 2-127 叩首式

2. 体式引导词

（1）来到跪姿婴儿式，额头着地，放松身体。

（2）吸气，抬高臀部让头顶着地，大腿与地面垂直；呼气，臀部向后落回脚后跟。

（3）重复这两个步骤，让头部在地面上滚动，帮助按摩头皮，双手在地面上随身体前后移动，重复 8~10 次。

（4）呼气，将臀部向后落回脚后跟，让侧脸贴地，调整呼吸。

3. 体式分析

（1）在练习的过程中，练习者不要通过左右观察来检查自己的动作，避免脖子受伤。

（2）有一部分身体比较僵硬的练习者，在抬起臀部时，很难稳定小腿，此时需要将意识来到小腿让其压稳地面。同时要尽量放松身体来练习，专注于脖颈区域，让头部得到完全的放松。

文子温馨提示：

○●俯式（69~94 式）

俯式是膝关节在地面上或身体面向地面的系列体式，支撑面为身体的前面部分。因为练习者的心脏向下亲近地面，会给人带来安全感。这类动作可以用四角板凳式开始，用大拜式或婴儿式结束。

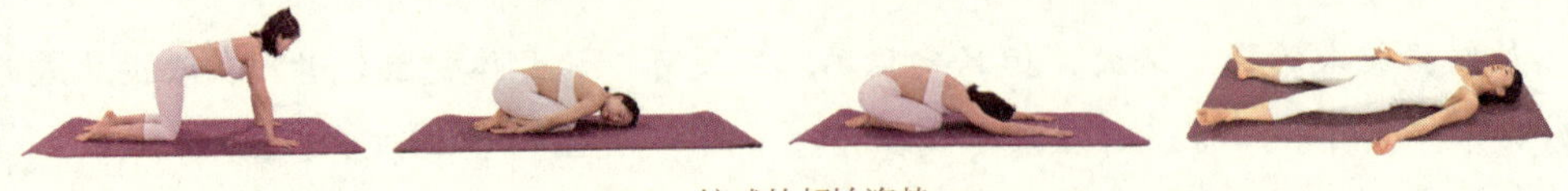

▲ 俯式的起始姿势

六十九、四角板凳式

1. 了解体式及功效

四角板凳式像一把凳子——四肢是支柱，而身体是凳子的“面”。它是一个重要的静态预备姿势（图 2-128）。从四足动物进化到直立行走的人类，我们的上肢逐渐失去支撑功能而变得细长且灵活。在此式中，练习者尝试着回到动物时代，来建立肩膀的稳定和手臂的支撑。

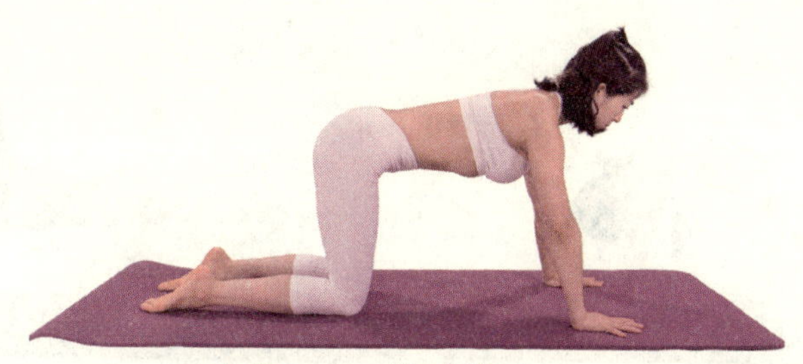

▲ 图 2-128 四角板凳式

2. 体式引导词

（1）用双掌、双膝、小腿和脚背着地在垫面上。

（2）双手位于双肩正下方，两手之间的距离与肩同宽，五指张开铺平，让整个手掌保持稳定；双膝位于髋部正下方，两膝之间的距离与髋部同宽，两条小腿相互平行，脚背着地，让整条小腿保持稳定。

（3）保持双臂和双腿的力量线，让背部平行于地面。脊柱在生理弯曲范围内自然伸展，背部像板凳一样能帮助练习者承担身体的重量。

3. 体式分析

（1）双手摆放的位置要因人而异，目的是让练习者保持脊柱的延伸状态。我们仔细观察不难发现，大腿比手臂稍短一点儿，所以可将手放置于肩部稍靠前的位置上，让上半身保持在一条与地面平行的直线上。一部分肩胛骨稳定性差的练习者，易因肩胛骨翘起而形成“翼状肩”，从而失去了手臂和肩膀的连接，此时要试着激活肩胛骨周围的肌群来稳定肩部。还有一部分练习者易有肘关节过度伸展的问题，可以微屈手肘来保护肘关节。

（2）此式属于最基础的手支撑体式。在手支撑体式当中，手掌要发挥好“杠杆”作用。练习者通过双手来感知地面的力量，再将力量通过双臂上升到双肩；通过双脚脚背来感知地面的力量，再将力量通过腿部上升到髋部。练习者通过感知双手和双腿的连结，最终达到身体的稳定。

七十、猫式

1. 了解体式及功效

猫式是模仿猫伸懒腰的姿态，它通过动态伸展脊柱来放松身体（图 2–129）。我们都知道猫非常灵活，练习猫式能灵活脊柱、消除背部僵硬并缓解背部的不适。在体位法之前练习猫式可以达到热身脊柱的效果。在体位法之后练习猫式，能帮助我们放松身体并获得能量。

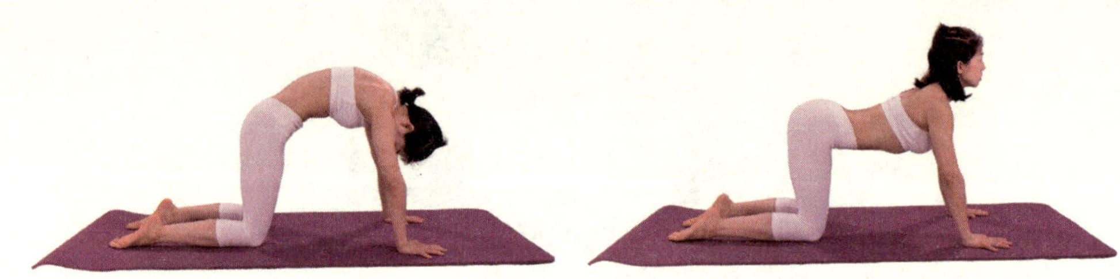

▲ 图 2–129　猫式

2. 体式引导词

（1）来到四角板凳式，将身体放松，调整呼吸。

（2）呼气，缓慢地将背部向上拱起，充分地伸展背部；吸气，缓慢地将背部向下微屈形成一条弧线。配合呼吸重复这两个动作 8~15 次，感受到脊柱的放松。

（3）吸气，停下来并将臀部向后落回脚后跟，让侧脸贴地，来到婴儿式放松身体。

3. 体式分析

（1）我在引导词中提示的“先呼气，再吸气”是通过先呼气排出体内的废气，并让腰部保持拉伸，之后再通过吸气来吸收新鲜的氧气并放松腰椎。

（2）练习者要尽可能地放松身体并用心感受脊椎一节一节向前伸展。当呼气时，按照尾椎、腰椎、胸椎和颈椎的顺序让整条脊柱一节节向上拱起，微微地收腹并卷尾骨，视线看向大腿；而吸气时，按照尾椎、腰椎、胸椎和颈椎的顺序让整条脊柱一节节往下放松，向后抬高臀部并放松腰椎，打开胸腔向前延伸再抬头。

（3）练习时要尽量跟随呼吸的频率，一呼一吸伴随一次动态练习。可随呼吸加快或者放慢练习节奏来激活体内能量。

七十一、虎式

1. 了解体式及功效

虎式模仿一只老虎，是猫式的延伸练习（图 2-130）。同猫式一样，虎式能灵活脊柱，并缓解背部僵硬，还能锻炼大腿，塑造完美臀型，也能锻炼身体的平衡能力。

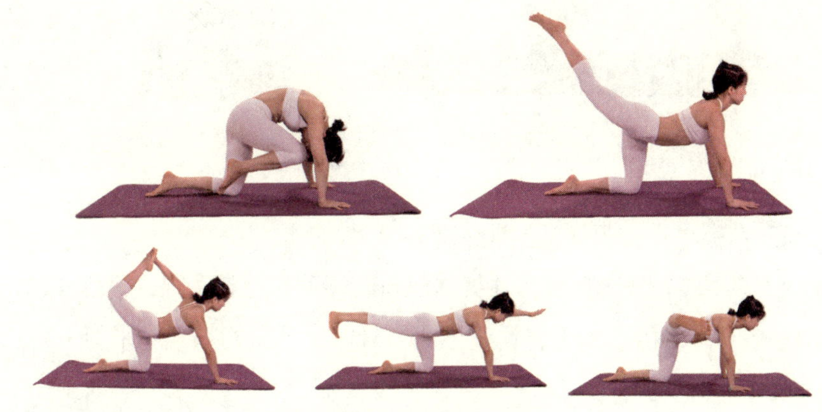

▲ 图 2-130　虎式及变体

2. 体式引导词

（1）来到四角板凳式，调整呼吸。

（2）呼气，轻盈地收腹卷尾骨并将背部向上拱起，抬起右大腿向上靠近腹部，用膝盖触碰鼻尖；吸气，拉长腹部并向后抬高右腿，放松腰部向下，打开胸腔，并将头顶向前延伸再抬头。随呼吸重复这两个动作 3~5 次。

（3）呼气，将小腿和脚背放松着地，臀部向后坐于脚后跟，来到大拜式休息。

3. 体式分析

（1）同猫式。可做成变体如图。

（2）“膝关节找额头”能更好地启用核心力量；而“额头主动贴向膝盖”易带来颈椎的紧张感。

七十二、下犬式

1. 了解体式及功效

下犬式是模仿小狗伸懒腰的姿势（图 2-131）。身体形成一个稳定的倒立三角形，可以让练习者获得稳定感。它让身体各部位尤其是脊椎得到完全伸展。在流瑜伽中，常用下犬式作为体式之间的过渡与连接。同时它还是手倒立的预备式。

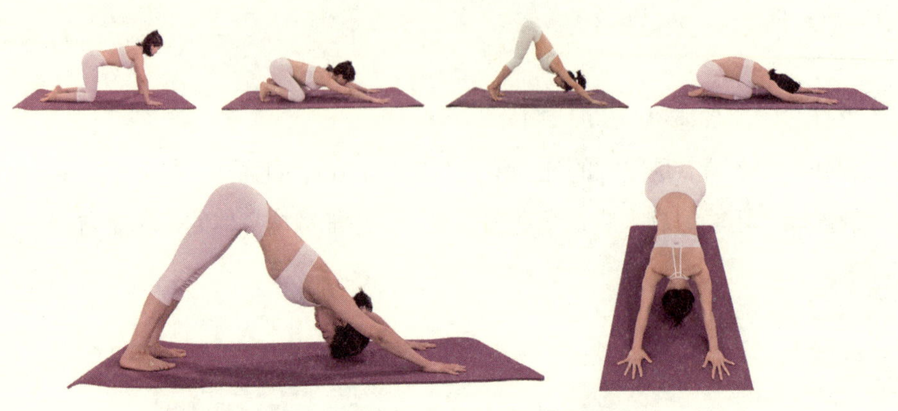

▲ 图 2−131 下犬式及步骤

2. 体式引导词

（1）来到四角板凳式，用脚趾点地，调整呼吸。

（2）吸气，双手轻轻推动地面，并将臀部向后移动靠近脚后跟，保持双臂、双肩、背部和臀部在一条斜向的能量线上，让整个上半身保持延展的状态，来到下犬式的预备姿势，调整呼吸。

（3）吸气，缓慢地抬高臀部向上，让膝关节和小腿离开地面。当臀部来到身体的最高点时停下来；呼气，放松脚后跟向下沉，让身体形成一个倒立三角形。保持 8~15 个呼吸。

（4）呼气，弯曲双膝，让膝关节、小腿和脚背着地，将臀部向后落回脚后跟上，来到大拜式，放松身体。

3. 体式分析

（1）手掌的"杠杆"作用很重要，练习者要在稳定了肩膀之后，再进行下一步的练习。

①在预备姿势中，练习者先要调整好双手之间的距离，再通过调整手的前后位置来让上半身得到更好的伸展。当双手的中指和肩峰对齐时，双手之间的距离最适合让肩部得到舒展。保持手掌、手臂、肩膀、背部到臀部的能量线——将手掌感知到的力量通过手腕传送到小臂、从小臂传送到肘关节、再从肘关节传送到大臂、大臂传送到肩关节、肩关节传送到背部、背部最终传送到骨盆。

②在将身体抬高并离开地面时，要将五指张开并压稳于地面来获得手掌的稳定：虎口对应锁骨——当虎口压实时，感受锁骨打开；小拇指对应肩胛骨外下缘——小拇指张开时，肩胛骨外缘是稳定的；大臂外旋，让练习者可以展开肩关节并放松脖颈区域肌群；小臂内旋，让练习者可以将虎口压稳于地面并减少肘关节的压力。

③当手的位置稳定以后，练习者需要找到"手弓上提"的感觉，并把腋窝周围的肌肉提起来，进而更好地稳定肩膀。

④手和肩膀的关系可以简单地理解为：手掌内侧对应手臂内侧；手掌外侧对应手臂外侧肌肉；手掌上部对应了肩膀上缘的伸展；手掌下侧对应了腋窝的伸展空间。

（2）当练习者最终找到肩膀的稳定后，再进行下一步的练习。调整好腿部位置来获得腿部和臀部的连接。

①当臀部抬高到最高点时，先微屈膝，让脚后跟抬离地面，在此基础上先调整腿部位置。先将大腿适当内旋，伸展臀部向后，收紧大腿前侧肌肉带动髌骨向上提。再将小腿外旋，放松脚后跟向下并沉向地面，慢慢地将膝关节伸直，如果脚后跟无法着地不用强求自己。

②练习者通过观察自己的身体来保持脚掌、脚踝、膝关节、腿部到髋关节的力量线——将双脚感知到的力量通过脚踝传送到小腿、从小腿传送到膝关节、再从膝关节传送到大腿、大腿传送到髋关节。

③将五个脚趾自然地张开，双脚对应于臀部：通过大腿内旋，能帮助练习者将臀部和坐骨向后推送并沿着背部的延长线的方向充分地拉伸，从而给腰部更多空间；小腿外旋，帮助练习者将尾骨微内收，从而保持腰椎不塌陷；让脚趾、髌骨、大腿正中尽量保持在一条能量线上，努力地伸展脚踝、脚背、脚跟并减少其褶皱的产生。

④当脚底获得稳定之后，练习者需要找到“足弓上提”的感觉，把脚底的力量提升至臀部，大腿肌肉上提让髌骨不会受到挤压。

⑤脚和髋部的关系可以简单地理解为：脚掌内侧对应腿内侧；脚掌外侧对应腿外侧；脚掌前侧对应了腿前侧；脚后跟对应了腿的后侧。

（3）当练习者通过调整以上两个步骤，将肩膀和髋部稳定住以后，再通过让胸腔和骨盆的相互“远离”来达到牵引脊柱尤其是腰椎的效果。此时，要稳定住腰腹的核心肌群，并创造腰腹的“空间”。

（4）下犬式是被反复研究和使用的一个体式，是一个把空间发挥到极致的体式。它的空间不只是停留在身体外在的形状，当你停留在体式中时，还要把意识专注于内在，找到思想的空间。

文子温馨提示：

此处的“对应关系”是一种理想状态。在实际操作中，要根据不同情况做出体式的调整。对于肩膀比较僵硬的练习者，可以将指尖向外打开一点来打开双肩；而对于手肘易过度伸展的练习者，可以将指尖朝里一点来减少肘关节的压力。或者也可简单地把整个手臂作为一个整体。下犬式是我最喜欢的一个体式之一，每天都会感觉随着身体在变化，我的下犬式也在不断调整，相信你也是一样。

七十三、顶峰式

1. 了解体式及功效

顶峰式是哈他瑜伽经典体式之一，练习者通过模仿山的姿态，让臀部为山峰的最高点，头部着地，来获得精神的宁静（图 2-132）。它是头倒立的替代姿势。同时，通过收紧腰腹部及臀部的肌肉，让臀部保持在最高位置上时的稳定感。它不但能提高注意力，稳定情绪，还有助于收腰提臀，对腹腔和生殖系统有益，对女性的生理周期养护有益。

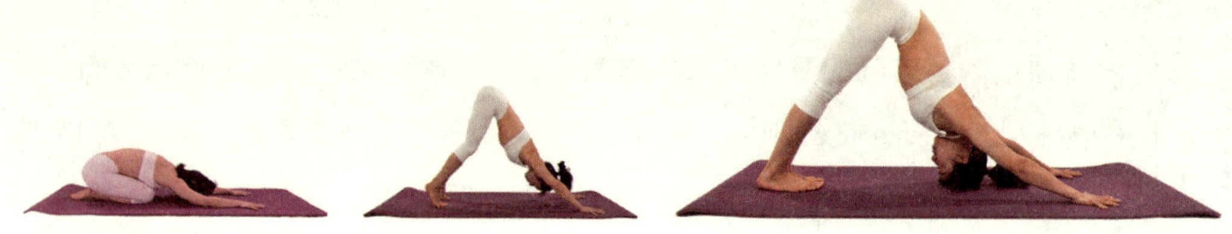

▲ 图 2-132 顶峰式

2. 体式引导词

（1）来到大拜式，双脚并拢，将双手分开与肩部同宽。

（2）吸气，身体向前移动，并将臀部向上抬离脚后跟，脚趾点地。保持腰部和臀部的收紧，继续推动臀部向上，当臀部到达最高点后慢慢放松脚跟向下。尝试着放松胸腔和肩部，将头顶落于地面上。

（3）呼气，弯曲双膝，让膝关节、小腿和脚背着地，臀部向后落回脚后跟上，回到大拜式，放松身体并调整呼吸。

3. 体式分析

下犬式和顶峰式如同一对双胞胎，很多练习者经常混淆了这两个体式，那下犬式和顶峰式有什么区别呢？我一直认为，体式只是一个框架，体式名字也只是给我们作为参考，通过体式来觉知身体才是练习瑜伽的目的。而在练习瑜伽的入门阶段，有更多体式的参考能帮助练习者认识体式和身体的关系。源于这个原则，下犬式和顶峰式还是有一定区别的。

（1）体式名字不同，下犬式由狗伸懒腰演变而来，顶峰式由山峰演变而来。

（2）下犬式为流瑜伽中的重要过渡体式，而顶峰式为哈他瑜伽的一个经典体式。

（3）在下犬式中双脚分开，而顶峰式中双脚并拢。

（4）下犬式中头顶不着地，而顶峰式中头顶着地。

（5）下犬式的能量线是从双手到双臂到背部，沿着脊柱到达臀部，然后由坐骨往后顺着双腿到达脚后跟（反之亦然，即从双脚到双手）。顶峰式的能量线是从四肢向臀部的方向集中。

（6）下犬式有助于练习者建立身体力量并拉长整条脊柱；而顶峰式有助于收腰提臀塑造形体，提升集中力并稳定情绪。

（7）在练习瑜伽体式时冥想的状态不同，下犬式时要想象自己变成一只小狗在伸懒腰，完全地舒展身体；在顶峰式中要感觉自己像一座山峰，不断向上升起。

七十四、斜板式

1. 了解体式及功效

身体在斜板式中形成一个斜板（图 2–133），它是一个锻炼腹部核心肌群的手臂支撑体式。可以加强全身特别是手臂、肩膀和腰腹肌群，让身体快速地热起来。而事实上，斜板式是一个高难度体式，建议没有掌握好要点时不要保持很长的时间，主要是肘关节和手腕易受到压力。

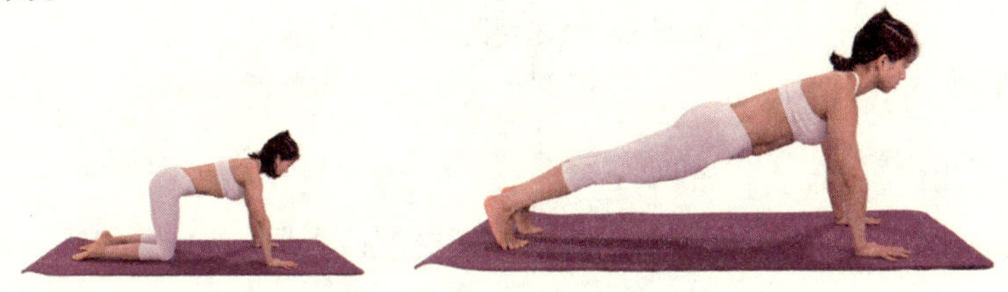

▲ 图 2–133 斜板式

2. 体式引导词

（1）来到四角板凳式，调整呼吸。

（2）将双腿向后伸直，让脚趾点地，而脚后跟向后蹬出，头顶百汇穴、肩峰、髂棘外侧缘、膝关节外侧缘、脚踝在一条斜线上，整个身体位于一条斜向的力量线上。注视前方，保持呼吸。

（3）呼气，放松膝关节落回地面，臀部向后落回脚后跟，来到大拜式，调整呼吸。

3. 体式分析

（1）请参考四角板凳式及下犬式关于手掌位置的详细解说。练习时要避免手腕因承受过大压力而受伤，特别是对于有腱鞘炎和手部问题的练习者尤其如此。

（2）一部分练习者易有肘关节过度伸展的问题，此时，可先微屈肘关节并调整肘窝到相对的状态，建立一条从双手到双肩的力量线，并及时地把手上的力量通过手臂传送到肩膀，来保持肩胛骨的稳定性，再通过让锁骨展开来获得肩胛骨后侧的稳定。

（3）练习者易出现骨盆前倾而导致塌腰，并给腰椎带来极大的挤压，这个问题的产生和腰部、腹部及背部肌群无力有很大关系，所以核心力量的培养非常重要。

（4）经期不要练习此式。

七十五、肘斜板式

1. 了解体式及功效

肘斜板式也叫平板支撑。和斜板式相比，肘斜板式呈现的形态更像一个平板（图2–134）。它在对手臂力量的要求上没有斜板式那么高，而在对腰腹部力量的要求上明显大于斜板式。因此，它是用来加强核心肌群的绝佳体式。它不但可以练习到腹部，还能练到手臂、肩膀、臀部和腿部所有肌肉群，让身体快速热起来。

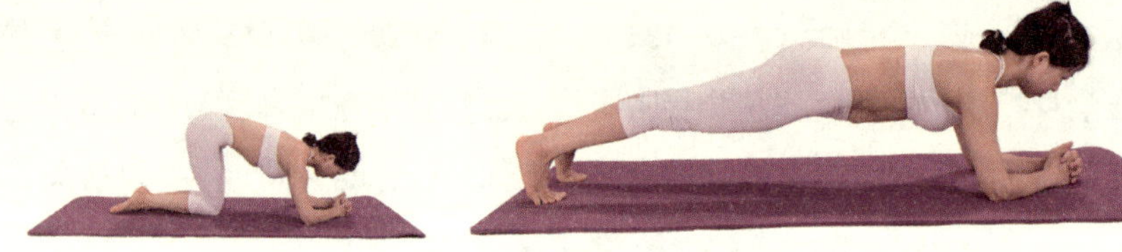

▲ 图 2–134 肘斜板式

2. 体式引导词

（1）来到四角板凳式，调整呼吸。

（2）降低身体向前，让小臂着地，双手十指交握，手肘与肩部同宽。

（3）将双腿向后伸直，脚趾点地，而脚后跟向后蹬出，头顶百汇穴、肩峰、髂棘外侧缘、膝关节外侧缘、脚踝在一条力量线上，让身体形成一个平板。尽可能地将锁骨展开并放松肩膀。停留 8~15 个呼吸。

（4）呼气，放松膝关节落回地面，臀部向后落回脚后跟，来到大拜式，调整呼吸。

3. 体式分析

（1）要注意到斜板式（上一个体式）中的所有问题。特别是要避免腰部受到压力。

（2）一部分练习者把过多压力集中于手肘而让肘部皮肤受损。在练习时，要注意将整条小臂稳定住，从而避免肘部皮肤的损伤。

（3）在练习此式时，使用盆底肌收束法能让练习者更好地启动核心肌群，避免因过分收腹却不收盆底肌所带来的内脏向下移动。

（4）练习者可以先设定一个能接受的时间，并慢慢延长练习时间。

七十六、侧斜板式

1. 了解体式及功效

侧斜板式是一个侧向的单手支撑斜板式（图 2–135）。它能练习到侧腰，加强侧腰肌群并减去腰部多余的脂肪。可以加强手腕的抗压能力，帮助练习者稳定肩关节。

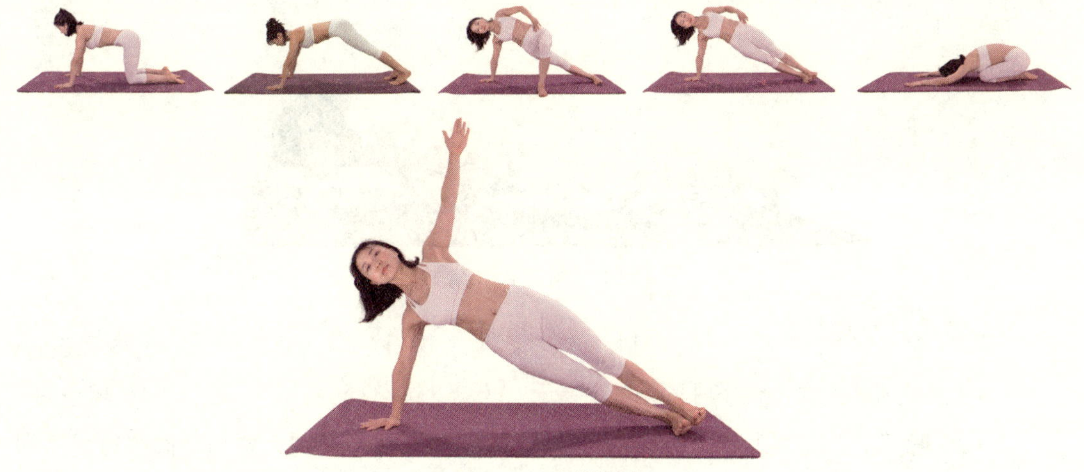

▲ 图 2–135 侧斜板式

2. 体式引导词

（1）来到四角板凳式，调整呼吸。

（2）吸气，双脚脚趾点地，稍抬高臀部向上，再慢慢移动重心到右手和右脚，让右脚外缘着地。将上身向左侧转动，左脚向前迈一步并将其踩放于身体左侧的地面上，脚趾向左，让左小腿与地面垂直，左手扶住髋部。此时，用右手、右脚外缘和左脚为支撑点，将身体面向左侧，调整呼吸并稳定身体。

（3）再次吸气，缓慢地向后伸展左腿，将左脚放于右脚前侧的地面上，如果无压力时，可放于右脚上方，将双脚并拢。当身体稳定后，将左臂向上举起，保持双臂在一条直线上延伸，感受身体的每一个部位都被激活。停留 5~10 个呼吸。

（4）呼气，将左臂向下放松并落于地面上，身体面向地面的方向，膝关节、小腿和脚背着地，臀部向后落回脚后跟，来到大拜式休息，活动放松手腕。

3. 体式分析

（1）关于手部位置的解说同斜板式（第七十四式）。

（2）初学者练习此式时，手臂肌肉或无法控制而自然抖动，这是缺乏力量所引起的。要加强手臂的力量练习，让肩背部稳定之后再来练习这个体式。同时，要将双臂和胸腔连接起来形成一个整体，练习者可以想象双臂从胸口像花朵一样绽放。

七十七、四柱支撑式

1. 了解体式及功效

四柱支撑式是一个手臂支撑体式（图 2–136）。它能加强全身特别是手臂和肩膀的力量。在阿斯汤伽 Vinyasa 中常用于过渡体式。因为其使用频率过高，而初学者很难掌握好技巧，所以是一个很容易受伤的体式。

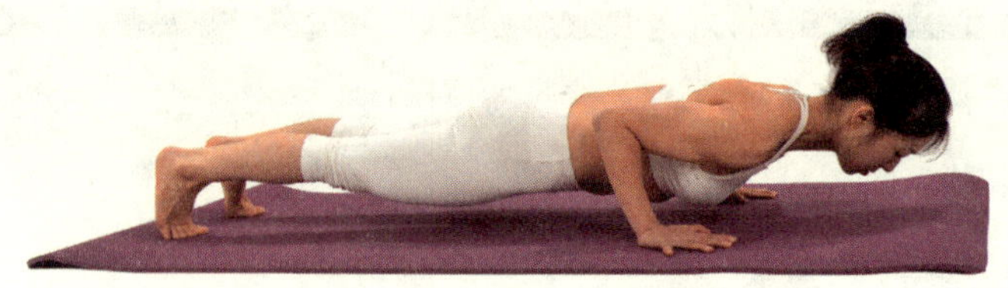

▲ 图 2–136　四柱支撑式

2. 体式引导词

（1）来到斜板式，调整呼吸。

（2）呼气，弯曲手肘向后，将身体降低并靠近地面，直到大臂与地面平行。手肘夹向侧腰，让大小臂形成约 90 度夹角。肩膀比手肘的位置稍微高一点儿，收紧腰腹部和臀部肌群，停留 5~8 个呼吸。

（3）呼气，缓慢地将身体放回地面，调整呼吸。

3. 体式分析

（1）练习时要参考前面几式中关于手部位置的解说。手腕有问题的练习者要尽量避开这个体式。初学者不要轻易尝试此式。

（2）一部分练习者在练习时感觉到脖子的压力，那是因为肩膀过于紧张，手臂力量不够所引起的，要多练习大臂肌肉尤其是肱二头肌的力量，来获得在此式中肩膀的稳定感。同时，要将锁骨展开，带动双肩向后，通过调动胸廓的肌群来稳定肩胛骨，避免“翼状肩”的产生。

（3）要想轻松地完成此式，需要练习者学会让身体不同部位来承重。双手和双臂负责支撑住双肩和上半身的重量；腰腹核心区域负责支撑髋部及下背部的重量；双脚和双腿负责支撑下半身的重量。同时，配合肌肉收束法能帮助练习者更轻松地完成四柱支撑式。

七十八、新月式

1. 了解体式及功效

新月式也叫骑马式，是传统拜日式中的一个经典体式（图 2–137）。它可以拉伸腿部及髋部周围的肌肉群，为练习神猴哈努曼式做准备。它能锻炼到深层的髂腰肌，是一个理疗腰椎的瑜伽体式。还能伸展背部并打开胸腔，增强呼吸功能。

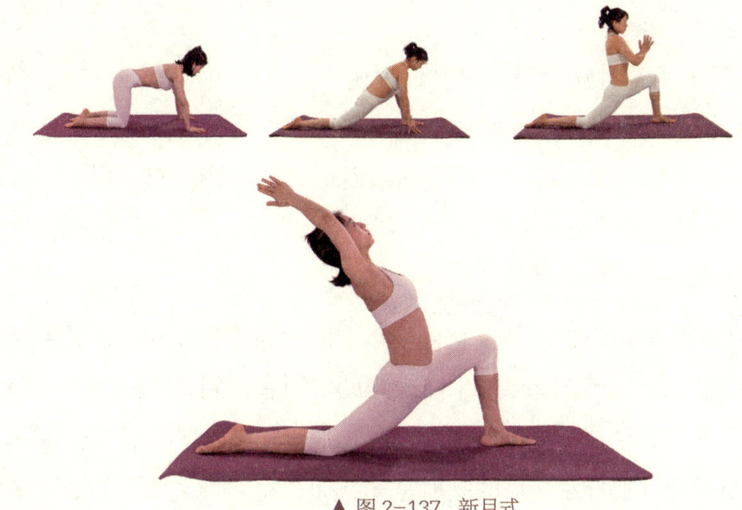

▲ 图 2–137 新月式

2. 体式引导词

（1）来到四角板凳式，调整呼吸。

（2）吸气，将左脚向前迈于双手之间的地面上，小腿与地面垂直。缓慢地立直上身，双手合十于胸前，调整呼吸。

（3）吸气，将双臂向上延伸；呼气，慢慢向后展开上半身，延展整条脊柱，保持5~10 个呼吸。

（4）吸气，将上身回正；呼气，放松双臂，双手落回左脚两侧。

（5）将左脚向后收回，来到大拜式放松身体，做反侧练习。

3. 体式分析

（1）一部分练习者在练习此式时会出现后方膝关节髌骨疼痛的问题。这是因为力量过多集中于身体前侧，导致后方脚背失去力量而将压力集中于髌骨所引起的。此时应将后方脚背和小腿往下推地来减少压力。或在膝关节下方放置一张瑜伽毯。还可以让膝盖前方的大腿部分也向下并扩大着地的“面”，以减轻膝盖压力。

（2）在此式中，髋部是能量集中点，骨盆要保持“平衡”。骨盆的平衡需要练习者有效运用骨盆周围的浅层和深层肌肉群。作为一名瑜伽老师，提示学生用到髂腰肌、盆底肌、臀大肌、臀中肌等都非常有效。

①骨盆要前后平衡

在此式中，由于双腿位于一前一后的位置上，髋部也会不自觉地失去前后的平衡。此时，应适当将左侧髋部后移，右侧髋部前移，直到练习者将骨盆摆正。

②骨盆要左右平衡

伴随着前后失衡，骨盆也易出现左右失衡。首先要将前侧脚稍向左移动，通过横向打开双脚的位置来给骨盆留出足够的空间。另外，保持前方膝关节不超过脚趾也有利于骨盆的左右平衡。因为，当膝关节不超过脚趾时，前面脚底感受到的力量能从脚底上升到膝关节，再从膝关节上升到骨盆，进而帮助骨盆稳定，同时还能避免膝关节的压力。

③骨盆要上下平衡

骨盆的上下平衡是指，骨盆既要获得来自于地面的支持而向上，又要保持这种稳定而放松向下，通过“上”与“下”的平衡来帮助练习者达到体式的平衡。因为，当练习者的骨盆“前后”和“左右”都获得平衡之后，一旦将髋部降低，便会破坏了平衡感。所以，练习时要保持对于骨盆区域的高度觉知，通过将“骨盆向下放松”和“将上半身向上延展”来获得骨盆的“上”与“下”的平衡。

文子温馨提示：

不同的新月式练习方式，带来的效果不一样。参考体式却不拘泥于体式能让自己更好地感知体式。如此式中“大小腿的角度保持90度，膝盖不要超过脚趾尖”。这样练习能减轻膝关节的压力。而如果换一种练习方式，让膝关节超过脚趾并把脚跟抬离地面，能锻炼到脚踝和脚趾并让练习者调动全身来稳定身体。这种练习方式经常在文子的自我练习中出现。抛开体式的细节，随意移动和感受，去感知呼吸，这是瑜伽练习中的自由。

七十九、新月式变体

1. 了解体式及功效

新月式变体能有效拉伸后方大腿的前侧肌群和髋屈肌群，为练习神猴哈努曼式做准备（图 2–138）。

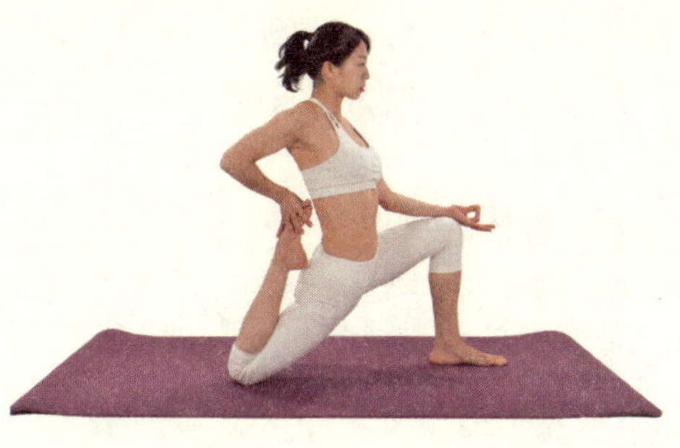

▲ 图 2-138 新月式变体

2. 体式引导词

（1）来到新月式，调整呼吸。

（2）向后弯曲右膝，让右小腿向上，右手抓握住右脚并将脚后跟拉向右臀外侧。

（3）做反侧练习。

3. 体式分析

在练习时感觉后方膝关节有压力的练习者，建议先练习新月式，当大腿前侧肌群柔韧性得到改善后，再来练习这个体式。

八十、半神猴式

1. 了解体式及功效

半神猴式是神猴哈努曼式的替代体式（图 2-139）。半神猴式可拉伸腿部前、后侧的肌肉群，并修饰腿部肌肉线条，为练习神猴哈奴曼式做好准备。

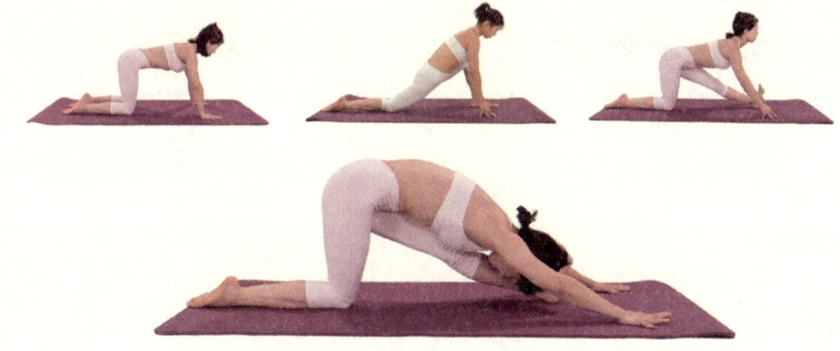

▲ 图 2-139 半神猴式

2. 体式引导词

（1）来到四角板凳式，调整呼吸。

（2）吸气，迈出左脚向前放于双手中间的地面上，移动臀部向后并伸直左膝，保持左脚后跟稳定于地面上，将前脚掌向上抬起并让脚趾朝上；呼气，将左脚跟向前移动，直到右大腿与地面垂直时先停下来，左右微微摆动髋部几次将其摆正。手指尖放于脚后跟两侧的地面上。调整呼吸。

（3）吸气抬头，延伸上半身；呼气，放松身体向下，依次用腹部、胸部、头部去贴靠左腿。

（4）吸气抬头，伸展脊柱；呼气，将左腿有控制地收回，调整呼吸，做反侧练习。

3. 体式分析

练习者要尽量保持骨盆在此式中的稳定。

八十一、神猴哈奴曼式

1. 了解体式及功效

神猴哈奴曼式是以印度神话人物来命名的瑜伽体式（图 2–140）。在这个体式中，练习者双腿大大分开并着地，同时将双手在胸前合十。这个体式有点像舞蹈动作，它非常优美，能拉伸到腿部肌肉并保持腿部健康。喜欢跑步的人可以通过练习此式来放松腿部肌群。同时，它也是一个容易受伤的体式，初学者以及髋关节紧张的练习者必须要循序渐进慢慢练习。

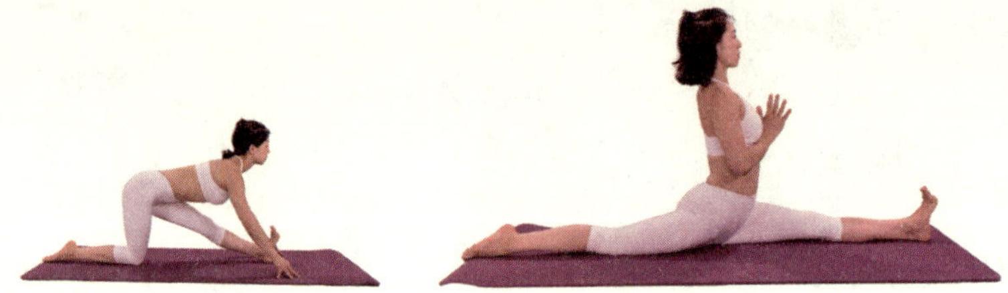

▲ 图 2–140 神猴哈奴曼式

2. 体式引导词

（1）先来到半神猴式，调整呼吸。

（2）缓慢地将左脚跟向前移动，直到将左腿完全伸直着地，臀部坐于地面上。

（3）当练习者可以将左大腿放到地面上时，尝试着将双手在胸前合十，来到神猴哈奴曼式。

3. 体式分析

（1）练习者尽量要将髋部摆正。很多练习者往往一坐下去就歪了，这是因为腹股沟处较薄弱的肌群缺少觉知，无法被调动起来。此时，可将瑜伽砖、毛毯等垫于臀部下方来降低髋关节下沉的幅度，再调动髋关节的肌肉来稳定骨盆。

（2）当练习者想要将上身立直时，需要髋屈肌群的柔韧性及背部肌群的力量。而如果练习者的腰部僵硬或髋部紧张时强制自己将上身立直的话，腰椎容易受到压力而受伤。

（3）在进入和退出此体式时一定不能大意，要配合呼吸并放松身体，否则易拉伤腿部。进入神猴哈奴曼式时不要急于求成；从体式中退出时，要稳定髋部肌群并缓慢而有控制地收回腿部。

文子温馨提示：

和文子在前面体式中反复提及的一样，体式不用拘泥形式。对于骨盆无法摆正的练习者，如果不用瑜伽辅助品的话，可以微调骨盆，让髋部横向打开，即让骨盆“不正”，不但可以减少腰椎的压力，反而可以拉到我们的髂腰肌群以及侧向分布的髋部肌群。这适合有经验的练习者。

八十二、龙式

1. 了解体式及功效

龙式是阴瑜伽中的一个体式（图 2–141）。它通过提高髋关节的外旋和外展能力来滋养髋关节，帮助练习者加速骨盆区域的血液循环，给盆腔器官提供更大的空间，对生殖系统非常有益。同时，它还能拉伸到髂腰肌，并对腰部有益。

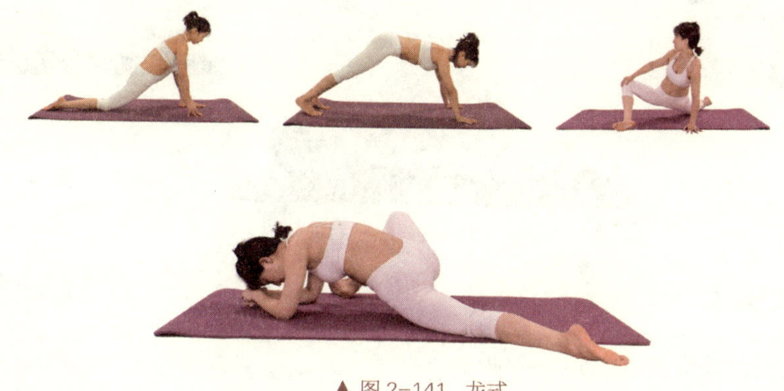

▲ 图 2–141　龙式

2. 体式引导词

（1）来到新月式，调整呼吸。

（2）吸气，将右脚向瑜伽垫的边缘移动，前脚掌向外打开约 45 度，将左侧膝关节也向瑜伽垫的边缘移动，并让右脚的脚后跟和左腿在一条斜线上。调整身体重心，用左手撑地，将右手放于右腿内侧并向外微微推动，帮助髋部展开，并找到髋部的平衡。

（3）吸气，将身体重心调整到正中；呼气，慢慢降低上半身，让手肘和小臂着地，感受到身体的重量缓慢地向下沉，把注意力集中于髋部。保持 5~10 个呼吸。

（4）吸气，缓慢地将身体抬高，回到大拜式，放松髋部。

3. 体式分析

（1）在练习此式时，要把注意力放于髋关节，当髋关节没有充分调动时，易给膝关节带来压力。当练习者感觉到膝关节有压力时，应在膝关节下方放一张瑜伽毯来保护髌骨，如果感觉到后方腿麻木，要及时地退出体式。

（2）虽然孕产瑜伽不在本书介绍范围内，不过我还是要提示大家，骨盆区域有特殊情况的练习者如生理期、孕期、产后女性如果要练习龙式，不宜停留过长的时间。并且必须在专业瑜伽老师的指引下练习，要注意避免骶髂关节和腰椎代偿。

八十三、八体投地式

1. 了解体式及功效

八体投地式也被称为五体投地式，是古印度一种最恭敬的行礼仪式（图 1–142）。有人说双手、双膝、下巴，谓之五体。而双手、双胸、双膝、双脚谓之八体。

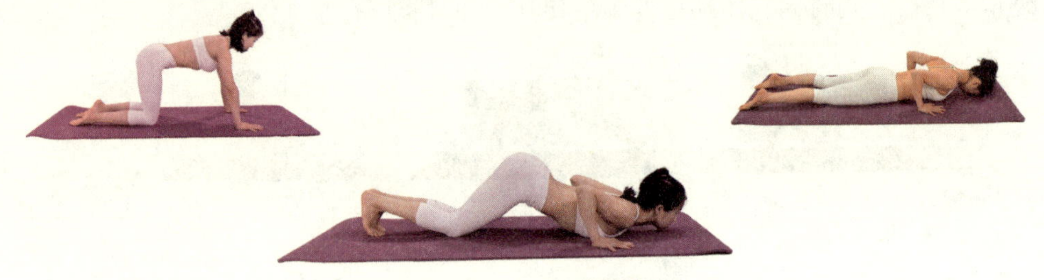

▲ 图 2–142　八体投地式

2. 体式引导词

（1）来到四角板凳式，调整呼吸。

（2）双脚脚趾点地，先稍微抬高臀部向后，再向前降低身体，将胸部落于大拇指中间的位置上，让下巴着地。此时，双手、双胸、双膝、双脚点地，展开双肩并放松胸部。停留 5~10 个呼吸。

（3）保持双手、双脚及核心区域的稳定，向前移动身体直到髋部着地，整个身体俯卧在地面上，调整呼吸。

3. 体式分析

（1）要保持腹部微内收的状态，否则腰椎容易受到挤压。

（2）尽量将手肘夹紧侧腰，打开肩膀向后来伸展胸腔和脖颈区域。

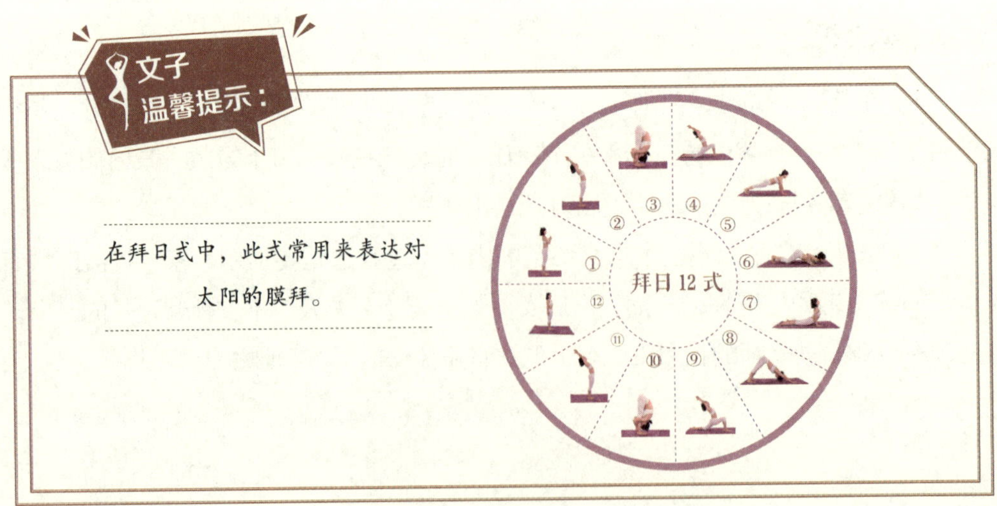

文子温馨提示：

在拜日式中，此式常用来表达对太阳的膜拜。

八十四、猫卧地式

1. 了解体式及功效

猫卧地式是模仿一只猫趴在地上的姿势（图 2–143）。它可以帮助练习者打开肩膀，加强肩背部的灵活性并恢复脊柱的弹性。腰椎生理弯曲消失的练习者，能通过练习这个体式建立腰曲。

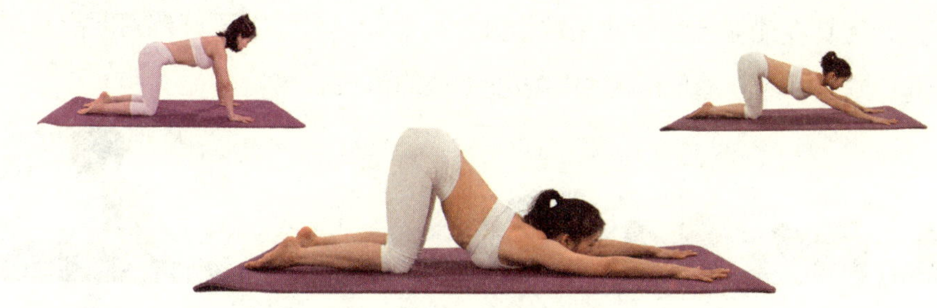

▲ 图 2–143 猫卧地式

2. 体式引导词

（1）来到四脚板凳式，调整呼吸。

（2）保持大腿垂直于地面，将双臂向前伸直。先微微含胸弓背，将肩胛骨向后展开，伸展腋窝并放松上背部，调整呼吸。

（3）呼气，放低上半身，先试着将额头落地，此时要保持上背部的柔软并打开肩膀。有压力的练习者停在这里，如果没有压力的话继续下一步。

（4）吸气抬头，尝试着放松胸部落于地面上，伸展脖颈区域并放松喉咙，慢慢地把下巴放于地面上。停留 8~15 个呼吸。

（5）吸气，保持手肘压稳于地面并收腹，有控制地将身体向前落于地面上，调整呼吸。

3. 体式分析

（1）猫卧地式对于肩膀的打开非常有用。对于胸肩部比较僵硬的练习者，建议将毛毯折叠后垫于胸部下方来减少脖颈区域的压力。

（2）在这个体式中，使用喉咙半锁的 Ujjayi 呼吸可帮助练习者保持呼吸的顺畅。

（3）我在引导词的第二步中提到的“先微微含胸”，主要是为了保持胸椎的生理弯曲。因为胸椎的后弯度非常有限，所以这个体式要靠展开肩膀来让背部放松。先展开肩胛骨能有效地放松并展开肩膀。

（4）从这个体式中退出来时，要有控制地慢慢退出。若松懈意识则易给颈椎带来压力。

八十五、眼镜蛇式

1. 了解体式及功效

眼镜蛇式是一个地面上的后弯体式（图 2–144），是一个理疗腰椎的瑜伽体式。它能锻炼脊柱的柔韧性，帮助练习者缓解腰肌劳损、腰椎间盘突出、腰椎生理弯曲消失等问题。它还能拉伸腹部前侧并滋养腹内脏，患有结石病的人可通过练习此式来帮助缓解身体上的不适。因其在瑜伽练习中使用较为频繁，而初学者掌握不好练习要点易增加腰椎压力。因此，它是一个在瑜伽练习中要极度关注的体式。

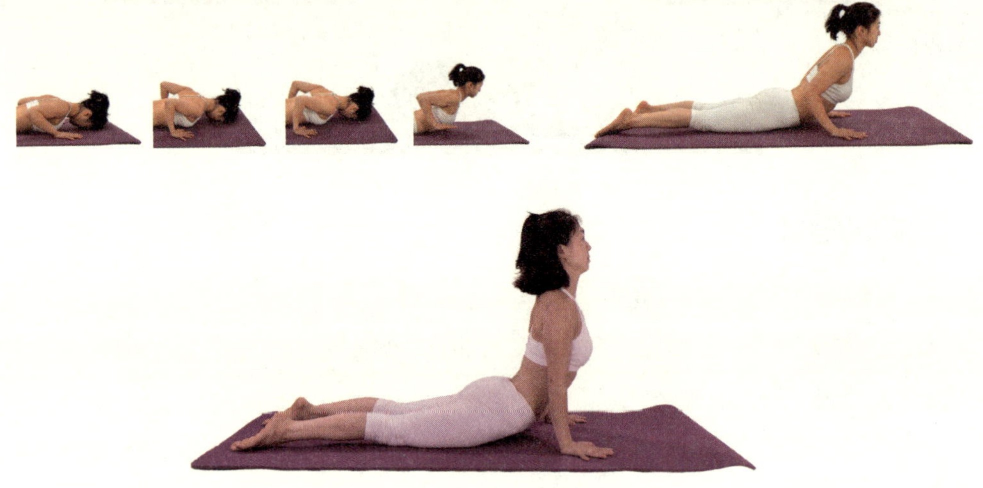

▲ 图 2–144　眼镜蛇式及主要步骤

2. 体式引导词

（1）俯卧在地面上，侧脸贴地。

（2）转动头部，让前额着地，双手置放在胸部两侧的位置上并将指尖朝正前方，手肘贴靠腰部旁侧，肘头向后，向后绕动肩关节并展开肩膀。

（3）吸气，缓慢地抬起上半身，依次将头部、肩部、胸部和腰背部离开地面。保持整条脊柱的延伸状态，先把脊柱一节一节地向前延伸，再向上伸展并向后展开。停留 5~10 个呼吸。

（4）呼气，放松上半身，将脊柱一节一节地落回地面上，调整呼吸。

（5）移动臀部向后并落回脚后跟上，来到婴儿式，放松身体。

3. 体式分析

（1）练习眼镜蛇式为什么能缓解腰部问题呢？

腰部问题的产生，和身体的不良姿态破坏了脊柱的生理弯曲有很大关系。关于此点，请大家参考手杖式（第三十四式），练习眼镜蛇式不但能创立腰椎的生理曲度，还能拉伸整条脊柱并作用到腰背部肌群，缓解腰部不适。我们坐久了之后需要伸一个懒腰才会舒服，这和眼镜蛇式中的原理是一样的。

（2）为什么很多练习者反而感觉到腰部的压力呢？

很多练习者在练习此式时感觉到腰痛，那是因为没有掌握好练习要点，让腰椎承担了过大的压力所引起的，可以通过以下方法来调整体式。

①要根据身体的灵活度来放置双脚和双手。

脊柱柔韧性比较好的人可将双脚并拢，而如果感觉到腰椎有压力时，则要将双腿分开。上背部比较灵活的人可将双手放于腰两侧，初学者应将双手放于肩两侧，而双手放于胸部两侧是比较普遍的做法。

②眼镜蛇没有手，要用背肌力量来完成身体的后弯，避免手部过度用力。

腰椎和颈椎是脊柱中最柔软的部分，易成为受力点。为了避免过度使用手部力量推起身体而带来脊柱的压力，我们可以先将双手微离地来启动背肌力量，然后再配合手部力量逐步抬高身体。始终要保持手部和身体的相互配合，直到练习者感觉到整个上背部区域被完全展开，脖颈区域无压力。

③要尽可能地保持腿部稳定。

我们在练习时要将双腿向后、向下来稳定骨盆，再延伸上半身向前、向上，通过这两者的“对抗”来达到牵引脊柱的效果。同时要平衡好骨盆、核心区域和腰椎的关系：当练习者将骨盆前侧的耻骨压地并配合收腹启用核心时，能有效减少腰椎的压力；而如果练习者想锻炼腰椎的后弯时，则需要减少骨盆及核心的参与。

（3）如何在此式中正确地放置肩膀？

一些肩膀僵硬的练习者始终无法享受这个体式带来的乐趣，反而让脖颈区域承担了压力而不舒服。此时，可先练习其他体式来提高肩关节的柔韧性，之后再来练习此式。除了可以先弯曲手臂降低后弯的幅度之外，还可以将手肘向腰部夹紧。手肘贴向侧腰的目的是为了保持肩胛骨的稳定，帮助练习者展开双肩并伸展胸腔前侧肌群，进而展开胸腔。不但可以开肩，还能消除“副乳”。而如果你的肩关节特别僵硬无法做到手肘贴近侧腰，则需要调整手的位置直到身体感觉到舒适为止。

八十六、蛇击式

1. 了解体式及功效

蛇击式是模仿蛇动态攻击猎物的体式（图 2–145）。蛇击式可以帮助练习者灵活肩膀，加强手臂特别是肱三头肌的力量。通过练习此式，让整条脊柱得到锻炼，可以灵活背部，塑造完美的胸部曲线。

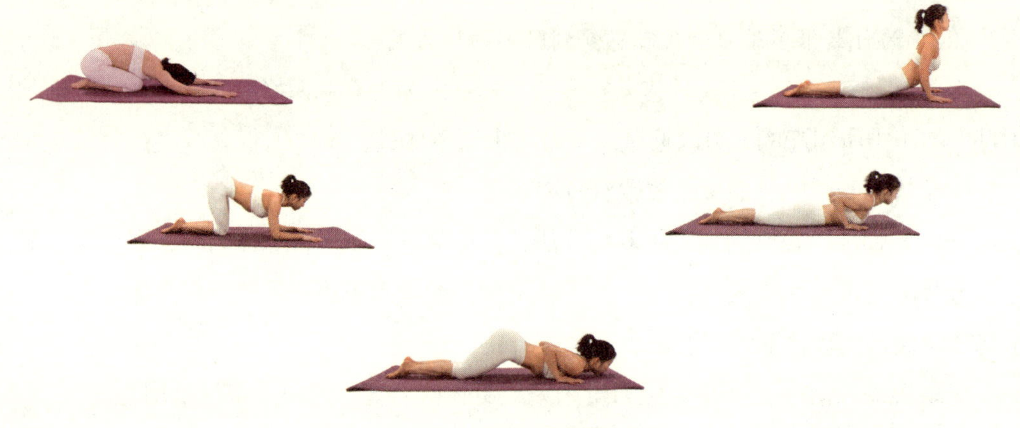

▲ 图 2–145 蛇击式

2. 体式引导词

（1）来到大拜式，调整呼吸。

（2）吸气，保持小臂稳定于地面，将身体往前移动并让臀部离开脚后跟。继续移动身体向前、向下，快速地将胸部从双手中间的位置穿过，再将整个上半身向上抬离地面，来到眼镜蛇式。

（3）呼气，降低身体放于地面上，保持双肘夹紧侧腰，将身体按原路从双手中间向后退出，依次将小臂和手肘落回地面，臀部回到脚后跟上，来到大拜式，放松身体。

3. 体式分析

（1）在练习蛇击式时，要将双肘夹向侧腰并保持腹部和小腿的稳定，小臂和手肘在移动中分别落地。

（2）背部坚硬的练习者无法完成此式时，可先练习眼镜蛇式，当背部得到改善之后，再来练习此式。

八十七、眼镜蛇扭动式

1. 了解体式及功效

眼镜蛇扭动式是一个俯卧位的脊柱扭转体式（图 2–146）。它通过温和地按摩脊柱，来帮助练习者放松腰部并减少腰部不适，能作用到腹部前侧，有效地预防因内分泌系统失调所引起的慢性疾病的产生。

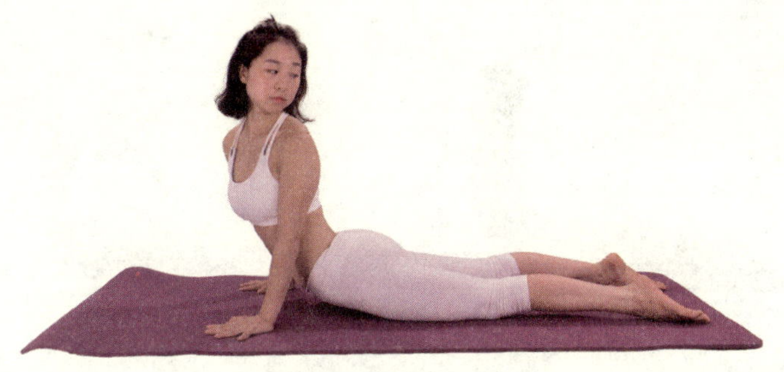

▲ 图 2–146 眼镜蛇扭动式

2. 体式引导词

（1）来到眼镜蛇式，调整呼吸。

（2）吸气，延伸脊柱；呼气，将上半身向左侧转动。每次吸气时，保持脊柱的延伸状态，每次呼气时，继续扭转身体向后。停留 3~5 个呼吸。

（3）吸气，将身体回到正中；呼气，向另外一侧扭转。

（4）吸气，缓慢地将身体回到正中；呼气，有控制地把身体一节节落回地面，调整呼吸。

3. 体式分析

（1）同眼镜蛇式。

（2）从瑜伽解剖学的角度来说，因为腰椎扭转度非常有限（约为 5 度），所以在扭转体式中，大部分的扭转动作发生于胸椎段。同时，因为胸椎段脊突的走向是向下分布的，所以在扭转时，微微含胸能避开两个脊突之间的碰撞，从而让扭转变得更为舒适。虽然腰椎扭转有限，但腹部器官及腹部肌群得到了很好的扭转。这是一个俯卧位的扭转，还要注意将整条腿压紧地面，骨盆和胸腔是扭转的两个“头”，通过这两个“头”的相互作用获得扭转身体的效果。

八十八、上犬式

1. 了解体式及功效

上犬式是模仿小狗伸懒腰的状态（图 2-147）。在阿斯汤伽 Vinyasa 中用来作为过渡体式。上犬式和眼镜蛇式非常相似，而因为膝关节和小腿不着地，因此需要练习者具有更强大的腿部、手臂和肩膀的力量支持。它能强壮双腿、双臂和背部。通过练习上犬式，能够让全身得到激活。

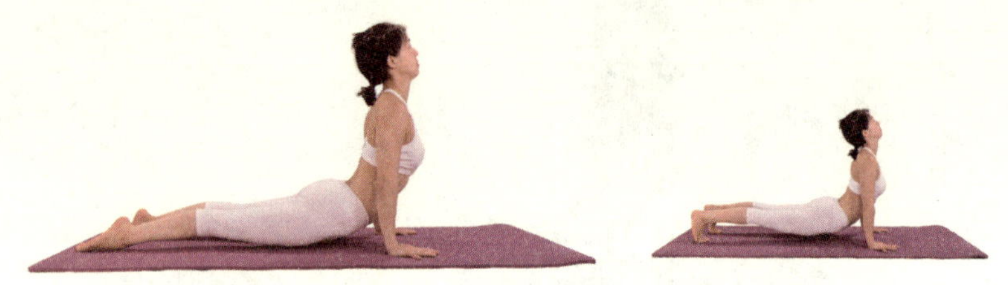

▲ 图 2-147 上犬式

2. 体式引导词

（1）俯卧在地面上，调整呼吸。

（2）将双腿分开，两个脚后跟之间的距离约 30 厘米，脚趾向后，双手放于腰部两侧，指尖向前。

（3）吸气，双掌压紧地面，收紧双腿、膝关节和脚背肌肉，先将上半身向前延伸再抬离地面，再将双腿和膝关节也抬离地面，收紧大、小腿肌肉，上提膝关节，收紧腹部核心，只有手掌和脚背着地，把上半身立起来展开并向后伸展。停留 5~10 个呼吸。

（4）呼气，慢慢地将上半身和腿部依次落回地面，调整呼吸。

3. 体式分析

（1）同眼镜蛇式。肩背部僵硬的练习者在练习此式时，因为无法打开胸腔而出现颈椎和腰椎紧张的问题，同时因无法平衡腿部和腹部力量而让腰椎代偿，所以最好先练习眼镜蛇式，等灵活了肩膀之后再来练习此式。

（2）上犬式需要练习者将身体抬离地面，为了保持身体的稳定，压在地上的双掌要保持稳定，并将力量通过手臂传送到肩部。大臂外旋可展开肩部，小臂内旋则能稳定小臂。当稳定了双臂的力量之后，再展开胸腔。

（3）腿部的一些细节也很重要：充分地伸展双脚脚背，努力地稳定住脚趾向后并向下压地；将大腿内旋——大腿内侧肌肉靠近彼此再向上推来让臀部展开，帮助腰椎获得空间；将小腿外旋——小腿外侧的肌肉往上提并靠近彼此，来帮助启动小腿胫骨压向地面；在稳定了腿部力量之后，配合将膝关节髌骨向上提和收腹部的动作，帮助练习者启用核心肌群并稳定身体。当无法完成脚背支撑的上犬式时，可用双脚脚趾点地进行练习。

八十九、蛇伸展式

1. 了解体式及功效

蛇伸展式是伸展背部和肩部的练习（图 2-148）。它能锻炼脊柱的弹性，加强背肌并帮助练习者打开胸腔，缓解肩背部的僵硬感，并用来理疗颈椎问题。同时，它还可以美化手臂的肌肉线条。可以刺激胸腺、预防乳腺增生，对女性非常有益。

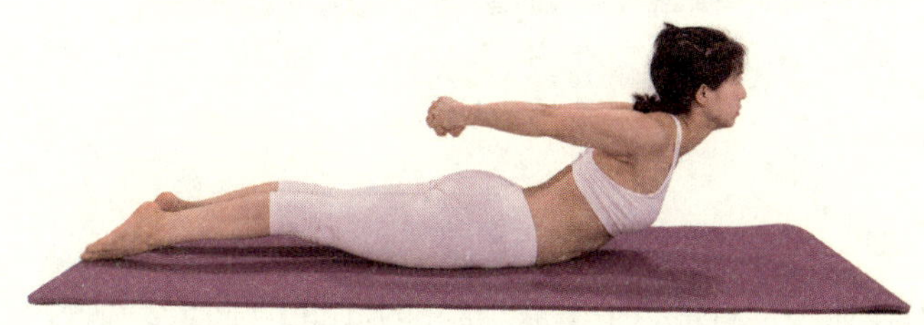

▲ 图 2-148 蛇伸展式

2. 体式引导词

（1）俯卧在地面上，将双腿并拢，调整呼吸。

（2）双手在臀部上方十指交握，放松肩膀。

（3）吸气，保持脚背、腿部和骨盆稳定于地面上，双臂拉动上半身向上抬高，头部、肩部和胸部依次向上离开地面，将肩膀打开并扩展胸腔，眼睛看向上方，停留 5~10 个呼吸。

（4）呼气，缓慢地将上半身落回地面，还原双手于体侧，侧脸贴地，调整呼吸。

3. 体式分析

（1）当身体抬离地面时，很多练习者无法顺利地打开肩膀而让头部过分后仰并带来颈椎的压力。所以在练习时，要先打开肩膀，保持脖颈的延伸，之后再抬起头部向上。

（2）肘关节过分灵活的练习者在练习此式时，力量会不自觉地来到手肘上而造成手肘过度伸展。此时应微屈手肘，并把注意力放于肩膀上，将肩膀打开。

九十、人面狮身式

1. 了解体式及功效

人面狮身式集合了人的智慧和狮子的勇猛于一身（图 2-149）。它通过温柔地展开胸腔来缓解肩背部的僵硬感，并锻炼脊柱的弹性。因为它的练习幅度很小，每一个人都可无压力地进行练习，所以常用于理疗瑜伽中。

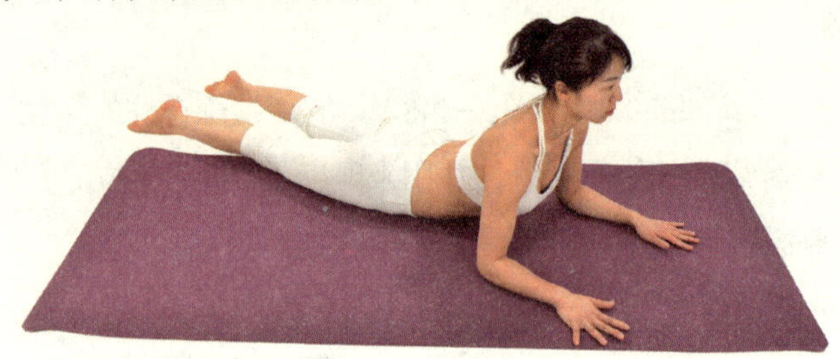

▲ 图 2-149　人面狮身式

2. 体式引导词

（1）俯卧在地面上，将双腿微分开，调整呼吸。

（2）弯曲手肘，让小臂着地，手掌放于脸部旁侧的地面上。

（3）吸气，用小臂支撑身体，将身体抬高并离开地面，展开胸腔，延伸脖颈，眼睛往上看。停留 5~10 个呼吸。

（5）呼气，缓慢地将身体放松并落于地面上，侧脸贴地，双臂向后伸直并放于体侧，调整呼吸。

九十一、蝗虫式

1. 了解体式及功效

蝗虫式是模仿蝗虫伏在地面上时的姿势而来。它能加强背肌力量并伸展脊柱，可以辅助治疗腰椎间盘突出所带来的腰肌劳损等问题，常用于理疗瑜伽中（图 2-150）。它对于腹部疾病有很好的疗效。同时，还能提高臀线并美化臀型。

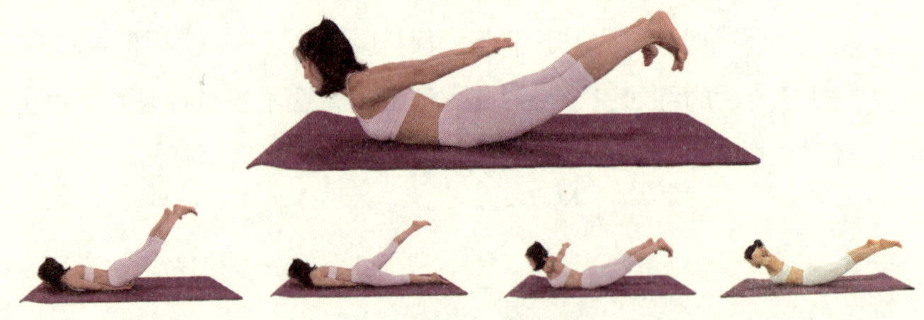

▲ 图 2-150　蝗虫式

2. 体式引导词

（1）俯卧在地面上，额头着地，调整呼吸。

（2）吸气，将头部、胸部和腿部同时离开地面并向上抬高，双臂向后伸展。收紧大腿肌肉将腿部向后完全伸展，臀部收紧并上提。保持 5~10 个呼吸。

（3）呼气，慢慢将上身和腿部落回地面，调整呼吸。

3. 体式分析

（1）蝗虫式是“主动”加强背肌的体式。

主动的意思是，靠背部肌肉主动发力来完成体式。而在手的辅助下完成的眼镜蛇式，则更偏向于“被动”。所以在练习时，先练习蝗虫式来加强背肌力量，再练习眼镜蛇式来拉伸脊椎，可以达到瑜伽理疗的效果。

（2）手的位置可以做出许多变化：如将手握拳放于骨盆下方；手臂侧平举打开；双手抱后脑勺。

九十二、弓式

1. 了解体式及功效

弓式像一张拉开的弓（图 2–151）。弓式可以充分地展开胸腔，锻炼呼吸功能。可以按摩腹部、缓解便秘并预防结石产生。它通过伸展脊椎向后来恢复它的弹性。还能拉伸腋下肌肉群并刺激淋巴排毒，对胸部有益。

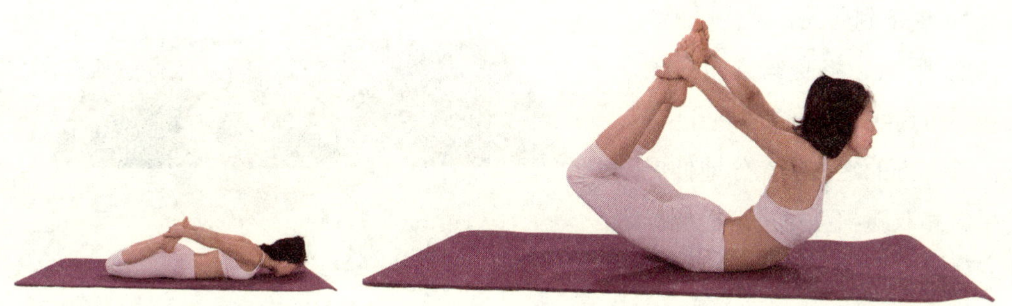

▲ 图 2–151　弓式及主要步骤

2. 体式引导词

（1）俯卧在地面上，调整呼吸。

（2）向后弯曲双膝，将脚后跟贴向臀部，双手向后抓住脚踝，调整呼吸。

（3）吸气，双手拉动双腿离开地面并向上伸展，整个身体如同一张弓，头部向上带动颈椎充分地伸展，腹部在地面上支撑身体的重量。不要过度分开膝关节，尽量将其靠近一些。保持 5~10 个呼吸。

（4）呼气，松开脚踝，伸直双腿，来到俯卧位放松身体。

3. 体式分析

（1）经期不要练习弓式，因为腹部容易受到挤压而影响经期排毒。

（2）很多练习者在练习弓式时，感觉呼吸很困难，很难将身体抬起来，此时要尽量放松身体，双腿向后拉动双肩并打开肩膀。

（3）在练习瑜伽时遵循“吸上呼下”的原则有利于练习者更加轻松地完成体式，而呼气向上也能让身体变得比较轻盈。关于此点，在第一章的呼吸篇也有提及。

九十三、侧弓式

1. 了解体式及功效

侧弓式是侧面的弓式（如图 2–152）。侧弓式通过与地面翻滚挤压按摩到腹部器官，可以滋养腹部内脏。和弓式相比，因为身体侧面着地时有了支撑，手臂和背部能更好地发力从而帮助我们展开胸腔，让整个身体得到完全的舒展，能治疗驼背。它伸展了腹部肌肉群，滋养胸部并达到美胸的效果。

2. 体式引导词

（1）先来到弓式，调整呼吸。

（2）呼气，将身体倒向右侧，伸展腿部和胸部，尽量向后展开胸腔，头顶沿着脊椎的延长线充分地伸展，保持手臂和双腿相互对抗来打开身体前侧。停留 5~10 个呼吸。

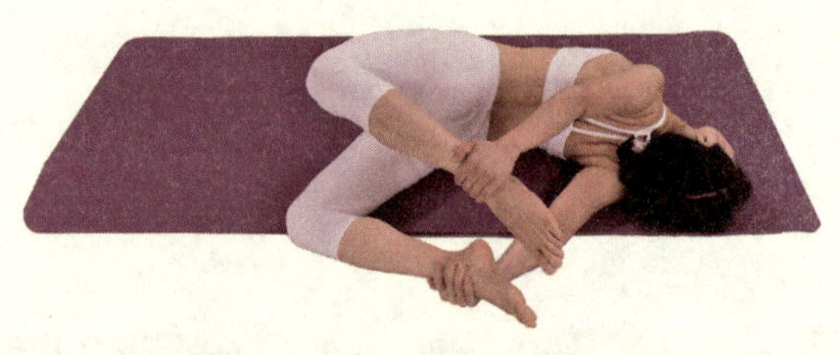

▲ 图 2–152 侧弓式

（3）吸气，将身体回正；呼气，身体倒向左侧，停留同样的时间。

（4）吸气，回到弓式；呼气，放松双脚，放松双臂，调整呼吸。

3. 体式分析

侧弓式的体式解说同弓式。

九十四、韦史奴式

1. 了解体式及功效

韦史奴式是以神话人物名字来命名的瑜伽体式（图 2–153）。韦史奴式可以拉伸大腿内侧肌群，加强骨盆区域的血液循环。可以练习到臀部肌肉特别是臀中肌，帮助练习者稳定骨盆。

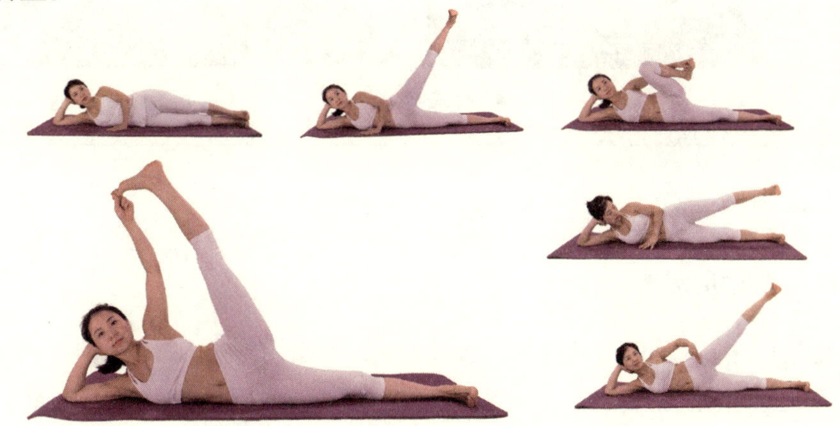

▲ 图 2–153 韦史奴式参考图

2. 体式引导词

（1）右侧卧在地面上，右大臂着地，右手在右耳的下方支撑住头部，左手放于腹前侧的地面上稳定重心，调整呼吸。

（2）吸气，抬高左腿向上；呼气，放松左腿向下。重复 8~10 次。

（3）吸气，弯曲左膝，用左手食指、中指和大拇指抓握住左脚大脚趾；呼气，将左手和左腿伸直，停留 8~15 个呼吸。

（4）吸气，回到手抓脚弯曲的姿势；呼气，放下头部，身体落回到地面上，做反侧练习。

3. 体式分析

（1）在练习时，要先稳定身体贴地的一侧，再有控制地抬上方腿，才能达到拉伸大腿内侧肌肉群的效果。

（2）此式常用在瑜伽理疗中来帮助女性稳定骨盆。在练习时要正确运用到臀中肌，锻炼臀中肌能帮助练习者稳定骨盆。在练习时，不是把腿抬得越高越好，而要把注意力放于髋部，先轻轻将大腿骨按进髋臼里，并体会到身体骨骼部位的连接。再运用臀中肌发力来将腿部上下轻轻活动。对于一些髋部过宽、假性胯部的女性，此式都可以帮助她们立竿见影地改变不良臀型。对于产后女性来说，此式也能帮助她们完美地修复骨盆。

○●仰式（95~108式）

仰式是仰卧在地面上进行的一系列体式，支撑面为身体的背面。练习此类体式时，因为脊椎有了很好的支持，可以让练习者完全地放松身体。仰卧位的体式都可以从仰卧开始、抱腿休息结束。

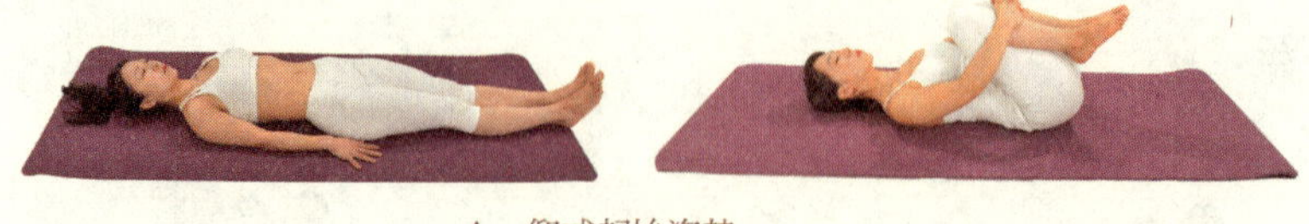

▲ 仰式起始姿势

九十五、腿旋转式

1. 了解体式及功效

腿旋转式是一个灵活髋关节并加强髋关节肌群的瑜伽体式（图 2–154）。它能灵活髋关节，锻炼到腹股沟处柔软的肌肉群，刺激并滋养骨盆区域，帮助稳定骨盆。还能按摩淋巴系统，加速身体排毒。

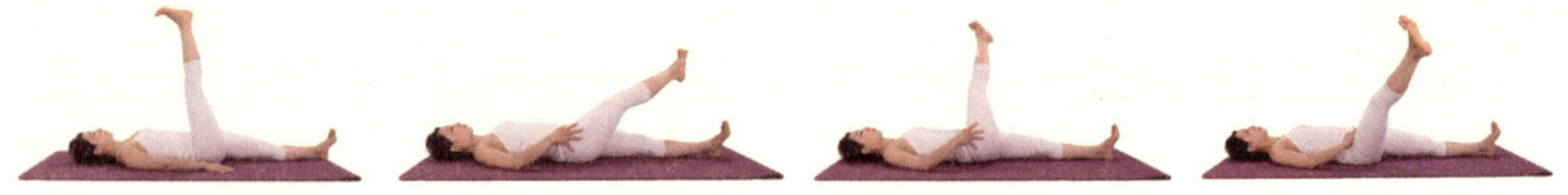

▲ 图 2–154 腿旋转式

2. 体式引导词

（1）仰卧在地面上，调整呼吸。

（2）吸气，向上抬高右腿，让大腿与地面垂直，将双手扶住髋部，稳定住身体。

（3）呼气，旋转右侧髋关节，用右大腿划圈，先顺时针练习 6 圈，再逆时针练习 6 圈，做完最后一圈时，将右腿回到与地面垂直的位置上，调整呼吸。

（4）呼气，缓慢地将右腿落回地面，做另外一侧练习。

3. 体式分析

（1）练习者在练习此式时，要慢慢感知髋关节，如果有发出声音不要着急，可调整方向尝试并多练习几次。

（2）练习一段时间后，可以尝试将双腿同时划圈，由里向外 6 圈，再由外向里 6 圈，在练习髋关节的同时，让腹部也得到锻炼。

九十六、上升腿式

1. 了解体式及功效

上升腿式也叫 30、60、90 度抬腿式，是一个加强核心力量的练习（图 2–155）。上升腿式可以帮助我们消除腹部及腰部赘肉，增强下背部的力量，同时可以强壮腹部器官。

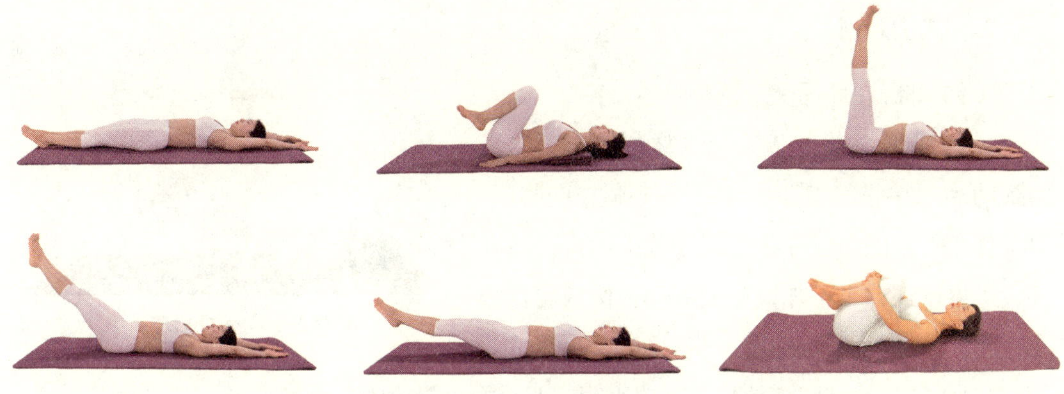

▲ 图 2–155 上升腿式

2. 体式引导词

（1）仰卧在地面上，调整呼吸，将双臂高举过头顶并落在地面上，掌心向上。

（2）吸气，弯曲双膝，大腿拉向腹部，将腰部放松下来落在垫子上，放松腹部下沉，启用下背部的能量。

（3）吸气，向上抬高双腿离开地面并与地面形成 90 度角，让腹部和腰部放松，停留 3 个呼吸。

（4）呼气，慢慢地将双腿降低，腿部与地面形成约 60 度角，停留 3 个呼吸。

（5）呼气，慢慢地将双腿降低，腿部与地面形成约 30 度角，停留 3 个呼吸。

（6）呼气，慢慢地将双腿降低，腿部与地面形成约 15 度角，停留 3 个呼吸。

（7）呼气，慢慢地将双腿落于地面上，来到仰卧抱腿式，放松腹部并调整呼吸。

3. 体式分析

（1）经期不要练习此式，因为腹部容易受到挤压而影响经期排毒。

（2）对于腰部有问题的练习者要特别注意腰部感受，要注意引导词第二步，让腰椎下沉并放松。在练习过程中如果感觉到腰椎疼痛，说明这个体式暂时不适合你，要及时停下来选择适合自己的腹部体式。

（3）可以将双腿由上往下落下，也可以由下往上抬起，而如果无法一次做完全部的几个步骤，则可省去其中的几个，也可以进行抬单腿的练习。

九十七、蹬自行车式

1. 了解体式及功效

蹬自行车式是一个加强腹部和大腿的练习（图 2–156）。这个体式可以帮助练习者减去腹部和大腿脂肪，美化腿部线条，让小腹变得更加平坦。

2. 体式引导词

（1）仰卧在地面上，调整呼吸。

（2）吸气，将双腿抬起来像踩单车一样来回踩动，一腿朝前伸直时，将另一条腿拉向腹部，尽量使用大腿的力量，往前踩动数次后再往后回踩，可慢慢踩动也可加快速度踩动，像骑着自行车在爬坡。

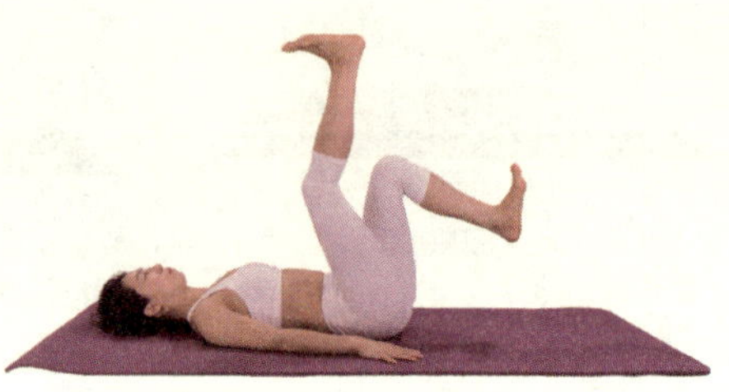

▲ 图 2–156 蹬自行车式

（3）呼气，将腿部放松并贴向小腹，双手抱小腿放松，调整呼吸。

3. 体式分析

很多练习者在练习此式时，并没有充分地启动大腿，而习惯使用膝盖蹬踩，这样不但膝关节容易受损，也达不到训练腿部力量的效果。此时需要调整练习方式，尽量启动大腿肌肉来进行练习，通过自己制造阻力来提高锻炼强度。

九十八、脸朝上背部伸展式第二式

1. 了解体式及功效

这是一个地面上的拉伸体式。它能锻炼到腿后侧肌群，也能很好地按摩背部，缓解腰背部的紧张感（图 2–157）。

2. 体式引导词

（1）平躺在地面上，调整呼吸。

（2）吸气，向上抬高双腿并与地面形成 90 度夹角，伸直膝关节。

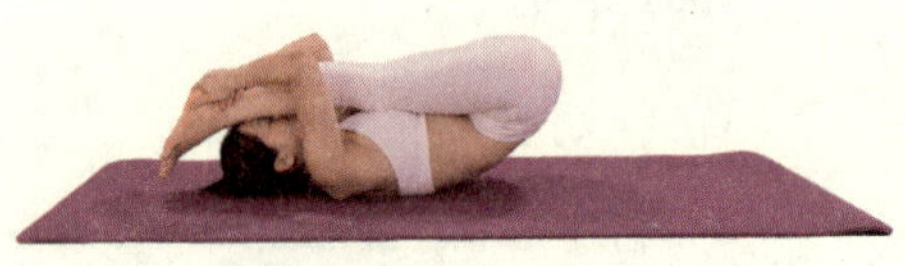

▲ 图 2–157 脸朝上背部伸展式第二式

（3）呼气，将双腿靠近脸部，用双手抱住小腿后侧来辅助双腿继续靠近身体，直到腿部与地面平行，整个腿部和身体贴靠在一起，放松腰背部。保持 8~15 个呼吸。

（4）呼气，松开双手，将双腿缓慢地落于地面上，调整呼吸。

九十九、桥式

1. 了解体式及功效

桥式是将身体模仿成一座桥（图 2–158）。桥式可以强壮双腿，加强背部力量，可以刺激甲状腺，还可以加强肩膀的力量，缓解驼背和肩颈问题。

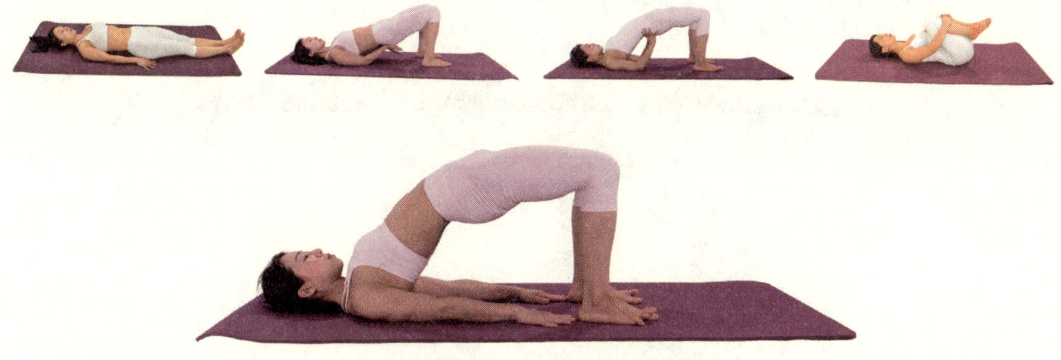

▲ 图 2–158 桥式及主要步骤

2. 体式引导词

（1）仰卧在地面上，调整呼吸。

（2）弯曲双膝，让脚板着地，双脚分开与骨盆同宽，脚后跟尽量靠向臀部，脚趾尖指向正前方。先稍抬高臀部离开地面，用双手将臀部肌肉往脚后跟的方向轻轻推送，找到腰椎的延展状态。

（3）吸气，依次将臀部、腰背和胸部离开地面，让脊柱一节一节向上伸展，直到小腿与地面垂直。双手在臀部下方十指交握，微调双臂的位置并打开肩膀。停留 5~10 个呼吸。

（4）呼气，将臀部、腰背和胸部依次落回地面，弯曲双膝，让大腿贴靠腹部，双手环抱小腿，放松身体。

3. 体式分析

（1）在练习桥式时，我们要注意腰部感受，为了避免压力过多集中于腰椎，在练习时要先稳定双脚的力量，再将臀部和脊柱一节节向上。同时，不要过度夹臀，因为过度夹臀也会影响腰椎的稳定，臀部应该保持自然紧致不紧绷的状态。

（2）同腰椎一样，颈椎的灵活性让它也容易在这个体式当中受到一定的压力。特别是对于那些肩关节特别僵硬的练习者，因为无法打开肩膀，只能让颈椎代偿。为了让颈椎不受到过多挤压，我们除了平时要多练习肩关节的灵活性以外，还可以在练习时将下巴微微上抬、后脑勺推地来适当加大颈椎的空间。使用喉部肌肉收束法也是一个很好的办法。

一百、轮式

1. 了解体式及功效

轮式是建立在桥式基础上的深入后弯体式（图 2–159）。它可以帮助练习者加强整个身体后侧的力量并伸展身体前侧，从而可以完全地展开胸腔，锻炼肩膀，建立手臂的力量支持，对呼吸非常有益。它让整个腹部器官得到滋养，可以提升练习者的自信。

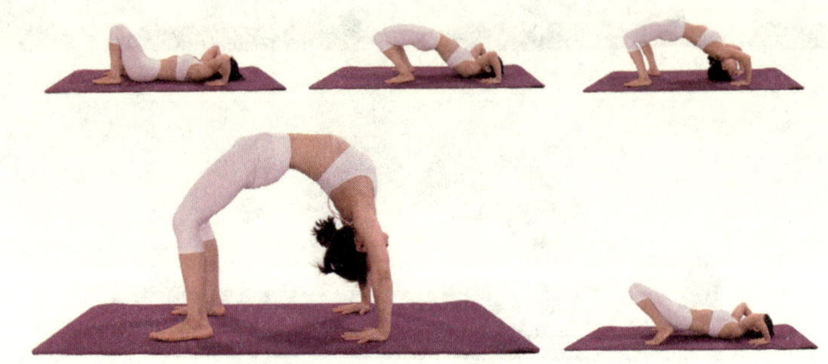

▲ 图 2–159　轮式及主要步骤

2. 体式引导词

（1）仰卧在地面上，调整呼吸。

（2）往头顶的方向弯曲双臂，双手掌放于双耳的两旁，手指尖指向肩膀的方向，双手的距离与肩同宽。弯曲双膝，让脚板着地，脚后跟贴近臀部，双脚之间的距离与髋部同宽。

（3）吸气，用双手和双臂支撑住地面，推高臀部和背部向上，让整个身体抬高并离开地面，头顶着地微微支撑，把身体的重心均匀地分布于全身而非头顶，找到稳定和平衡并调整呼吸。

（4）吸气，用双手和双脚支撑身体，将整个身体推离地面，背部成为一座拱桥一样，保持 5~8 个呼吸。

（5）呼气低头，让下巴找锁骨，弯曲双膝将力量先放松一部分，让肩膀先落回地面，再慢慢将背部和臀部落回地面上。

（6）弯曲双膝，大腿贴靠腹部，双手环抱小腿，放松紧张的后背，调整呼吸。

3. 体式分析

（1）同桥式（前一个体式）。初学者以及腰背部、肩膀比较僵硬的练习者不要轻易尝试轮式，可以先通过拉伸肩关节周围肌群，来锻炼肩关节的灵活性，再通过锻炼肩关节周围肌群的力量，来提高肩关节的稳定性，然后配合腰背部的锻炼。等这些条件都具备后，便可以在老师的辅助下很轻松地完成这个体式了。

（2）当练习者想从轮式中退出来时，一定要注意先让肩膀着地，如果用头顶着地会增加颈部受伤的风险。练习完轮式后，练习者必须要做修复体式来放松脊柱及相关肌群。最常用的修复体式是抱腿放松，并把注意力放于脊柱拉伸的感觉上。不管是轮式还是其他体式，练习者都要带着非常认真的心来练习，只有练习时认真练习、练习后认真放松，才能培养一个正确的练习习惯，并获得瑜伽练习所带来的效果，反之则容易受伤。

一百零一、锁腿式

1. 了解体式及功效

锁腿式也叫炮弹式，是一个髋关节的内收练习，能帮助练习者放松和按摩腹部，并修复腰背部（图 2-160）。锁腿式可以调整骨盆，按摩腹部，促进肠道蠕动和消除胀气。还能伸展臀部、腰部和背部肌肉群，缓解腰椎压力。把锁腿式放于锻炼脊椎的体式后练习可以很好地缓解脊柱的压力。

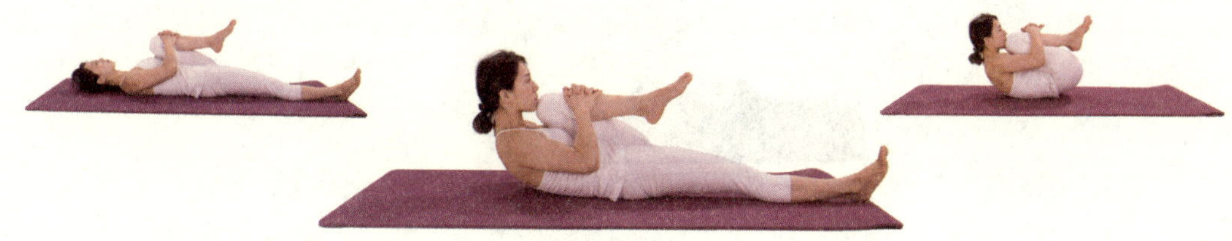

▲ 图 2-160 锁腿式

2. 体式引导词

（1）仰卧在地面上，双腿伸直，调整呼吸。

（2）吸气，弯曲左膝并将大腿拉向腹部，双手十指交握抱住左小腿，双肩、背部和腰部尽量放松贴于垫子上。

（3）吸气，弯曲手肘并将左大腿尽量贴向腹部，上半身抬离地面，让下巴贴向左膝，大腿和腹部挤压在一起，停留 5~10 个呼吸。

（4）呼气，将身体落回地面，做另外一侧，之后再弯曲双腿进行练习。

3. 体式分析

（1）在练习此式时，尽量不要耸肩，把注意力关注于腹部，手肘收向侧腰，上半身要保持放松。

（2）高级练习者在练习此式时，可加入外悬息起身——即呼气后不吸气，而是屏息并抬起身体让下巴贴向膝关节。当不能再屏息时，用鼻子吸气并将身体落回地面。还是要提醒特殊情况如怀孕或者身体状况不佳的练习者要禁止练习屏息。

一百零二、肩倒立式

1. 了解体式及功效

肩倒立式也被称为“瑜伽体式之母”（图 2–161）。在肩倒立式中，练习者的腿部向上伸直，整个身体呈倒立的状态，可以加速全身的血液循环，进而缓解小腿肿胀等问题。它可以刺激甲状腺和副甲状腺，让腺体保持正常的工作状态。当下巴锁住后，可以让新鲜的血液在脖子、颈部及胸部区域更好地流动，对肩膀有益。练习时，整个脊柱得到了血液供应和滋养，可以舒缓神经系统并提高睡眠质量，进而缓解头痛及压力。肩倒立属于“冷却”体式，帮助练习者静下来，更好地平静身体。

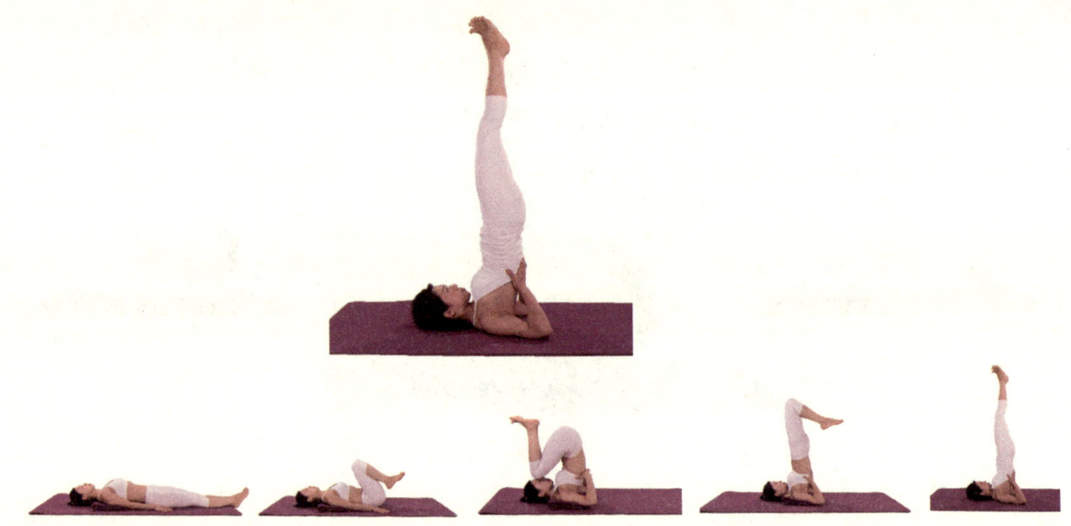

▲ 图 2–161　肩倒立式及主要步骤示意图

2. 体式引导词

（1）仰卧在地面上，调整呼吸。

（2）吸气，弯曲双膝，让大腿拉向腹部，双手掌心向下扶住地面。

（3）再次吸气，双手推地，下背部用力并将臀部离开地面并找到身体重心。再移动双手来到背部，大拇指朝外、其他四指朝上推动背部继续向上，将背部、臀部、腿部依次向上伸直，直到将整个身体倒立起来，身体的重量依靠肩部来保持，保持脖颈区域的放松，停留 8~15 个呼吸。

（4）呼气，弯曲双膝靠近头部，手回到背部微微辅助一下，再慢慢将背部卷曲一节节落回地面。放松双腿，调整呼吸。

3. 体式分析

（1）肩倒立式适合哪些人？

肩倒立是一个很有用的倒立体式，而练习肩倒立也需要非常谨慎。因为，每个个体不一样，这种不一样体现在骨骼、年龄、胖瘦以及身体素质等方面。因为练习瑜伽的人群以成年人为主，很多成年人都有不同程度上的肩颈问题，对于肩倒立这种肩颈部在地面上的体式，不管你如何控制，身体的重量会自然地来到地面，如果没有遵循身体来练习很容易让颈椎受到不应该有的压力。肩关节特别僵硬的练习者无法顺利完成此式，要先提高肩关节的灵活性，之后才能练习此式。经期及有颈椎病的练习者不适合练习此式。

（2）如何正确练习肩倒立式？

①要注意到肩倒立是肩膀的倒立，不要做成颈椎的倒立。

在肩膀下方垫一条瑜伽毛毯可以帮助练习者保持颈椎的生理弯曲，从而缓解颈部压力。

②在保持体式的过程中，练习者要时刻关注颈椎的感受。

除了要打开肩膀，让肩膀分担颈椎的压力以外，还需要保持双腿和腹部的力量向上来给肩膀减压。在地面上的身体部分始终要保持觉醒：头顶延伸向远方、双手拉动肩膀向后、腹部上提这三者配合可以减少颈椎压力。同时，下巴微微抬起，让后脑勺推地，也能有效地建立颈椎的空间。

③在退出体式时，一定要缓慢。

当身体意识松懈时，易给颈椎带来压力。练完肩倒立式之后，要缓慢地放松并照顾好颈椎，可选择比较轻柔的简易拱背伸腿式来放松身体。

文子温馨提示：

○●可以做成“倒箭式”

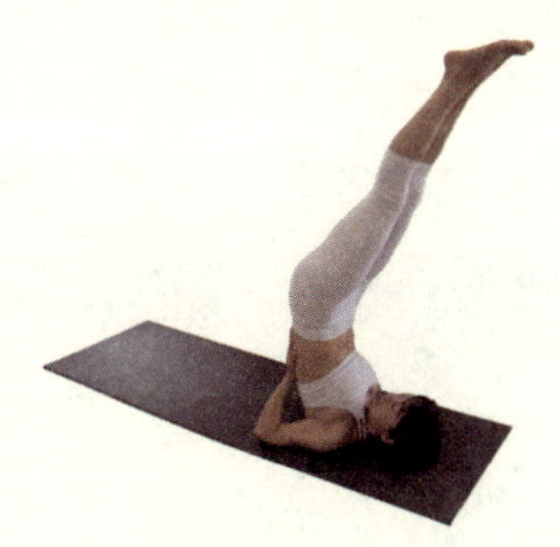

在进入体式时，当抬高双腿向上时，可先来到犁式（即下一个体式）——弯曲双膝并收腹，再缓慢地将骨盆向后倒转过来置于肩部的正上方，之后再将小腿向上伸直。如果感觉脖颈区域有压力时，不要过于追求背部的直立状态，而让背部与地面形成一定的角度，做成“倒箭式”，其锻炼效果是一样的。

一百零三、犁式

1. 了解体式及功效

犁式是一个倒立放松体式（图 2-162）。犁式可以帮助练习者刺激甲状腺和副甲状腺，让腺体保持正常的工作状态。双手在后面交握时，可以打开肩膀并缓解肩膀的僵硬感。下巴锁住后，可以让新鲜的血液在颈部及胸部区域更好地流动，对脖子有益。它让整个脊柱得到了血液供应和滋养，可以舒缓神经系统，缓解头痛及压力，并提高睡眠质量。腹部处于一个收缩状态，可以获得休息而恢复活力。同时，犁式也属于“冷却”的体式，能帮助练习者安静下来。

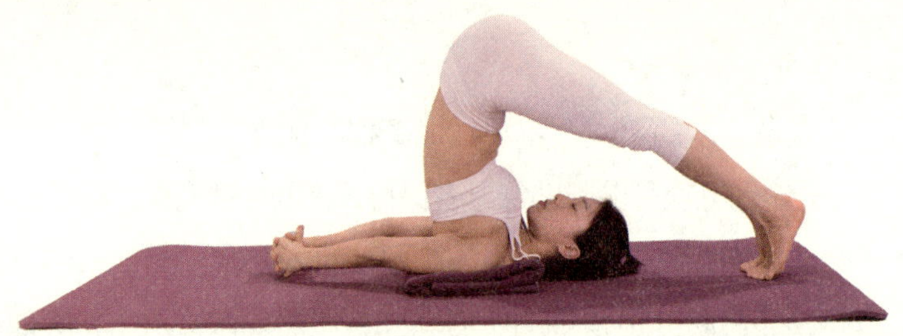

▲ 图 2-162　犁式

2. 体式引导词

（1）仰卧在地面上，调整呼吸。

（2）吸气，弯曲双膝，让大腿拉向腹部，双手掌心向下扶住地面。

（3）再次吸气，双手推地，下背部用力并将臀部离开地面，再慢慢把双脚落于头部后方的地面上，脚趾点地并伸直双腿。双手来到背部，大拇指朝外、其他四指朝上，慢慢推动背部继续向上，并调整身体重心，不要让颈椎有过大压力。吸气，双手在背后十指交握，双手拉动双臂向后伸直并展开双肩，停留 8~15 个呼吸。

（4）呼气，弯曲双膝，让膝关节贴向额头，手落回背部微微辅助一下，再慢慢将背部卷曲一节节落回地面，双腿收回落于地面，调整呼吸。

3. 体式分析

同肩倒立式。在肩膀下方垫一条瑜伽毛毯可以帮助练习者保持颈椎的生理弯曲，从而缓解颈部压力。在保持体式的过程中，练习者要时刻关注颈椎的感受。

一百零四、头倒立式和头倒立的变体

1. 了解体式及功效

头倒立式被称为“瑜伽体式之王”（图 2-163）。经常练习头倒立可以帮助练习者对抗地心引力，有效防止内脏下垂，让大脑更加清晰并增强记忆力。它可以让身体变得更加强大，克服自己的恐惧感，培养自信，还能加速全身的血液循环并预防静脉曲张等问题。从能量的角度来说，它可以刺激顶轮，提升练习者的生命能量。

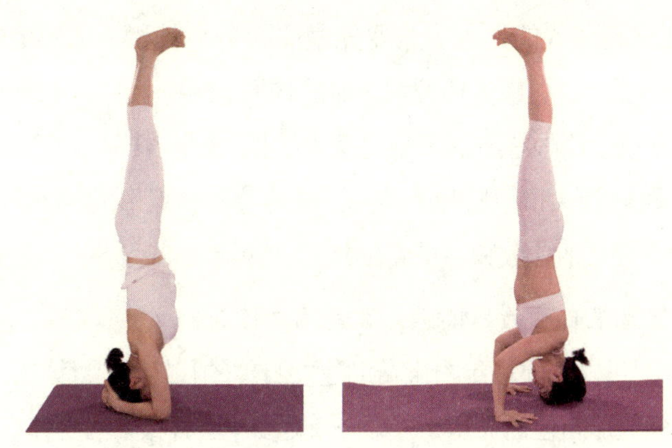

▲ 图 2-163 头倒立式和头手倒立式

2. 体式主要步骤（头倒立）

（1）来到金刚跪姿，调整呼吸。

（2）将身体向前，让手肘着地，双肘之间的距离与肩膀同宽，双手十指交握并放于地面上，双手肘和握住的手一起，形成稳定的三角形支撑。

（3）吸气，将头顶放置于手掌内侧的地面上，用手掌捧住后脑勺。此时，头顶和两个手肘一起，成为稳定的三角形支撑。

（4）吸气，向上抬高臀部，让双脚脚趾点地，继续抬高臀部向上直到膝盖伸直。慢慢移动双脚向前，直到臀部来到头顶上方时停下来，先找到身体的平衡。将重心放于双肘和头部形成的三角形上，再慢慢将腿部抬离地面并向上伸直，整个身体形成倒立的山式——头顶、肩膀、髋部、膝关节和脚踝形成一条力量线向上，来分担头部压力。

（5）呼气，收紧腹部核心，将腿部有控制地落回地面上，来到大拜式，放松身体。

3. 体式分析

（1）哪些人能练习头倒立？

头倒立式不适合大部分的练习者。练习头倒立时，最大的风险是压迫颈椎。有颈椎问题的人不要练习头倒立；眼压过高的人练习头倒立须谨慎；男孩 18 岁、女孩 16 岁前尽量不要练习头倒立。考虑到练习的风险，我认为必须练习瑜伽 2 年以上并在专业瑜伽老师的带领下才能尝试此式。在练习前，最好先评估一下肩关节、大小臂及颈椎的比率，如果你具备了一个很好的身体比率，又有了一定的练习基础，那头倒立便是一个适合你的体式。

（2）如何让练习头倒立变得更加安全？

首先，进入体式时，当抬高双腿向上时，可先来到一半——弯曲双膝并收腹，慢慢将骨盆向后倒转过来置于头部的正上方，让背部直立并形成腰椎的生理弯曲。之后再将小腿向上伸直，让整个身体形成倒立的山式。

其次，在保持体式的过程中，要先稳住两个手肘和头顶形成的三角形区域，不要把所有压力放于头顶上，尽量保持脖颈区域的伸展。保持手肘往下压紧地面并将腋窝提起来。

然后，要正确使用核心肌群来稳定身体重心。收紧臀部和双腿往上提，延长膝盖窝后侧，舒展脚踝和脚趾。让头顶、肩膀、髋部、膝关节和脚踝形成一条力量线并向上，来分担头部压力。同时，使用肌肉收束法能帮助练习者保持“内紧外松”而更好地完成头倒立。

（3）如何克服自己的恐惧感，做到无支撑头倒立？

刚开始时，可以先靠墙练习来帮助建立身体的稳定感。而当练习者想要做到无支撑头倒立时，需要先克服自己的恐惧感。第一步是要学会摔跤。当身体在头倒立中要往后倒时，先要确保身后无障碍物，或在背后放置一个海绵垫来保护自己。练习者只需放松背部并低头，身体便会轻松地落回地面。而身体过分紧张则会直挺挺地摔下来，造成颈椎受伤的风险。在练习完头倒立之后，要缓慢地放松颈椎，可选择比较轻柔的简易拱背伸腿式来放松身体。

4. 体式主要步骤（头倒立简易式）

头倒立简易式是头倒立的简易版本（图 2-164）。

（1）来到金刚跪姿，调整呼吸。

（2）将身体向前，让双手着地，双手之间的距离与肩同宽，放于膝关节前侧的地面上，抬高臀部并将身体向前，头顶放于双手前方的中间位置上，两只手和头顶一起，形成稳定的三角形支撑。

（3）双脚脚趾点地，继续向上抬高臀部，让膝关节离地。此时，要尽量把身体重心稳定于头部和双手形成的三角形上，收腹并向前移动双脚，直到双脚不能再移动时停下来。弯曲右膝，将右小腿搭放于右大臂上，再慢慢把左腿也放上来，收紧腿部、腹部

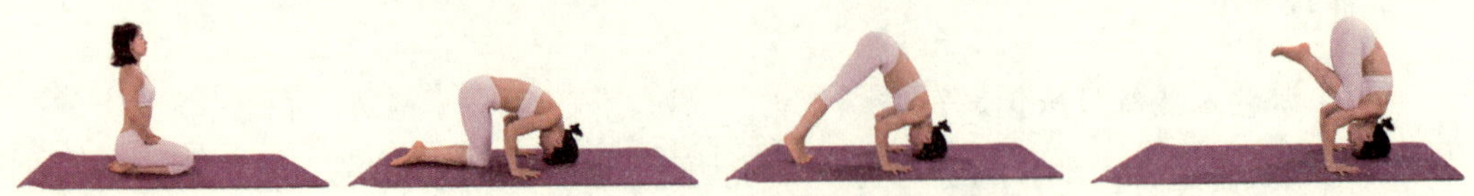

▲ 图 2-164　头倒立简易式

并抬高臀部，稳定住身体。停留 8~15 个呼吸。

（4）呼气，收紧腹部核心，将腿部有控制地落回地面上，来到大拜式，放松身体。

一百零五、拱背伸腿式

1. 了解体式及功效

拱背伸腿式也叫鱼式，是犁式、肩倒立、头倒立之后的修复体式（图 2–165）。鱼式可以打开肩膀，绽放胸腔，建立胸椎的力量。加强颈部和后背部力量，让甲状腺保持健康的状态。

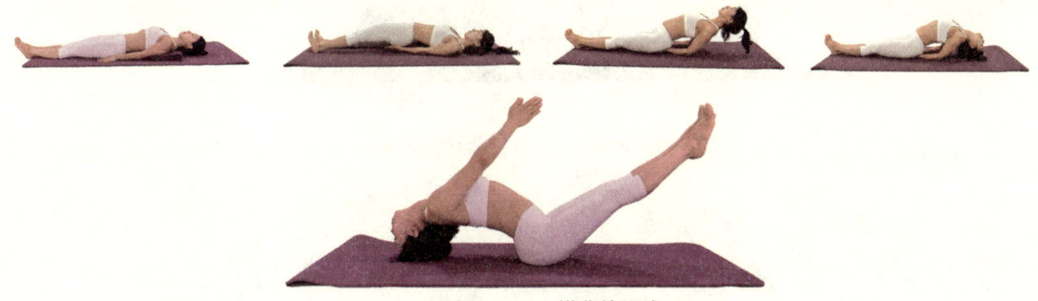

▲ 图 2–165 拱背伸腿式

2. 体式引导词

（1）平躺在地面上，双腿并拢伸直，调整呼吸。

（2）吸气，将双手放于臀部下方，双手掌心向上捧住臀部，双臂往中间夹紧，打开肩膀，调整呼吸。吸气，弯曲手肘向下推地，借助小臂推地的力量将背部向上拱起，打开肩膀之后再抬头并让头部后仰，将头顶放于地面上。保持上半身的稳定，并收紧腹部核心区域，试着抬高双腿离开地面，腿部伸直。最后，将双手离开臀部并向上举起，与腿部平行，停留 5~10 个呼吸。

（3）呼气，将双腿落回地面，再放松双臂还原体侧。继续保持手肘往下推地，保持背部的力量，有控制地把头部回正，调整呼吸。

3. 体式分析

（1）只有当身体稳定并且脖颈无压力时，才可以抬高双腿和双臂。头部后仰应该是有控制的，练习者不应该感觉到颈部的压力。背部比较僵硬而无法后仰的练习者，可将瑜伽砖放于肩胛骨下方来打开胸腔。

（2）从这个体式中退出来时，要非常留意颈部，否则易带来颈椎的不适。尽量稳住双肘压地的感觉，有控制地将背部放松。练完此式后，可将头部抬高并看向脚趾尖 10 秒钟来反向放松颈部。

一百零六、卧脊柱扭动式

1. 了解体式及功效

卧脊柱扭动式是一个仰卧位的扭转练习，它能帮助练习者缓解下背部的紧张感，并温柔地按摩脊柱和腹部（图 2–166）。

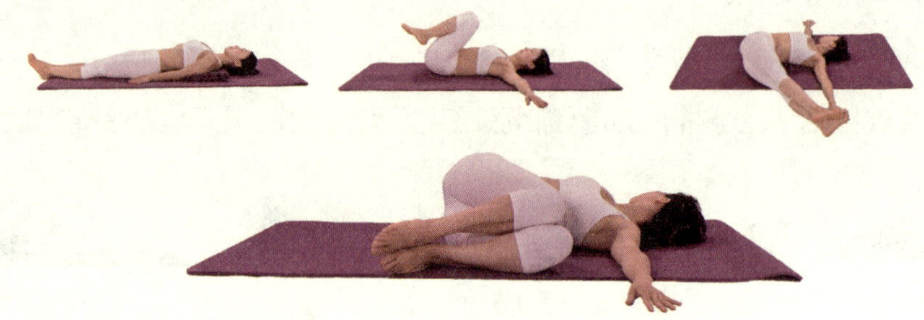

▲ 图 2–166 卧脊柱扭动式

2. 体式引导词

（1）仰卧在地面上，调整呼吸。

（2）吸气，将双臂侧平举，与肩膀平齐，落在地面上，掌心向下。弯曲双膝，将大腿拉向腹部，将腰背部放松并向下贴靠地面。

（3）呼气，保持腹部和大腿相互靠近，并将双膝倒向右侧，膝关节去寻找右侧腋窝，停留 5 个呼吸。

（4）吸气，将双膝回正于腹部上方；呼气，将双膝倒向左侧，膝关节去找左侧腋窝，停留 5 个呼吸。

（5）可以跟随呼吸左右重复练习几遍，或伸直膝关节如图。

（6）吸气，将双腿回正；呼气，双腿向下落回地面。调整呼吸。

3. 体式分析

尽量将双肩稳定在地面上不动，并体会扭转的感觉。

一百零七、前后摇动式

1. 了解体式及功效

前后摇动式是一个放松脊柱的练习（图 2–167）。通过前后摇滚，让每一节脊椎都得到完全的放松。瑜伽课结束前练习此式，能让练习者的整个身体慢慢平静下来，很好地缓解紧张感，同时有利于将能量回收。

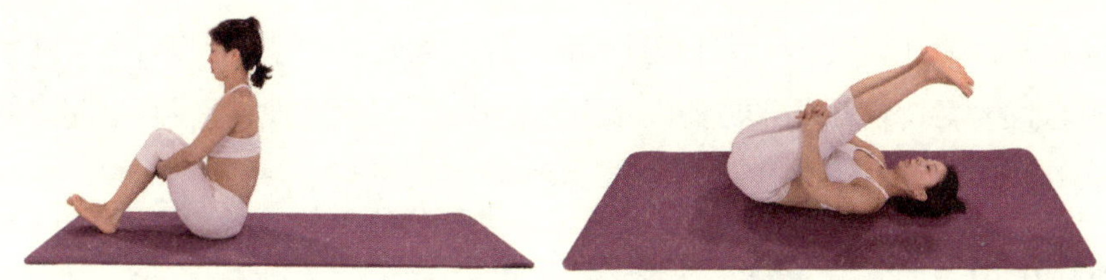

▲ 图 2-167 前后摇动式

2. 体式引导词

（1）仰卧在地面上，调整呼吸。

（2）弯曲双膝，双手十指交握，抱住膝盖窝后侧。

（3）吸气，将身体向后倒，让背部落在地面上，双腿向头部的方向伸直；呼气，腿部向前甩动将身体坐立于地面上。重复练习 8~15 次，按摩背部肌肉并放松脊柱。

（4）吸气，最后一次躺在地面上时停下来，双手环抱小腿，放松身体，调整呼吸。

3. 体式分析

这个体式也可以做成抱小腿前侧，或左右摇摆，感觉背部卷起来像一个球状。

一百零八、摊尸式

1. 了解体式及功效

瑜伽摊尸式也叫大休息术，通常放在瑜伽练习的最后阶段进行（图 2-168）。摊尸式模仿一具尸体，保持意识的觉醒而身体静止，这个看似简单的休息对于大多数的瑜伽练习者来说却很难做好，被称为“最难的体式”。摊尸式并不是简单的躺下，而是让思想静止，能量回收，身心灵合一，是我们练习瑜伽体式的收获和新生。摊尸式可以完全地放松神经系统，缓和身体的紧张和疲劳，让身体恢复活力，可以将瑜伽体式习练中获得的能量吸收进身体。

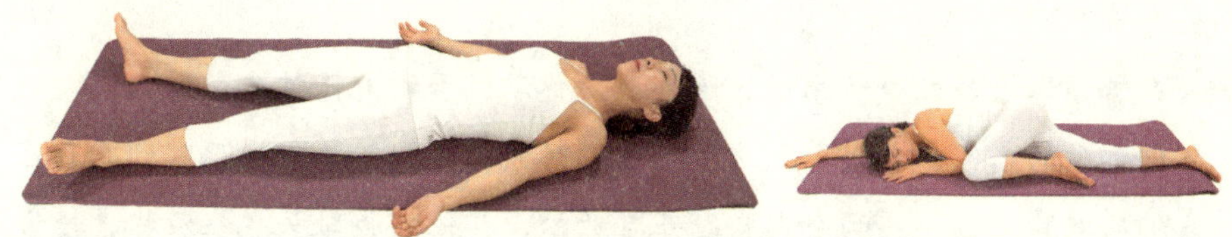

▲ 图 2-168 摊尸式及恢复体式

2. 体式引导词

（1）仰卧在地面上，将身体放松下来。

（2）将双腿分开，脚趾向外，两个脚后跟之间的距离大概是 30 厘米。打开双臂，手臂与身体形成约 45 度夹角，双手掌心向上放于地面上。闭上眼睛，慢慢放松全身，停留 10 分钟或者更长。

（3）将双臂举过头顶，双腿并拢并伸直，伸个大大的懒腰。弯曲左膝，让脚掌着地，利用左脚推地的力量将身体转向右侧卧，来到鱼戏式。双手推地，上身直立起来回到坐姿，调整呼吸。

3. 体式分析

（1）在身上覆盖一条小毛毯可以防止着凉，同时帮助回收能量。

（2）躺下来时要保持脊椎和骨盆的中正，让身体处于平衡的状态才可以帮助练习者的思想安静地停留。尝试着对头脑中自然发生的想法不关注——让它们自然发生、来去自由。

（3）从摊尸式中退出起身时，先往右侧卧可帮助练习者放松心脏。

（4）练习休息术的最好状态是，练习者没有睡着但是全身放松了。但如果睡着了也不要着急，可以让自己获得一个好睡眠。唤醒一个上课时睡着的学生的方法是，轻轻按摩她的头顶百汇穴，让她慢慢醒来。

（5）休息术后唱诵 OM 可帮助练习者回收能量，同时感恩瑜伽，把瑜伽带入生活。

初学者很难放松身体，此时瑜伽老师的引导很重要。用瑜伽放松引导词来引导练习者放松全身是一种有效的方式。以下是我编写的放松休息术的引导词，大家可以放一点音乐，再跟着引导词来放松身体。而慢慢练习一段时间之后，不再需要引导也便可以自我放松了。

4. 放松休息术的引导词

请仰卧，平躺下来……

将双脚分开，自然伸直，脚趾向外，两个脚后跟之间的距离大概是 30 厘米。双手掌心向上，落在地板上，手臂与身体形成 45 度夹角。为了消除身体所有的紧张感，我们先将肩膀调整一下，让双肩自然地放置于地面上。头可以先转向左右，让头部完全放松。慢慢闭上眼睛……

接下来，请跟着我的声音来做，除非我要你动，否则就保持安静的状态。我会念出你身体不同部位的名字，当我念到这个部位的时候，你就想着它，感觉到它正在慢慢地放松。我们从双脚开始……两个大脚趾正在放松，其他的脚趾头也在放松，慢慢消除紧张感。两脚脚背、脚底、脚跟，感觉到脚跟变得非常非常地沉……两个脚踝放松，小腿胫骨放松，小腿肚子放松，两个膝盖、膝盖窝慢慢地放松……大腿前侧肌肉放松，大腿后侧也在放松……接下来，我们把注意力放在我们的臀部，感觉到臀部正在放松，放松我们的腹部，我们的腹部变得越来越平坦了，腹部肌肉和腹部器官全都放松了……放松我们的胸部、肋骨，放松我们的心脏……放松我们的肩膀，让双肩沉下来，落在地面上……放松两条手臂，大臂、手肘、小臂，放松手腕，放松大拇指，放松其他四指……整个手臂如同放在地面上的两根绳子一样，没有任何的力量……接下来，我们把注意力放在身体的后面，背部在放松，背部肌肉放松，整条脊椎一节一节地放松下来，感觉到身体慢慢下沉……

现在，你的身体已经得到放松，我们把注意力放在脖子上，脖子的前侧，脖子的后侧，脖子的两旁都在慢慢放松，消除身体所有的紧张感。放松面部表情，放松我们的头皮……感觉到眉毛在放松……眼睛……鼻子……嘴唇……牙齿……舌头……喉咙……慢慢放松我们的太阳穴，两个耳朵也慢慢放松下来，感觉到它们相互在靠近……

现在我们的身体已经完全放松了，我们慢慢把注意力放在我们的呼吸上，呼气……吸气……觉察到它的存在。呼气时，把体内的废气和浊气跟随着二氧化碳慢慢地排出体外。吸气，感觉到新鲜的氧气吸收到体内。感觉到呼气比吸气更长。慢慢地清除身体的紧张，整个身体变得越来越轻，越来越轻。

感觉到我们的身体仿佛离开了地面，飘起来，整个身体非常地轻盈，如同一片羽毛。你似乎回到了童年时代，没有任何的烦恼。

……

慢慢把意识收回来，调整呼吸，活动一下手指、脚趾，双手举过头顶，伸一个大大的懒腰，弯曲左膝盖，转向右侧卧，放松左边的心脏，再慢慢坐起来。选择一个盘坐姿势，双手合十，调整呼吸，大拇指放于胸前，连接你的心脏，体会一下此时你的心是否非常平静，大拇指移至眉心，身体向前、向下，做一个致敬，向自己内在的神性致敬，向瑜伽致敬，然后说一句：

Namaste!

文子温馨提示：

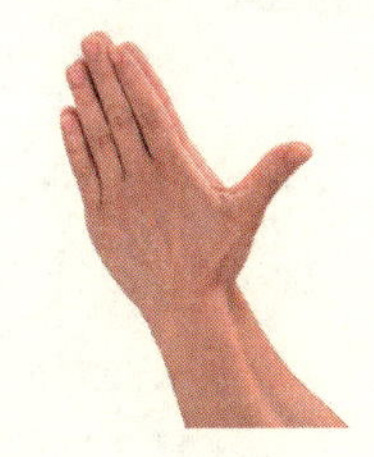

在Namaste中“Nama”代表“致敬”，“as”意味着“我”，“te”代表“你”，因此，Namaste意味着“我向你致敬”。瑜伽课结束时，老师和学生相互致敬，事实上是对我们所追随的“瑜伽”致敬。

○●**手臂支撑式**

手臂支撑式属于瑜伽体式中比较“难”的部分，支撑面为上肢。因为它们对手臂和腹部力量要求较高，在女性瑜伽练习者明显多于男性的现代瑜伽世界里，这部分体式也显得“高级”起来。大部分女性的肩关节缺少稳定性，练习此类体式对于腕关节和肩关节来说，存在一定的风险。所以文子认为，除非想挑战一下体式，否则可以不要练习这部分。但事实往往是，我们对于不能轻易做到的体式特别执着，很多时候总想挑战自己。万丈高楼平地起，希望每一位练习者都能从基础开始，坚持练习，总有一天，你能找到真正适合自己的瑜伽。文子在此只详细介绍一个体式，其他体式用图片的方式供大家参考。

一百零九、L 式和手倒立式

1. 了解体式及功效

L 式也叫靠墙手倒立，是手倒立的替代练习（图 2–169）。

手倒立在我看来是一个很好玩的体式，我偶尔练习，主要是用来检查自己能不能克服恐惧感，检查我的肩膀是不是有足够的稳定性。我不会坚持太久的时间，我喜欢在手倒立中分开双腿来保持身体的平衡感，而双腿向上并拢练习手倒立时是最难控制的。

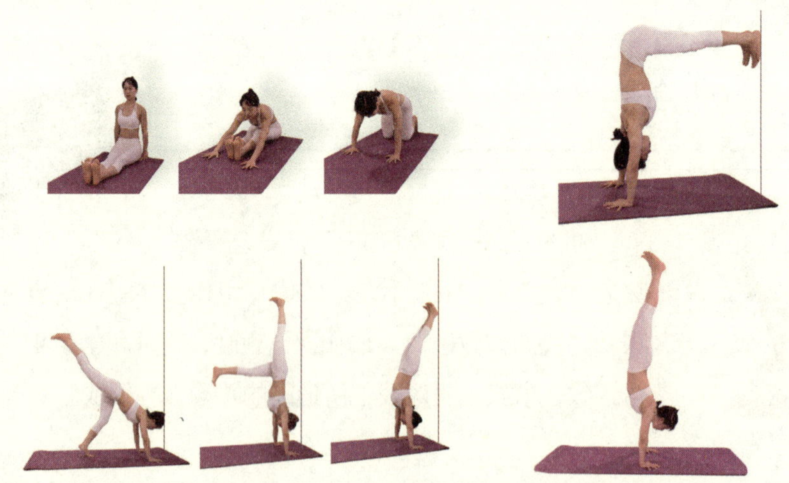

▲ 图 2–169　L 式和手倒立式参考图

2. 体式主要步骤

（1）背部靠墙坐立，将双腿向前伸直，双手向前记住脚后跟的位置。

（2）移动身体向前，将双手掌根放于脚后跟所在的位置，双手之间的距离与肩同宽。

（3）保持双手稳定在地面上，移动双腿向后，并让脚后跟踩在墙上。

（4）保持手掌、手臂和肩膀形成的力量线，缓慢地将双脚沿着墙面往上移动，直到腿部与地面平行时停下来，双脚分开与髋部同宽，脚趾尖朝下，身体和双腿形成一个 L 式。

（5）当身体稳定后，尝试着将一条腿抬高形成单腿 L 式。

（6）呼气，将双腿沿墙面向下移动并回到地面上，来到大拜式，放松身体。

（7）靠墙练习跳跃，弯曲左膝，收核心，抬高右腿，吸气向上跳。

（8）在靠墙练习手倒立一段时间后，尝试着让脚后跟离开墙壁。

（9）开始学会无支撑手倒立。

3. 体式分析

（1）肩膀是手倒立的核心，当手臂和肩膀不够强大时不要练习手倒立。关于手掌、手臂和肩膀的位置，文子在下犬式和四脚板凳式中有详细讲解，请在练习手倒立之前仔细阅读。

如果我们观察一个运动员，当他们练习手倒立时，会将手指尖微弯并抓地而将手心窝起，这其实是一种自我保护，让手腕不要受到过大压力。我认为在手倒立这种高强度的体式中，不能完全按照四角板凳式中的手部位置摆放，因为那只是一种比较理想的参考。

（2）核心要非常强大。

（3）练习完整的手倒立需要克服自己的恐惧感，所以要用轻松的心态去练习。如果你可以很轻松地完成轮式以及靠墙倒立时，要完成无支撑手倒立就比较简单了。只需克服自己的恐惧感，在要掉下来时放松膝关节，便可来到轮式。这个体式有风险，只能找一位练习手倒立多年的老师来指导完成。

4. 有代表性的手臂支撑式体式

几个有代表性的手臂支撑主要是侧起重机式、袋鼠式、蜻蜓式、八字扭转式、手臂支撑式、莲花孔雀式和鹤禅式（图 2–170）。很多体式可能并不太适合女性练习。比如莲花孔雀式，因为其对于腹部的挤压过大，文子在这里“摆”了一个瑜伽姿势，但这只是提供给大家参考。

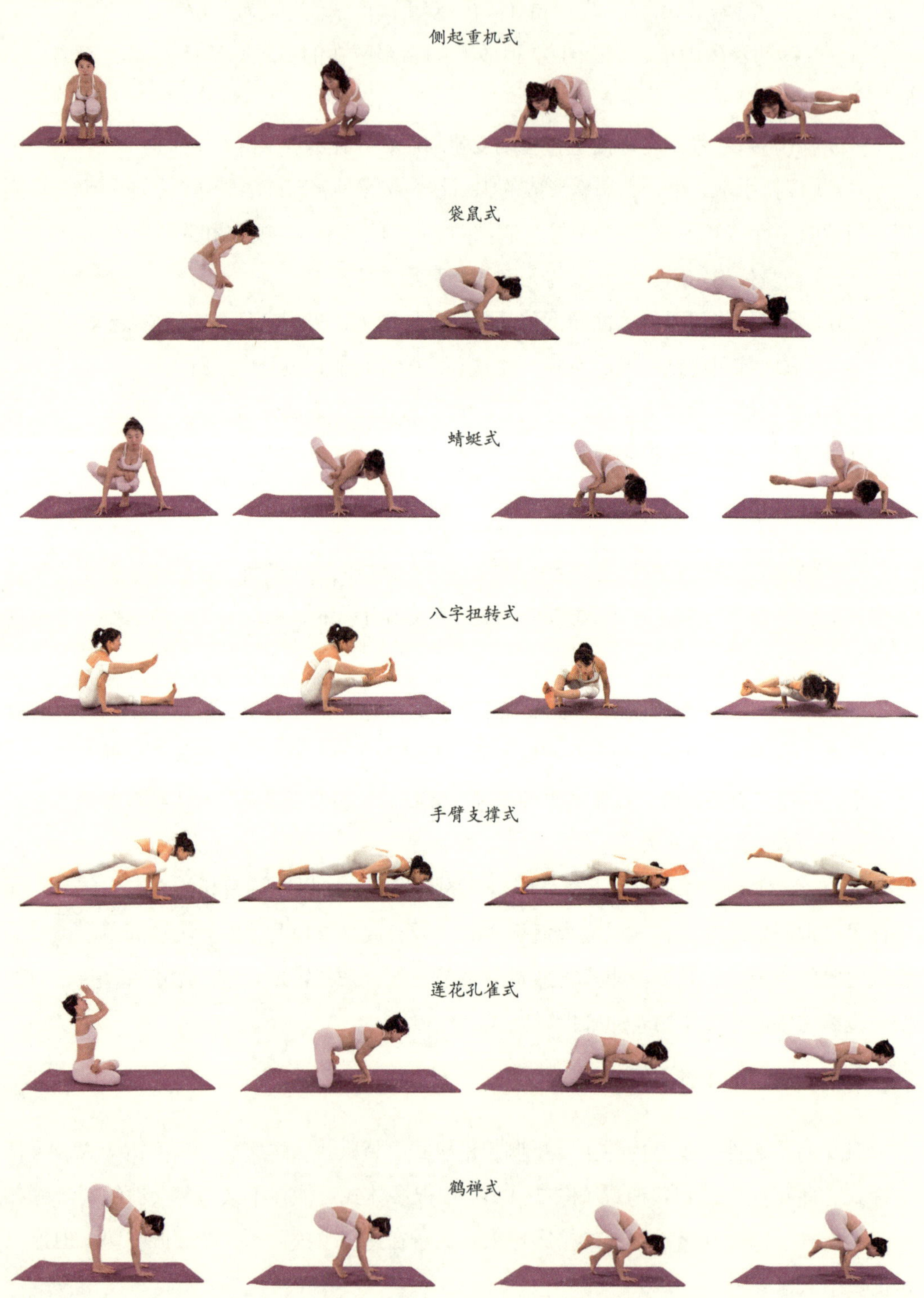

▲ 图 2–170　手臂支撑参考体式

第六节 瑜伽体位法总结

一、本书中介绍的 109 个体式

以下是本书主要的 109 个体式（图 2–171）。

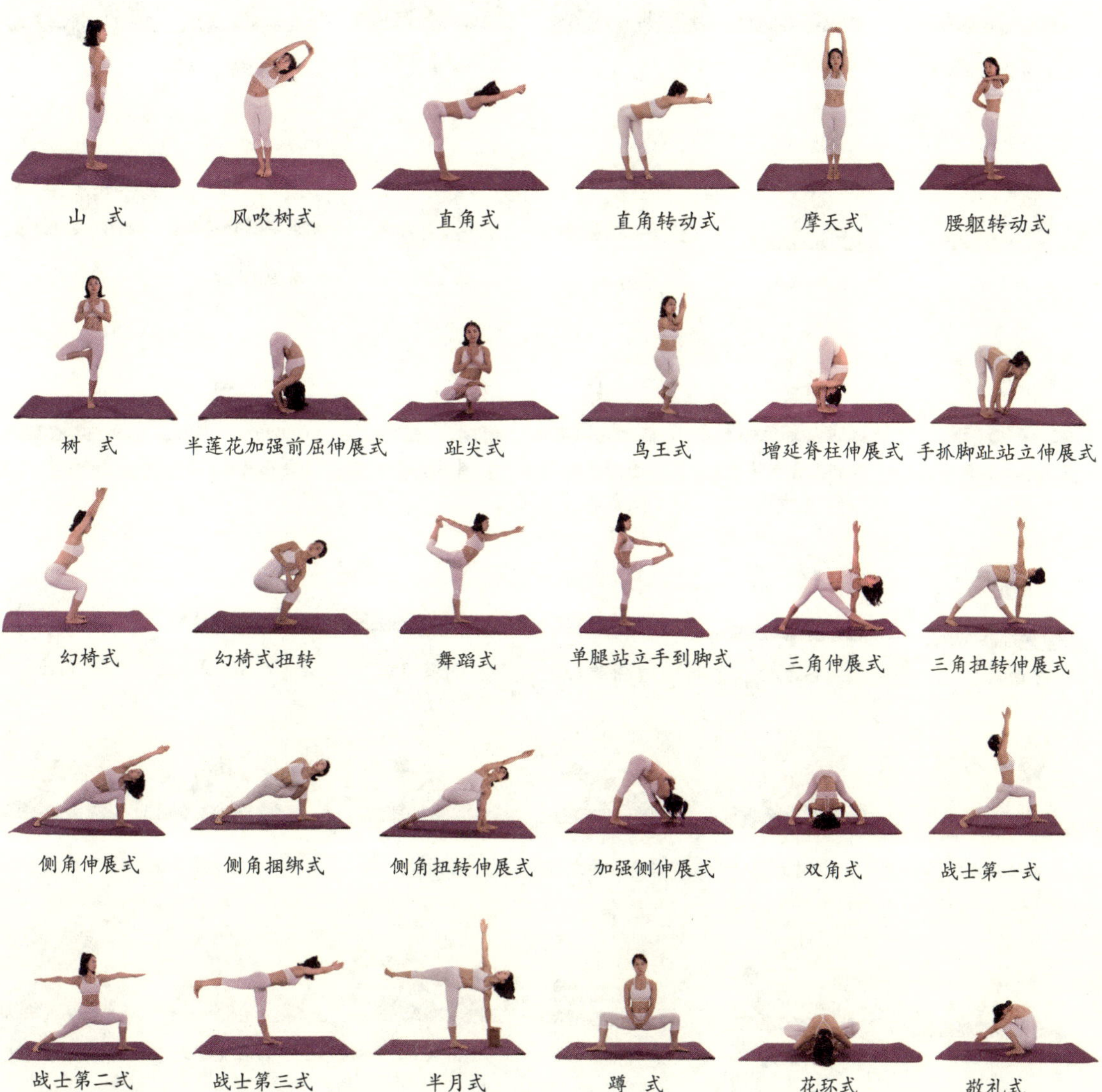

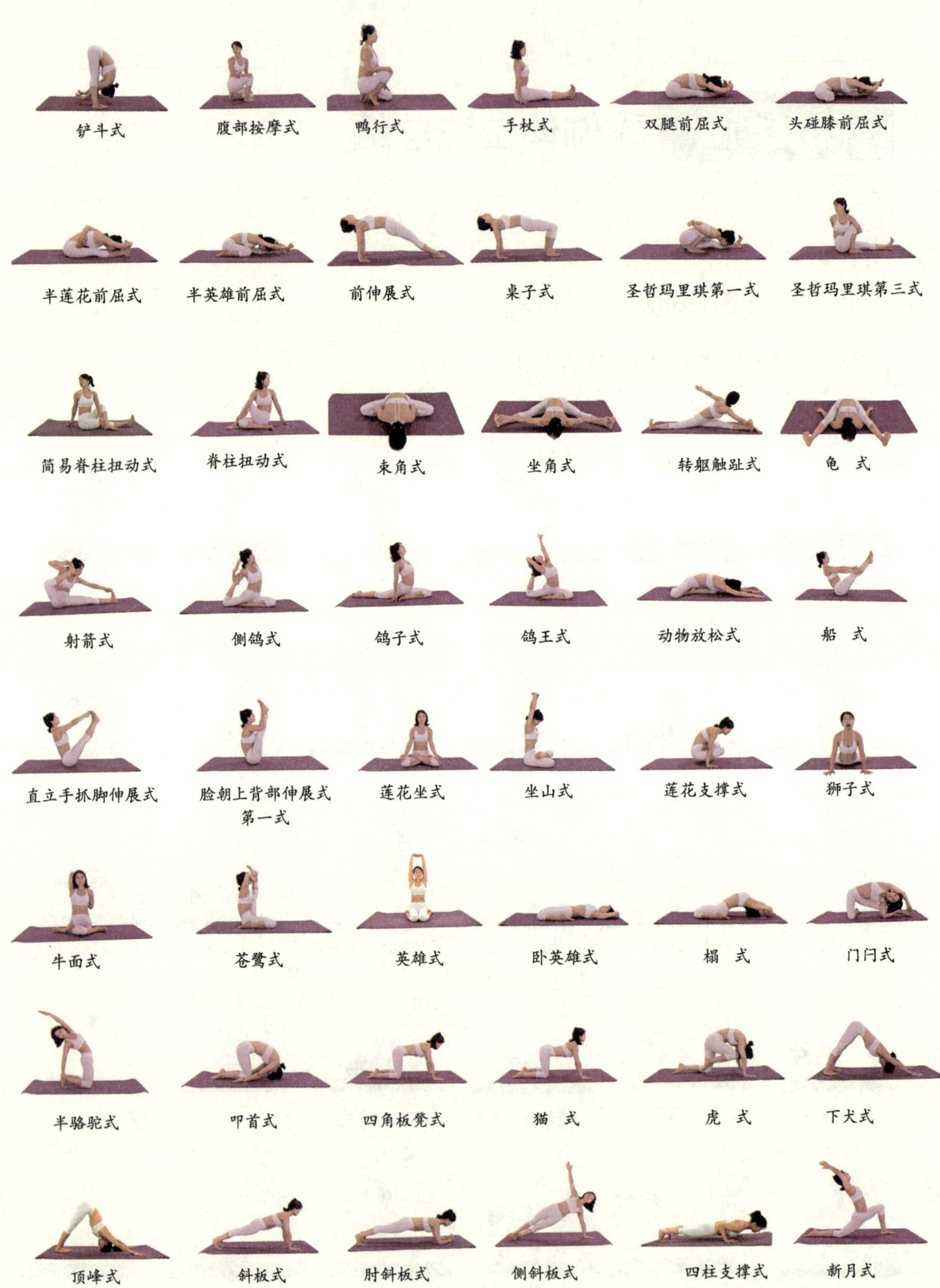

铲斗式　腹部按摩式　鸭行式　手杖式　双腿前屈式　头碰膝前屈式

半莲花前屈式　半英雄前屈式　前伸展式　桌子式　圣哲玛里琪第一式　圣哲玛里琪第三式

简易脊柱扭动式　脊柱扭动式　束角式　坐角式　转躯触趾式　龟　式

射箭式　侧鸽式　鸽子式　鸽王式　动物放松式　船　式

直立手抓脚伸展式　脸朝上背部伸展式第一式　莲花坐式　坐山式　莲花支撑式　狮子式

牛面式　苍鹭式　英雄式　卧英雄式　榻　式　门闩式

半骆驼式　叩首式　四角板凳式　猫　式　虎　式　下犬式

顶峰式　斜板式　肘斜板式　侧斜板式　四柱支撑式　新月式

新月式变体　半神猴式　神猴哈努曼式　龙　式　八体投地式　猫卧地式

眼镜蛇式　蛇击式　眼镜蛇扭动式　上犬式　蛇伸展式　人面狮身式

蝗虫式　弓　式　侧弓式　韦史奴式　腿旋转式　上升腿式

蹬自行车式　脸朝上背部伸展式第二式　桥　式　轮　式　锁腿式　肩倒立式

犁　式　头倒立式　鱼　式　卧脊柱扭动式　前后摇动式　手倒立式

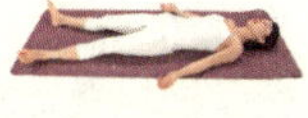

摊尸式

▲图 2-171　109 个体式

文子温馨提示：

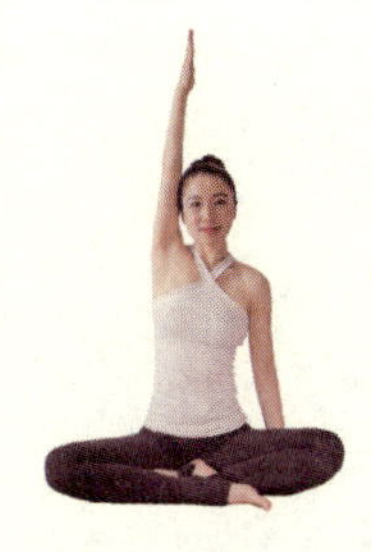

大家在参考以上 109 个瑜伽练习的参考样板的同时，要根据自己的身体情况做出适当调整。

二、体式分类

本书中的站式、坐式、俯式和仰式四种类别的划分只是为了给大家更直观地呈现哈他瑜伽的体式。事实上，要给瑜伽体式做严格分类是非常难的也是不可能的（图2–172）。瑜伽体式相互联系并相互影响着，体式间灵活多变。瑜伽体式的分类标准需要掌握其内在共性，并根据练习者的身体情况做出适当的调整。

1. 瑜伽体位法的分类1

（1）热身系列：打开关节

（2）站立系列：加强双腿

（3）坐立系列：伸展身体

（4）俯卧系列：排列脊椎

（5）仰卧系列：加强腹部

（6）放松系列：放松身体

2. 瑜伽体位法的分类2

（1）热身系列：激活身体

（2）平衡系列：让身体稳定

（3）站立系列：培养根基意识

（4）前屈系列：创造空间

（5）后弯系列：带来激情

（6）倒立系列：带来自信

（7）扭转系列：滋养脊柱

3. 瑜伽体位法的分类3

（1）热身体式：比较缓慢，有助于激活身体。

（2）高位体式：比较有激情，有助于能量提升。

（3）中位体式：比较稳定，有助于保持能量。

（4）低位体式：比较放松，有助于回收能量。

4. 瑜伽体位法的分类4

（1）加热体式：练完可以让练习者提升能量的体式，如站姿体式和后弯体式。

（2）冷却体式：会让练习者慢慢平静下来的体式，如坐姿体式和前屈体式。

（3）修复体式：可以长时间停留却不感觉费力的体式。

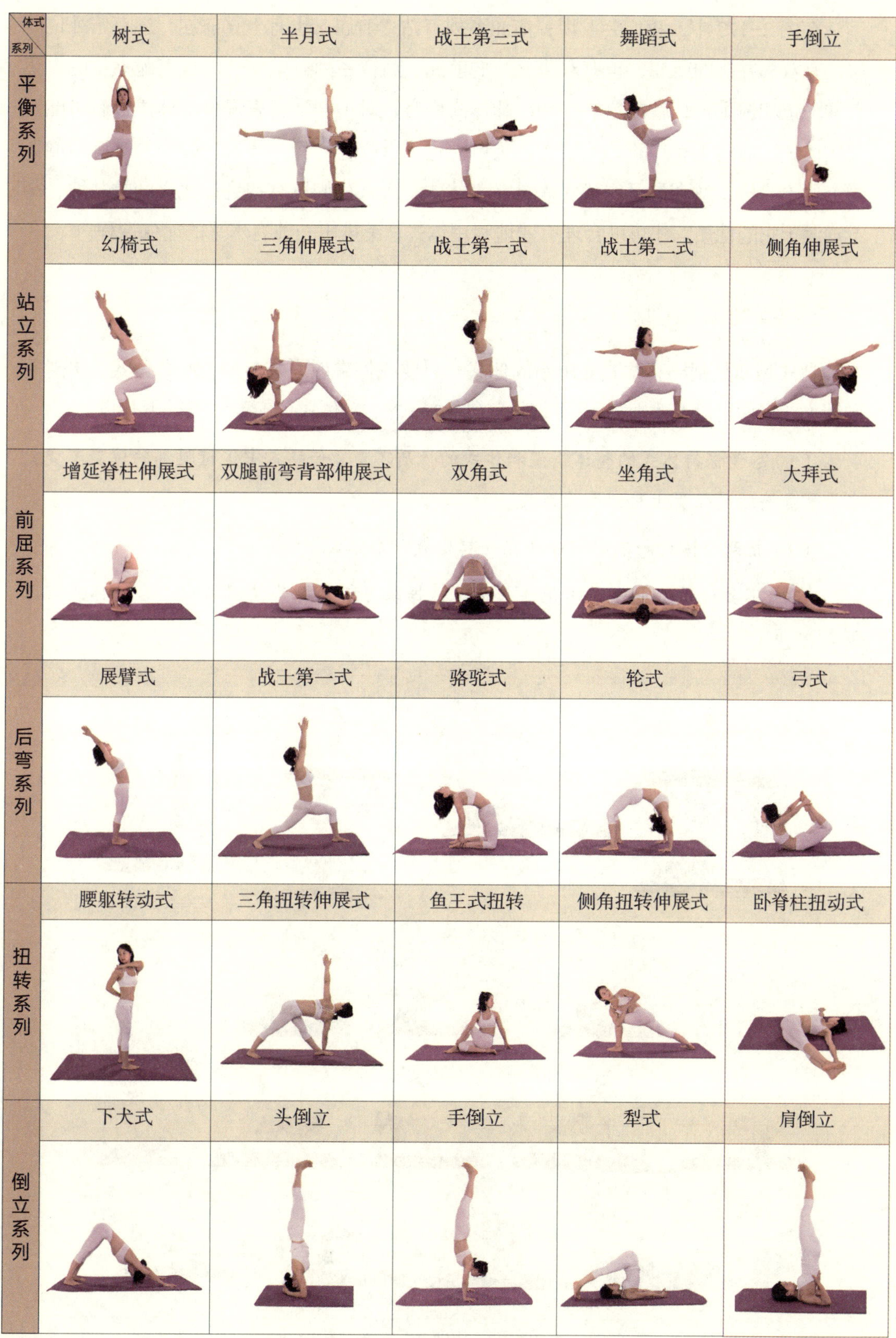

▲图 2-172 瑜伽体式分类示意图

在图 2-172 中，我们会发现：前屈系列有站立前屈，也有坐立前屈，还有俯卧位前屈，有双腿并拢的前屈，也有双腿分开的前屈；后弯系列有站立位，也有跪立位的，还有仰卧位和俯卧位；就加热体式和冷却体式而言，对于初学者来说每个体式都有可能是加热体式，而对于有经验的练习者，头倒立也可以称之为冷却体式。因为每个练习瑜伽的个体不一样，适合自己的体式才是完美体式。所以我们只有找到体式之间的共性，却不拘泥于它的性质，才可以合理有效地利用体式，编排出一节有水平的瑜伽课程。

三、瑜伽体式创新

体式创新是把已有体式变出新的体式。只要我们掌握了书中的 109 个体式，再对它们稍加变动便可以变成很多不同的体式（图 2-173）。体式创新要注意以下几点：

（1）尽量保持体式的整体框架和体式的性质不变，如站式中保持腿部的位置不变，在手臂和肩膀的位置上可以做出改变。

（2）把两个体式的不同部分合在一起变成一个体式。

（3）不要过于追求体式的花样，而是根据练习者的身体情况做出适合的体式练习版本。

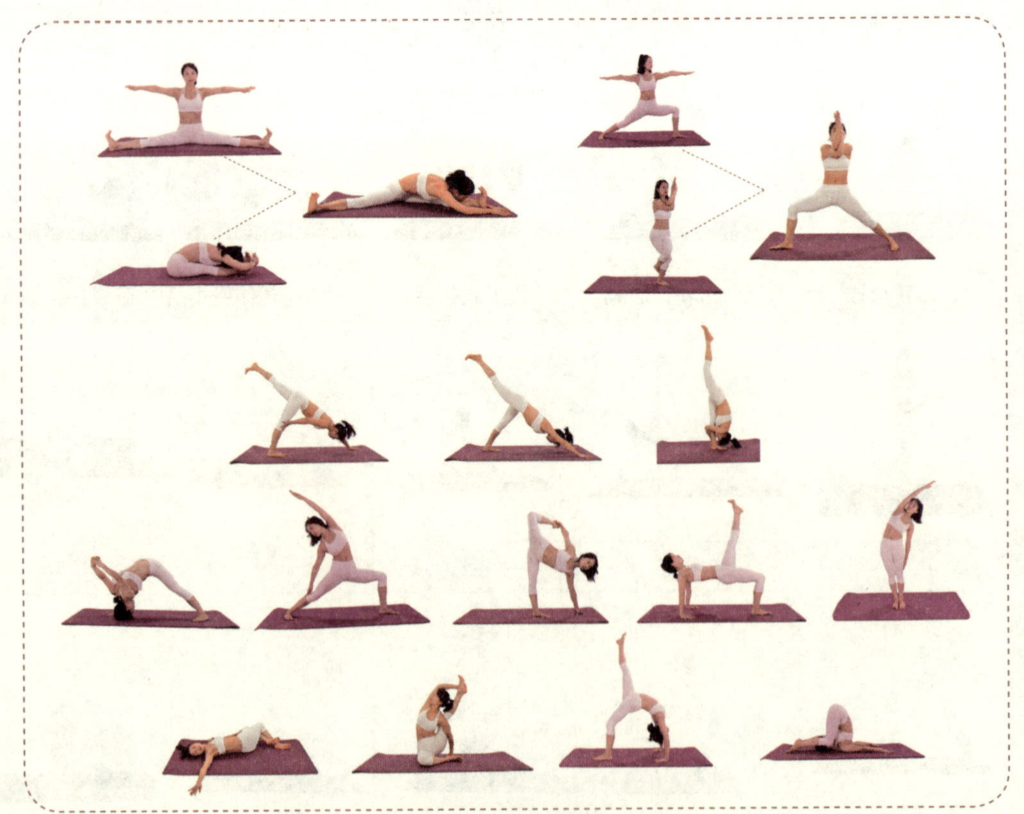

▲ 图 2-173　瑜伽体式创新示意图

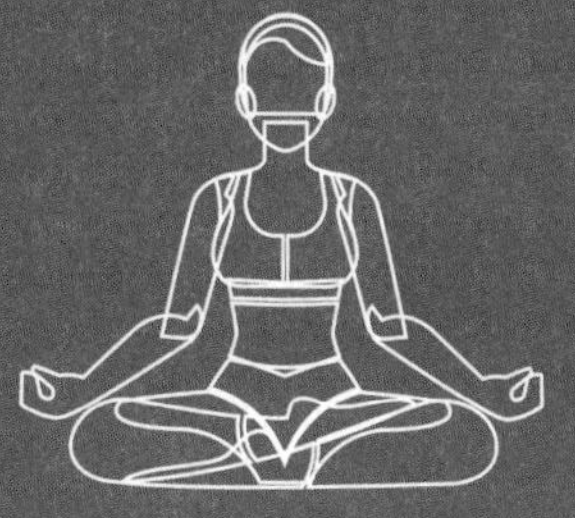

第三章

编排瑜伽课程

本章是从一个瑜伽练习者到一名瑜伽老师的角色改变，是“质”的飞跃。如果说上一章是全方面的铺垫，而此章则注重实践操作。从瑜伽老师的角度来分析如何编排瑜伽课程，如何把瑜伽体式为“我”所用，再用来为学生所用。本章分为七节，主要有：编排不同主题的瑜伽课程；编排瑜伽私教课程；阿斯汤伽课程简介；流瑜伽课程简介；阴瑜伽简介；高温瑜伽课程简介；商卡排毒瑜伽课程简介。从瑜伽练习者到瑜伽老师的转变需要一个过程，初学者往往对自己缺乏信心，我建议大家先学会“编排不同主题的瑜伽课程”，并适当了解其他几节中提到的不同课程。给自己足够的时间，慢慢学习并成长。

第一节 编排不同主题的瑜伽课程

一、什么是编排课程

瑜伽馆的课程很多，各种不同的瑜伽课程名字让我们眼花缭乱。作为一名初学者，我们该如何选择瑜伽课程呢？接下来我给大家介绍瑜伽的课程编排。初学者了解此章，对于选择瑜伽课是很有帮助的。而对于瑜伽教练，编课更是一项必备技巧。

编课是瑜伽老师根据练习对象的需求来设计一堂瑜伽课，以达到健身的效果。编课是体现瑜伽老师专业水平的一个重要方面。一节完整的瑜伽课包括四部分：静坐冥想、热身、体式和放松休息术。

二、编排瑜伽课程的思路

1. 确定一个主题

确定主题是一节瑜伽课的主要思路，即通过这节课老师想带领学生练习到哪里，达到怎样的效果。一个好的主题会有很大的吸引力，让学生有想练习瑜伽的念头。瑜伽馆的课程名字往往体现了瑜伽课的主题思想，常见的有以瑜伽练习的强度来命名，如哈他瑜伽（初级、中级等）；有以练习瑜伽的效果来命名的，如肩颈理疗、骨盆修复、减肥瘦身和肠胃调理等；也有以瑜伽练习的侧重点来命名的，如呼吸冥想、体能加强、核心练习等；也可以是适应季节的瑜伽练习，如春季养生瑜伽、夏季静心瑜伽等。瑜伽老师需要对体式非常熟悉，然后把瑜伽体式和人的身体结合起来，再配合不同季节和不同练习群体设定主题，来达到瑜伽养生的目的。

2. 根据主题设定瑜伽课程的时间

一节瑜伽课的时间安排一般为：60 分钟、70 分钟和 90 分钟。健身房的课程为 60 分钟的偏多，而专业瑜伽馆的时间为 70~90 分钟，瑜伽私教课的练习时间要依练习对象的身体情况做出调整。

3. 根据主题和时间来构建瑜伽课的框架（表 3–1）

表 3-1　一节瑜伽课的整体框架

课程时长	冥想和热身	体式	放松休息术
60 分钟	10 分钟	40 分钟（12~14 个）	10 分钟
70 分钟	10 分钟	50 分钟（13~15 个）	
90 分钟	15 分钟	65 分钟（14~16 个）	

4. 围绕主题设计瑜伽体式

（1）体式设计的重要性

体式设计是一节课中学员所要练习的具体内容。体式选的好，学员练起来有感觉，体式选的不符合主题，学员无法专注，达不到练习效果。比如，如果这节课的主题是肩颈理疗，那么过分练习腿部力量往往会达不到练习的效果；而如果这节课是一节基础瑜伽课，那么过于追求很多高强度的体式也会偏离练习的方向。

（2）体式设计的一些注意事项

体式设计要贴近主题，再结合练习者的水平、身体情况和练习习惯还有练习时间做出灵活变化。此处提出一些重要的方面，瑜伽老师要学会将专业知识融入到体式设计中来，让学员达到瑜伽练习的最佳效果。

①先构思好体式的方位变化，即是从高到低过渡，还是从低到高过渡，不要一会儿站立一会儿坐立，让学员难以适应体式方位的变化，除非有特殊练习目的。

②通过站立体式建立根基意识，为练习后弯或前屈做准备。

③不要在强烈后弯体式后做强烈前弯，此时练习前弯要以放松和修复身体为主。

④在扭转体式后，尽量做一个拉伸背部的体式。

⑤先热身，再引导练习者慢慢往上提高能量，在课程时间过半时进入练习的高潮部分，能量达到顶峰，然后慢慢往回收，在课程后部分专注于能量内收，在课程结束进入休息术之前，身体两侧的能量尽量达到平衡。

⑥呼吸是瑜伽练习的灵魂，在每节课中尽量教授一种呼吸的练习。

三、编排瑜伽课程的样板

我先给大家介绍一节 60 分钟的编课样板，而 70 分钟或 90 分钟的瑜伽课程，大家只需要自己增加体式。通过不断尝试并不断总结，就能提高编课水平。

1. 一节 60 分钟瑜伽课程的思路

（1）课程框架

静坐 5 分钟、热身 5 分钟、体式 12~14 个（每个体式的练习时间约 3 分钟），休息术 10 分钟。

（2）课程安排

①在静坐时，选择一种呼吸方式（腹式、胸式、肩式或完全式呼吸）进行教授，培养大家对呼吸的重视。

②按照本书热身章节的热身方式来打开关节，也可以选择拜日式来热身。

③站立体式（体式 1- 体式 33）选择 5~7 个，尽量安排站姿分腿类（体式 17- 体式 28）3~4 个作为这节课中能给学生带来较大身体感受的部分，再用站立过渡体式来到坐立。

④坐立体式安排 2~3 个。

⑤俯卧位体式安排 2~3 个。

⑥仰卧位体式 2~3 个，最后一个体式安排一个仰卧位放松扭转式。

⑦最后 10 分钟用来做休息术，放松身体并回收能量。

2. 瑜伽老师的排课步骤

（1）把主题写下来。

（2）画出体式的高低走向线路图。

（3）选择适合主题的体式。

（4）给学员上课并做出适当调整和改变。

当排出一节瑜伽课后，在实际教学操作中，瑜伽老师要仔细观察学员的身体，实时做出体式的变化来适合不同学员。

3. 60 分钟瑜伽课程编排样板示范一

（1）瑜伽课程框架

①主题：哈他瑜伽（初级）

②体式变化路线：由高到低，由站立位到坐立位到俯卧位到仰卧位。

③静坐 5 分钟（腹式呼吸），热身 5 分钟（拜日式），体式 14 个（每个体式的练习时间约 3 分钟），休息术 10 分钟。

④课程效果：通过这节哈他瑜伽课，让学员了解了腹式呼吸，练习到了全身特别是双腿、侧腰、肩膀和背部，学员对于哈他瑜伽建立了一个初步认识。

（2）体式安排

①站立体式 7 个：风吹树式、幻椅式、三角伸展式、战士第二式、侧角伸展式、双角式、敬礼式（过渡）。

②坐立体式 3 个：单腿前弯背部伸展坐式、转躯触趾式、双腿前弯背部伸展式。

③俯卧位体式 2 个：虎式、蝗虫式。

④仰卧位的体式 2 个：桥式、卧脊柱扭转式。

（3）课程图片示范（图 3-1）

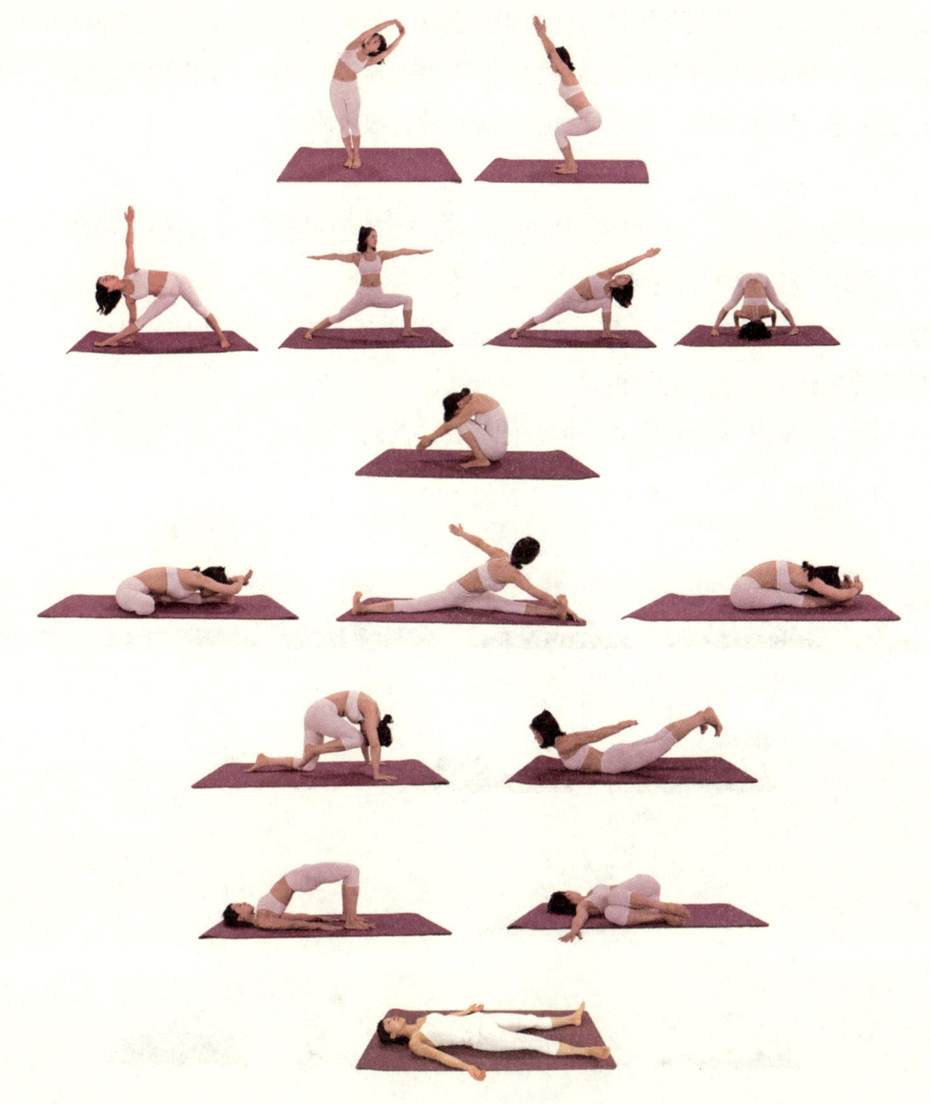

▲ 图 3-1　哈他瑜伽初级课程样板

4. 60 分钟瑜伽课程编排样板示范二

（1）课程框架

①主题：哈他瑜伽（肩颈练习）

②体式变化路线：由高到低，由站立位到坐立位到俯卧位到仰卧位。

③静坐 5 分钟（胸式呼吸，提示学员呼吸和胸、肩部的关系），热身 5 分钟（多提示肩关节），体式 14 个（每个体式的练习时间约 3 分钟），休息术 10 分钟。

④课程效果：在这节课上，通过哈他瑜伽体式中一些和肩膀比较相关的体式锻炼到肩膀区域。瑜伽老师要联系到日常生活中肩膀区域问题形成的原因，把瑜伽体式的功效及时地传达给学员，同时要让学员意识到姿势和呼吸息息相关，肩膀的紧张带来了呼吸的不平衡，通过呼吸也可以来打开肩膀，练完后会很舒服。

（2）体式安排

①站立体式 6 个：三角伸展式、侧角伸展式、加强侧伸展式、双角式（手在背后抓握）、鸟王式、增延脊柱伸展式（过渡）。

②坐立体式 3 个：前伸展式、圣哲玛里琪第一式、双腿前弯背部伸展式。

③俯卧位体式 2 个：侧斜板式、蛇伸展式。

④仰卧位的体式 3 个：犁式、拱背伸腿式、前后摇动式。

（3）课程图片示范（图 3–2）

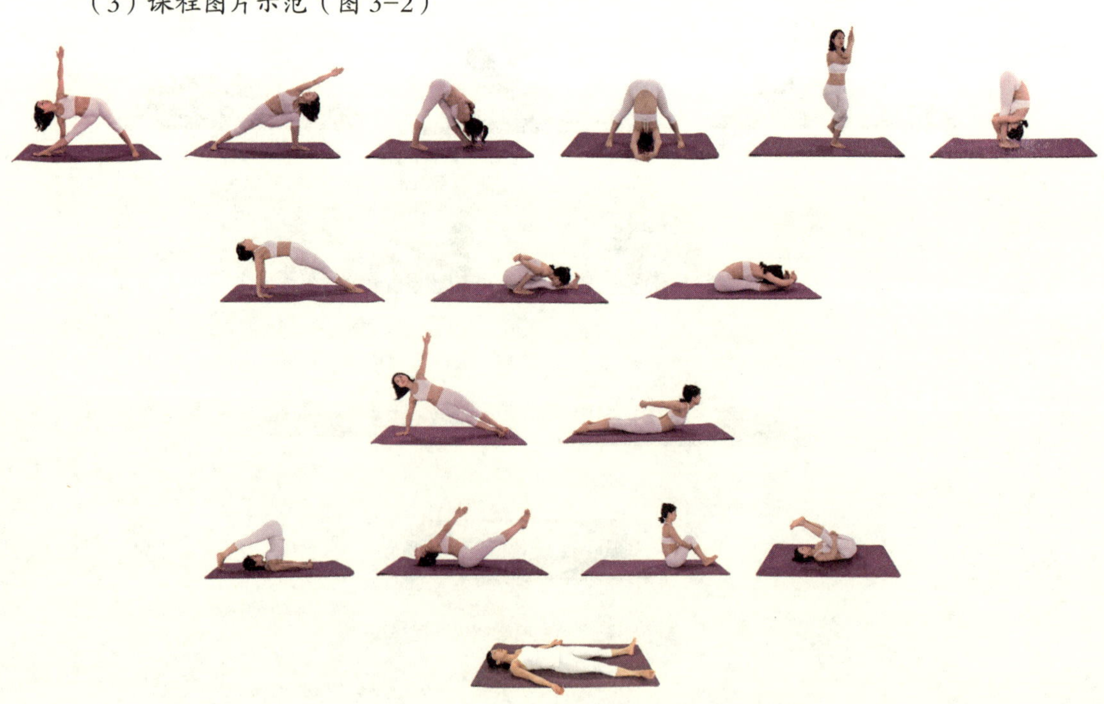

▲ 图 3–2　哈他瑜伽肩颈课程样板

5. 60 分钟瑜伽课程编排样板示范三

（1）课程框架

①主题：哈他瑜伽（髋关节）

②体式变化路线：由高到低，由站立位到俯卧位到坐立位到仰卧位。

③静坐 5 分钟（腹式呼吸，提示呼吸和腹部的关系），热身 5 分钟（多提示髋关节），体式 14 个（每个体式的练习时间约为 3 分钟），休息术 10 分钟。

④课程效果：在这节课上，通过由高到低的顺序，用哈他瑜伽体式中一些和髋部密切相关的体式来锻炼髋关节，先通过锻炼髋关节周围肌群来给骨盆提供支持，再练习中位的髋关节打开，通过腹式呼吸来放松下半身，给骨盆区域输送新鲜的血液，把“气”更多地汇集到骨盆并按摩腹内器官。最后，通过低位练习，巩固和回收能量。瑜伽老师要多联系到日常生活当中骨盆区域的一些问题，通过结合瑜伽解剖学把作用传递给学员。同时，瑜伽老师要及时关注到一些身体有特殊情况的练习者，如产后骨盆的特殊性，男性、女性的不同，并给出适当的练习指导。

（2）体式安排

①站立体式 6 个：树式、三角伸展式、战士第二式、战士变体式、蹲式、敬礼式（过渡）。

②俯卧位体式 2 个：新月式、龙式。

③坐立体式 3 个：牛面式、前伸展式、束角式。

④仰卧位体式 3 个：桥式、腿旋转式、前后摇动式。

（3）课程图片示范（图 3–3）

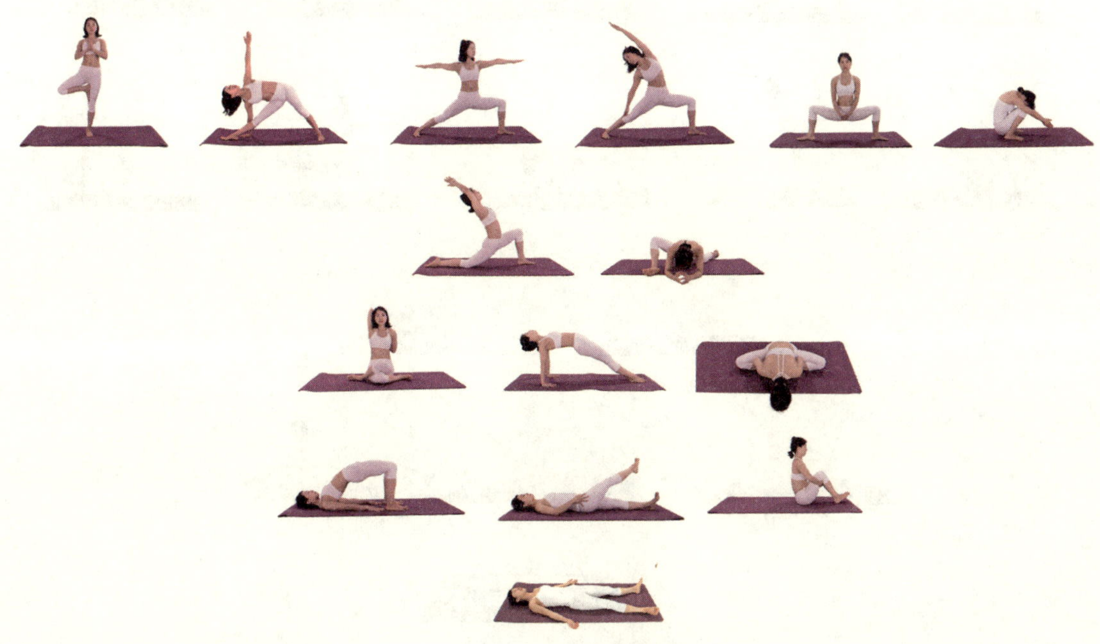

▲ 图 3–3　哈他瑜伽髋关节课程样板

6. 60 分钟瑜伽课程编排样板示范四

（1）课程框架

①主题：哈他瑜伽（腹部核心）

②体式变化路线：由低到高回到低，从俯卧位到站立位到坐立位到仰卧位。

③静坐 5 分钟（胸式呼吸），热身 5 分钟（猫式及猫式变体），体式 14 个（每个体式的练习时间约 3 分钟），休息术 10 分钟。

④课程效果：这节课的排课很自由，根据身体的结构，并通过由下往上再向下的顺序来练习并作用到腹部。值得注意的是，呼吸是腹部练习中的重要部分，不正确的收腹会带来盆腔器官下移，所以建议用胸式呼吸再配合盆底肌收束法来避免内脏下移，尤其是在产后修复课中。瑜伽老师要多提示学员，日常生活中久坐等不良习惯是腹部无力的根源，腹部无力会引发腰椎隐患，让学员意识到腹部练习不但能让自己变美，而且也是一种养生和理疗。

（2）体式安排

猫式、下犬式、新月式、斜板式、侧斜板式、增延脊柱伸展式、舞蹈式、三角伸展式、战士第二式、半月式、船式、双腿前弯背部伸展式、30/60/90 度抬腿练习、腿旋转式、前后摇动式。

（3）课程图片示范（图 3-4）

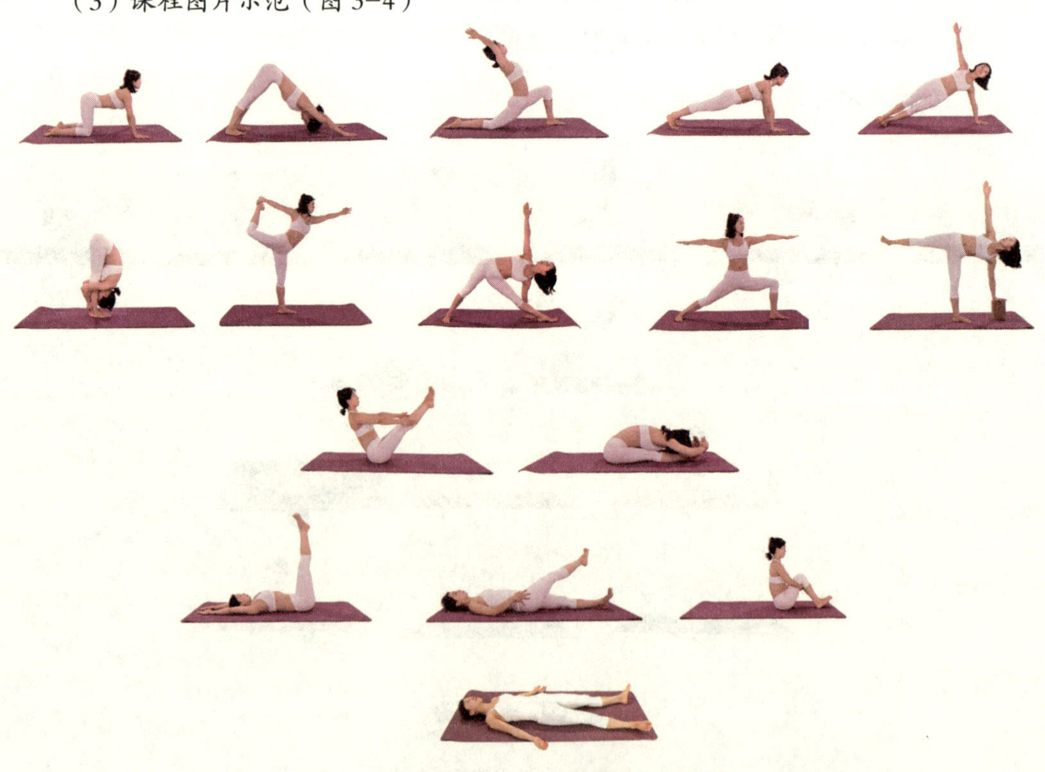

▲ 图 3-4　哈他瑜伽腹部课程样板

第二节 编排瑜伽私教课程

“无理疗，不私教”，私教和理疗永远都是联系在一起的。正确练习瑜伽即是一种很好的理疗，而不正确地练习瑜伽是有风险的。教授瑜伽很简单，只要老师用心学习瑜伽，用爱心教授瑜伽，就能让更多人感受到瑜伽养生理疗的功效；而教授瑜伽也很难，难在人体实在太复杂了，练习瑜伽的学员情况不一，适合一位学员的体式可能并不适合另外一个，要想更好地达到练习效果，瑜伽私教课是一个很好的选择。

一、瑜伽私教课

1. 什么是瑜伽私教课

瑜伽私教课是指一名瑜伽老师为一个学生量身定制瑜伽课程。在瑜伽私教课中，老师可以专注于一个学生，可以更全面、精准地进行个性化服务，因此瑜伽私教课属于高品质的瑜伽课程。对于一些身体有特殊情况的人群，如患有腰椎间盘突出、颈椎病的练习者及孕妇，尤其适合瑜伽私教课。

2. 瑜伽私教课的特点

瑜伽私教课和普通会员课相比有很多优势，我整理了以下几点供大家参考。

（1）量身定制课程，更加有针对性。

在私教课中，瑜伽老师会详细了解学生的练习目的，给学生做一个身体检测，为学生量身定制适合的瑜伽课程方案，并随时跟踪学生练习情况，及时关注学生身体变化来调整课程。

（2）一对一更安全有效。

在私教课中，瑜伽老师能深入地教授学生如何配合呼吸，以及如何正确地掌握每个体式的要领，避免了初学者的练习误区，有效地预防运动伤害。

（3）辅助到位，可以更好地达到瑜伽理疗的效果。

配合手法按摩的瑜伽私教课是一种特别的私教课。通过瑜伽体式疗法、呼吸疗法、冥想疗法并结合老师给学生进行手法按摩，能有效减轻学生身体上的不舒服，并达到瑜伽疗愈的效果。

3. 瑜伽私教的对象

私教课的对象主要有以下一些人群：

（1）零基础从来没有接触过瑜伽的初学者，通过私教课进行细致的入门引导。

（2）身体有特殊情况的练习者，如身体曾经受过伤，或者患有慢性疾病，如腰椎间盘突出等。

（3）有肉眼可见比较严重的高低肩、骨盆不正、脊柱侧弯等形体问题，想通过练习瑜伽快速达到纠正形体的效果，及产后修复。

（4）希望拥有单独空间的瑜伽练习者。

（5）想深入了解瑜伽的练习者。

（6）经济条件比较好并愿意为瑜伽付出更高费用的瑜伽练习者。

4. 私教老师需要具备的条件

瑜伽私教课因为其特殊性，对老师的要求也相对要高一些。私教老师要具备以下几点便可以很好地提供私教课的服务了：

（1）过硬的专业知识水平。

（2）贴心的服务意识和良好的沟通能力。

（3）更多的辅助工具和辅助手法能力。

（4）高水平的课程设计能力和丰富的经验。

（5）有一双善于观察的眼睛。

二、如何上好一堂瑜伽私教课

1. 了解和记录学员的情况

在私教课前，瑜伽老师要了解学员的情况并且记录下来。

（1）老师需要了解的情况主要有年龄、职业、健康情况、运动禁忌、过往运动史、是否有特殊情况，如怀孕、严重腰椎问题等，对于某些群体不知道是否能马上练习瑜伽的要让医生给出建议。

（2）清楚学员意向，即想通过私教课达到的效果。

（3）通过瑜伽体式对学员的身体做一个评估并记录下来。

2. 给学员设计课程周期

"21 天形成一个习惯"，瑜伽练习也需要时间才能看到效果。一两节瑜伽私教课能调整身体，让练习者获得很大的身体感受，甚至能达到某些立竿见影改变形体的效果。但是，巩固练习效果要靠练习者的坚持。想要通过瑜伽私教课达到瑜伽疗愈的效果，就必须根据练习者的身体情况来设计一个合理的课程周期，10 节、20 节、30 节或者更多。

3. 开始给学员上私教课

当老师将课程周期设计出来后，接下来便要结合学员身体情况并给其上私教课，瑜伽私教课该如何上呢？以下几点私教课的建议可供参考：

（1）体式要"少"而"精"。

在私教课中，老师要减少体式数量并将体式做得更为精准。通过反复习练让学员更容易形成身体上的觉知，而身体上的觉知能帮助学员理解身体并培养主动的参与意识。

（2）使用瑜伽辅助工具。

在诸如要辅助治疗身体上疾病的私教课中，比如腰椎问题的瑜伽理疗私教课。老师应适当地使用瑜伽辅助品来帮助学员练习。如果能使用手法按摩来帮助学员放松外层肌肉，再配合使用肌筋膜按摩球来刺激深层的筋膜，则能更好地达到疏通身体、缓解疼痛的效果。此类课程对于老师的专业度要求非常高。

（3）及时要学员反馈身体情况，并根据反馈情况来调整瑜伽体式。

瑜伽老师要多和学员沟通，及时获取其身体感受。学员自己的身体是最好的老师，而且身体在不断变化中，瑜伽老师要引导学员听到自己身体最真实的反馈，并根据这些反馈来做出体式的调整。

（4）给出生活中的瑜伽指引。

再好的瑜伽理疗也只能找出身体问题并给出指导，要想从根本上解决问题，还需要练习者从生活习惯上去改变。瑜伽老师要提示学员将瑜伽融入生活中，让学员自己成为自己的老师。

4. 进行前后对比，总结练习效果

在一个瑜伽私教练习的周期结束后，要进行前后对比来总结练习效果，以便检查练习效果，培养练习者的信心。

三、瑜伽私教五步骤

瑜伽理疗私教可以分为五大步：

（1）全身评估

（2）按摩放松相关肌肉（使用按摩手法或肌筋膜按摩球等辅助品）

（3）调整骨骼

（4）训练肌肉来稳定调整后的骨骼

（5）融入生活，重建身体

以下几个瑜伽私教中的典型案例，是我将自己的私教经验提供给大家作为参考。当一个学员愿意花费更多来上私教课时，多半是因为身体上的亚健康影响了自己的生活状态，这种亚健康只是一种症状，并没有发展到需要到医生那里治疗的疾病程度。私教老师有责任和义务帮助学员来发现问题。指出问题不是挑剔学员的身体，而是帮助学员找出身体的不平衡，从而改变并疗愈身体。当老师有了一个瑜伽理疗的思路后，这些方法也同样适合用在普通会员课中，让学员在大课中也找到私教的感觉。

四、瑜伽私教理疗案例分析

1. 骨盆前倾和骨盆后倾的瑜伽理疗方案

骨盆的问题主要有：骨盆前倾、骨盆后倾及骨盆左右不对称。骨盆问题的形成原因多半是不正确的姿势及职业病。我在这里给大家介绍骨盆前倾和骨盆后倾（图 3–5）。

（1）评估方法

①自然站直时，髂前上棘和耻骨垂直为骨盆中立位。

②髂前上棘在耻骨前方为骨盆前倾。

③髂前上棘在耻骨后方为骨盆后倾。

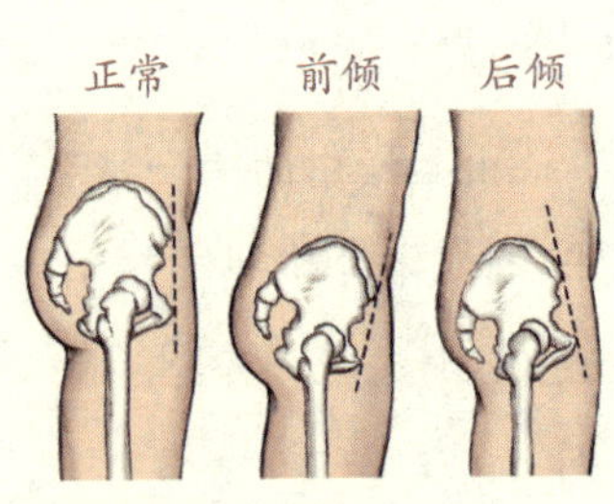

▲ 图 3–5 骨盆位置示意图

（2）骨盆前倾和后倾的表现

①骨盆前倾：骨盆向前偏移，腰椎生理弯曲加大，髋屈肌群挤压，腹股沟深陷，腹肌力量薄弱，腰部肌肉挤压。

②骨盆后倾：骨盆向后偏移，腰椎生理弯曲变小或消失，臀部下垂，上背肌无力，大腿前侧肌肉薄弱，大腿后侧肌肉过紧。

（3）骨盆不正的危害：腰痛、宫寒、月经不调、臀型不佳。

骨盆是脊柱的基座，是身体里巨大的能量库，正位的骨盆能引导生命能量向上流动，是脊柱健康的基础。当骨盆不正时，盆腔内的脏器如子宫、卵巢等受到压迫会导致生殖系统紊乱。向上会引起脊柱变形、腰椎受损、驼背，向下会导致腿型不正。人体是一个整体，一处骨骼歪曲就能引发全身骨骼变形，所以骨盆不正会压迫器官而破坏体液均衡，阻碍血液和淋巴循环，尤其压迫通往盆腔的血管，造成女性宫寒、月经不调而引发肥胖等问题。同时骨盆不正会影响美观，形成不良臀型。中年人群还可能因此出现神经系统、呼吸系统和消化系统问题。

（4）骨盆前倾的瑜伽理疗方案（图 3-6）

①放松髋关节周围肌肉群（使用按摩手法 + 体式热身）。

②调整骨盆(后旋骨盆),从骨盆上端开始向坐骨方向旋转骨盆,拉长腰椎,往下压髋。

③用炮弹式培养骨盆向后的觉知，仰卧抱腿式让骨盆后方和腰椎寻找地面。

④加强腹肌、臀肌、腿部肌群保持姿势（启用肌肉收束法）。

⑤拉伸髋屈肌群，如髂腰肌、股直肌、髂腰肌、缝匠肌。

⑥重建运动模式，少穿高跟鞋，注意平时的姿势，融入生活。

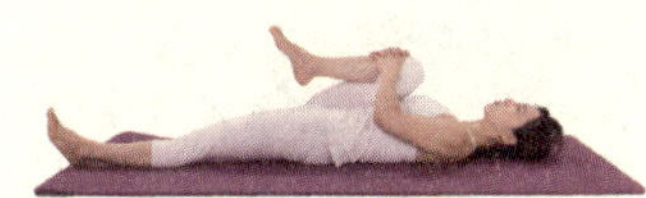
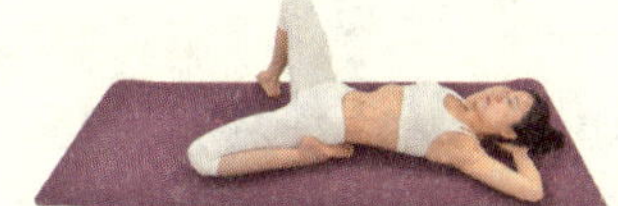
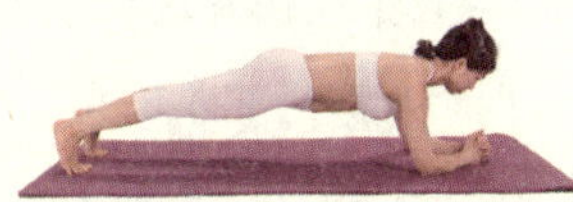

▲ 图 3-6 骨盆前倾瑜伽理疗体式示意图

效果：通过练习瑜伽，练习者调整了骨盆，小腹变得更加紧致，腰痛的问题也得到了调理。

（5）骨盆后倾的瑜伽理疗方案（图 3-7）

①放松髋关节周围肌肉群（使用按摩手法 + 体式热身）。

②调整骨盆（前旋骨盆），从坐骨向骨盆上端方向旋转骨盆，塑造腰椎生理弯曲。

③用猫式培养骨盆向前向下的觉知，让臀部上提，重现腰部完美曲线。

④加强背肌、大腿前侧力量。

⑤拉伸腹肌。

⑥重新建立正确的运动模式，融入生活。

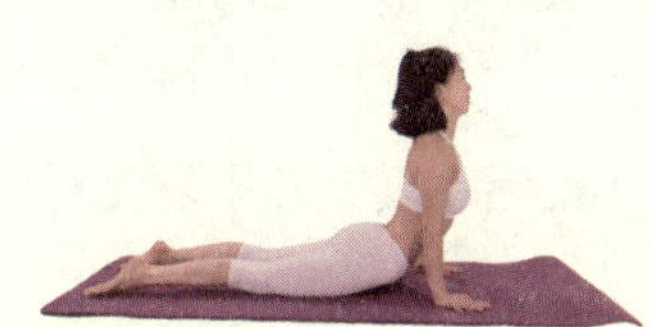
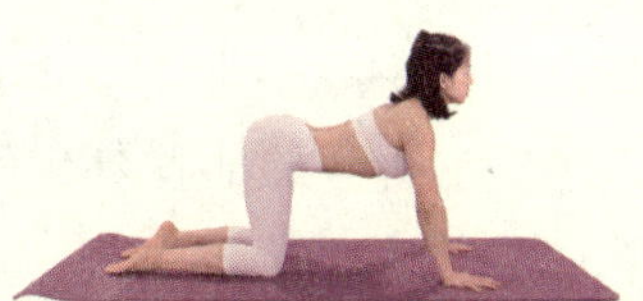
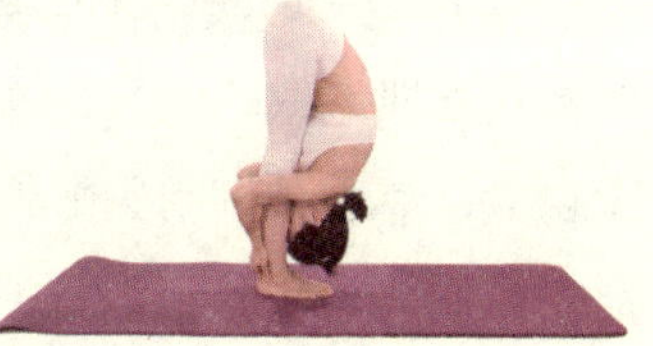

▲ 图 3-7 骨盆后仰瑜伽理疗体式示意图

效果：通过练习瑜伽，练习者的骨盆得到了调整，臀部变得更加饱满，腰椎问题也得到了改善。

2. 脊柱侧弯的瑜伽理疗方案

正常人的脊柱从后面看应该是一条直线，并且躯干两侧对称。若从正面看有双肩不等高或从后面看有后背左右不平，并超过一定范围便可以称之为脊椎侧弯（图3-8）。脊柱侧弯有胸椎侧弯、腰椎侧弯、颈椎侧弯（偏头）等不同类型。

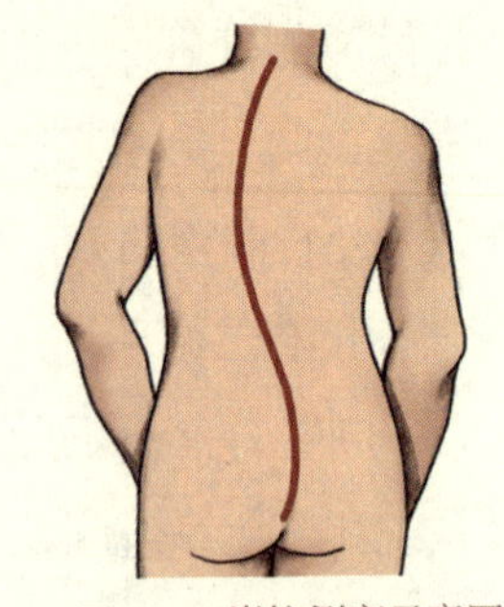

▲ 图3-8　脊柱侧弯示意图

（1）评估方法

自然站直时，双肩不等高或从后面看后背左右不平。

（2）脊柱侧弯的形成原因和危害

脊柱侧弯多半是因为姿势不对而引起，另外，骨盆不正也是脊柱侧弯发生的一个原因。

脊柱是生命长青之树，脊柱有问题，全身都会有问题。脊柱侧弯不但影响美观，而且会导致高低肩、身体变形、腰椎骨质增生等问题，严重者会影响心肺功能，甚至累及脊髓，造成瘫痪等情况。

（3）脊柱侧弯瑜伽理疗方案（图3-9）

①放松腰背部肌肉群（使用按摩手法＋体式热身）。

②调整脊柱，将挤压侧拉伸（用手法将突出处往对侧内推，拉挤压侧的肋骨向上提，同时可以摇动臀部放松）。

③拉伸挤压侧肌肉。

④加强对侧肌肉力量。

⑤重建运动模式，少背单肩包，注意平时的生活。

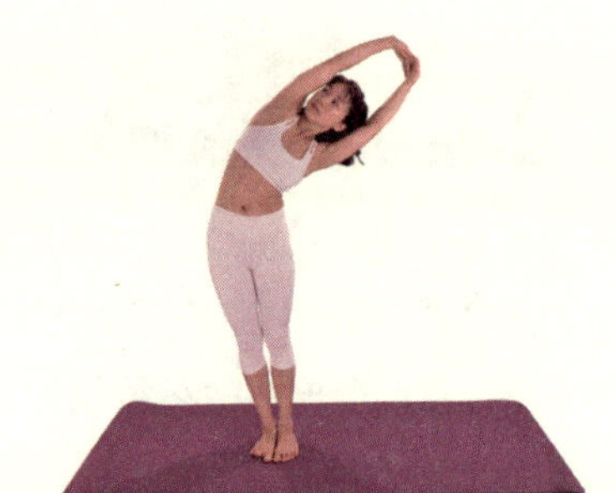

▲ 图3-9　脊柱侧弯瑜伽理疗体式示意图

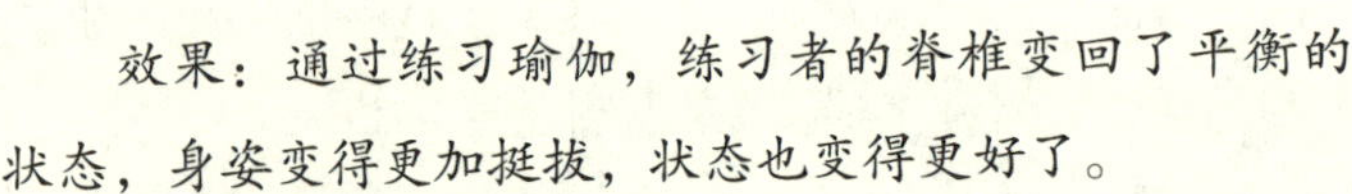

效果：通过练习瑜伽，练习者的脊椎变回了平衡的状态，身姿变得更加挺拔，状态也变得更好了。

3. 颈椎问题的瑜伽理疗方案

颈椎的问题主要有颈椎强直、头前引、“富贵包”“乌龟脖”等。

人的正常颈椎呈现的是有一定弧度的，这样才可以很好地支撑头部。生活和工作中的不良习惯导致“低头一族”出现颈椎生理弯曲变直而带来颈椎病。颈椎病直接影响头部供氧，沿着颈椎向头部和臀部放射，导致颈部肌肉萎缩，头部活动受限并引发驼背，严重影响美观和健康（图3-10）。

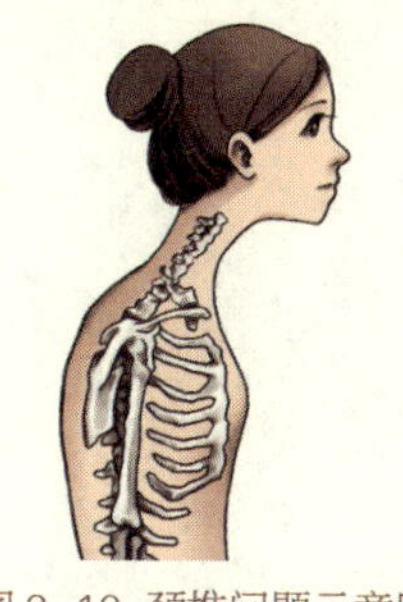

▲图 3-10 颈椎问题示意图

（1）评估方法

自然站直时，从侧面看，头部前引，或颈椎处有大包。

（2）颈椎问题的形成原因和危害

颈椎问题的形成原因主要是枕头使用不当，工作生活中低头太多。颈椎问题会引起头晕、手麻、失眠、烦躁不安。

（3）颈椎问题的瑜伽理疗方案（图 3-11）

①放松颈椎周围肌肉群（使用按摩手法 + 躺砖等体式热身）。

②调整颈椎，将颈椎向下轻柔推动塑造生理曲度。

③开肩，拉伸颈部和胸部前侧肌肉。

④加强背肌力量。

⑤重建运动模式，注意平时姿势等，使用合适的枕头。

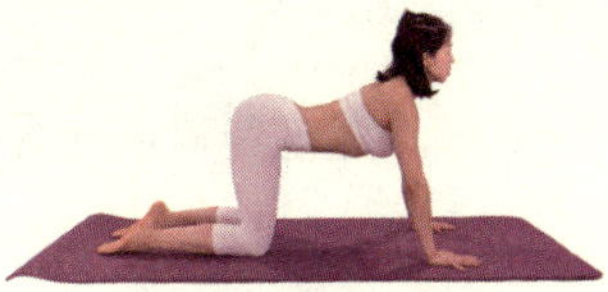

▲ 图 3-11 颈椎问题瑜伽理疗体式示意图

效果：通过练习瑜伽，练习者的颈椎恢复了生理弯曲，不再有颈椎的问题，肩膀也更加灵活了，睡眠质量得到了提高。

4. 不良腿型的瑜伽理疗方案

不良腿型主要有 O 型腿和 X 型腿或有一些情况特殊并发引起 XO 型腿（图 3-12）。

O 型腿：也叫“膝内翻”，身体重量过多集中于膝关节内侧关节面上，膝关节内侧软骨面磨损，髋关节外旋，腿内侧紧、外侧松。

X 型腿：也叫“膝外翻”，身体重量过多集中于膝关节外侧关节面上，膝关节外侧关节面磨损，髋关节内旋，腿外侧紧、内侧松。

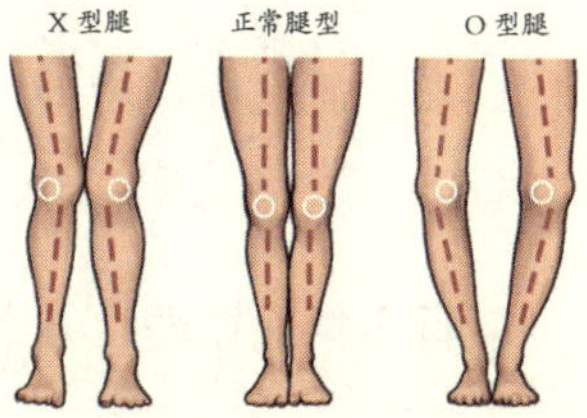

（1）评估方法

双腿自然伸直站立，双脚内踝能够相碰而双膝不能靠拢为 O 型腿；膝关节能够相碰而脚踝不能并拢为 X 型腿。

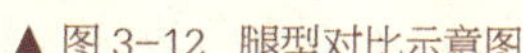

▲ 图 3-12 腿型对比示意图

（2）不良腿型的形成原因和危害

除开佝偻病和遗传因素外，不良腿型主要是由于不良姿势所引起的。正常膝关节，压力是平均分布在关节面上的，而 O 型腿或 X 型腿的人，由于膝关节内翻或外翻，身体重量过多集中于单侧膝关节面上，破坏了膝关节的正常力的分布，使关节一侧所受的压力增大，而对侧相对减少，会造成膝关节单侧关节接触面磨损过于严重，引发肌肉力量不均匀并持续恶化，不但不美观，而且对人体健康也有较大的影响，对膝关节有损害，带来膝盖痛、骨关节炎、类风湿性关节炎。同时由于根基不稳，容易给骨盆带来压力，引起骨盆问题。

（3）O 型腿瑜伽理疗方案（图 3–13）

①放松膝关节周围肌肉群。

②调整膝盖，向内推膝关节。

③拉伸腿内侧。

④加强腿外侧肌肉。

⑤重建运动模式，注意平时站姿等。

效果：通过练习瑜伽，练习者的腿部变得更加修长，膝关节问题有所缓解，小腹变得更加平坦。

（4）X 型腿瑜伽理疗方案

①放松膝关节周围肌肉群。

②调整膝盖，向外推膝关节。

③拉伸腿外侧肌肉。

④加强腿内侧力量训练。

⑤重建运动模式，注意平时站姿等。

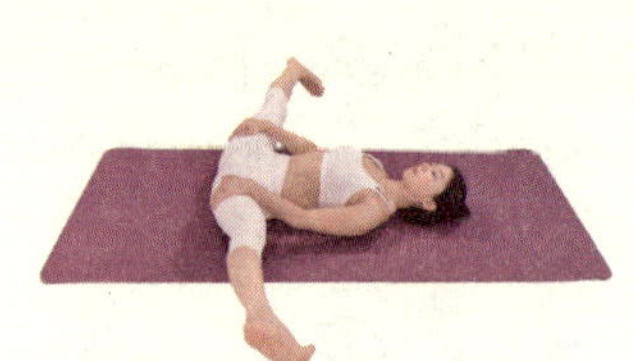

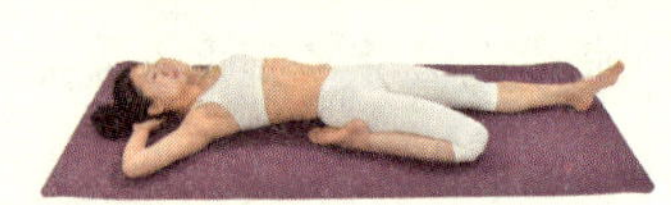

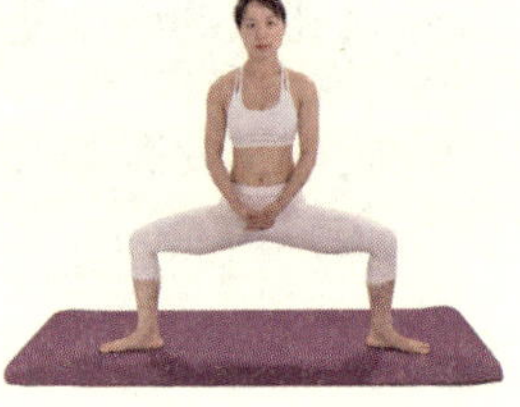

▲ 图 3–13　不良腿型瑜伽理疗体式示意图

效果：通过练习瑜伽，练习者的腿部变得更加修长，膝关节问题有所缓解，臀部变得更加饱满。

5. 青少年瑜伽理疗方案

（1）青少年的特点和易出现的问题（图 3–14）

青少年的特点是年龄小，处于发育期，学习压力大，久坐，好动，注意力难以集中。

①青少年因为伏案读书，长期低头易引起颈椎病，进而影响脑部供氧，易驼背，引起肩膀活动受限，易发高低肩等。

②青少年处于身体发育期，因为座椅高度不合适，腰椎过度后弯，久坐引起腰部问题，同时因为腿部神经来自于腰部，所以腰部肌肉无力易引起腿部问题，加上青少年腿部活动过少导致下肢血液循环不好，易造成关节僵硬而带来紧张感，力量缺失引起腿部姿势不佳，易产生 O 型腿等不良腿型。

③青少年久坐容易压迫坐骨而引起坐骨神经痛，胃肠蠕动慢，直肠附近的静脉不够畅通，易引起便秘痔疮等问题。

④青少年容易过度使用眼睛而带来眼睛近视。

⑤青少年经常写字，手腕弯度不自然，引发手腕关节痛。

⑥青少年学习压力大，不知道如何解压，容易引起各种并发症。

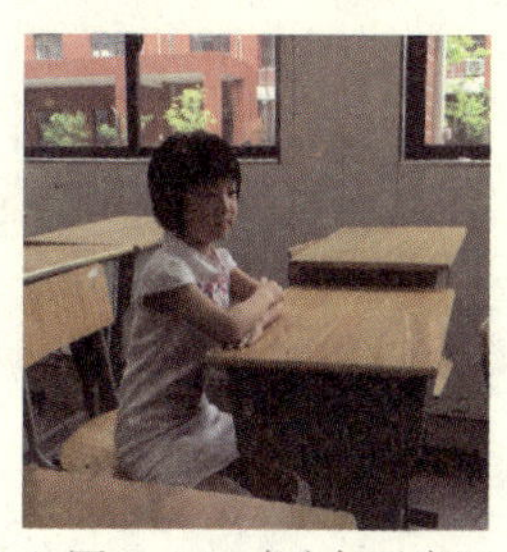

▲ 图 3-14 青少年示意图

（2）青少年瑜伽理疗思路和注意事项

青少年处在发育期，骨骼还在生长，练习瑜伽要以放松为主，不要使用太强烈的体式，做体式时也不要用“标准”来要求他们，不宜过分练习肌肉力量，不能练习头倒立。教授青少年瑜伽时，要用爱心、耐心和童趣心教授。

①通过培养正确的山式站姿来让青少年建立一个良好的形体。

②通过练习站立体式来让青少年加强下肢的稳定。

③通过平衡体式来加强青少年的专注力。

④通过脊椎的练习来让青少年建立脊椎的正常生理弯曲。

⑤通过必要的肌肉练习来提高青少年稳定关节的能力。

⑥通过呼吸练习来减缓大脑压力，为青少年减轻学习中的压力。

⑦通过倒立体式来加速血液循环，增强青少年身体活力，但是不可以练习头倒立。

（3）青少年瑜伽理疗样板示范（图 3-15）

①主题：青少年减压瑜伽

②课程目的：通过呼吸引导学生静下心来，通过练习风吹树式来拉伸侧腰，直角式建立背部力量，树式加强稳定，三角伸展式、侧角伸展式进一步稳定身体，双角式拉伸腿部后侧同时也是倒立初接触。敬礼式增强背部柔韧性，缓解驼背，同时可过渡到坐立体式。船式锻炼了腹部，而脊柱扭动式帮助扭转身体，双腿前弯背部伸展式能激活腿部后侧，同时舒缓背部，帮助青少年静下心来。下犬式完全打开身体，蝗虫式主动练习背部力量，眼镜蛇式温和地按摩脊椎。通过犁式倒立加速下肢血液循环，同时为大脑提供养分。鱼式可以展开胸腔。

③体式安排

静坐呼吸（5~10 分钟）、关节热身、眼部瑜伽、站立体式（风吹树式、直角式、树式、三角伸展式、侧角伸展、双角式）、由敬礼式过渡、坐立体式（船式、脊柱扭动式、双腿前弯背部伸展式）、下犬式、俯卧体式（蝗虫式、眼镜蛇式）、仰卧体式（犁式、鱼式）、抱腿放松、休息术（10 分钟）。

时间充裕的情况下，可以全部练习完（大概 60 分钟），时间不够可以练习 30~40 分钟（可以去掉几个体式），可以换别的同等性质的体式变成多个课程。

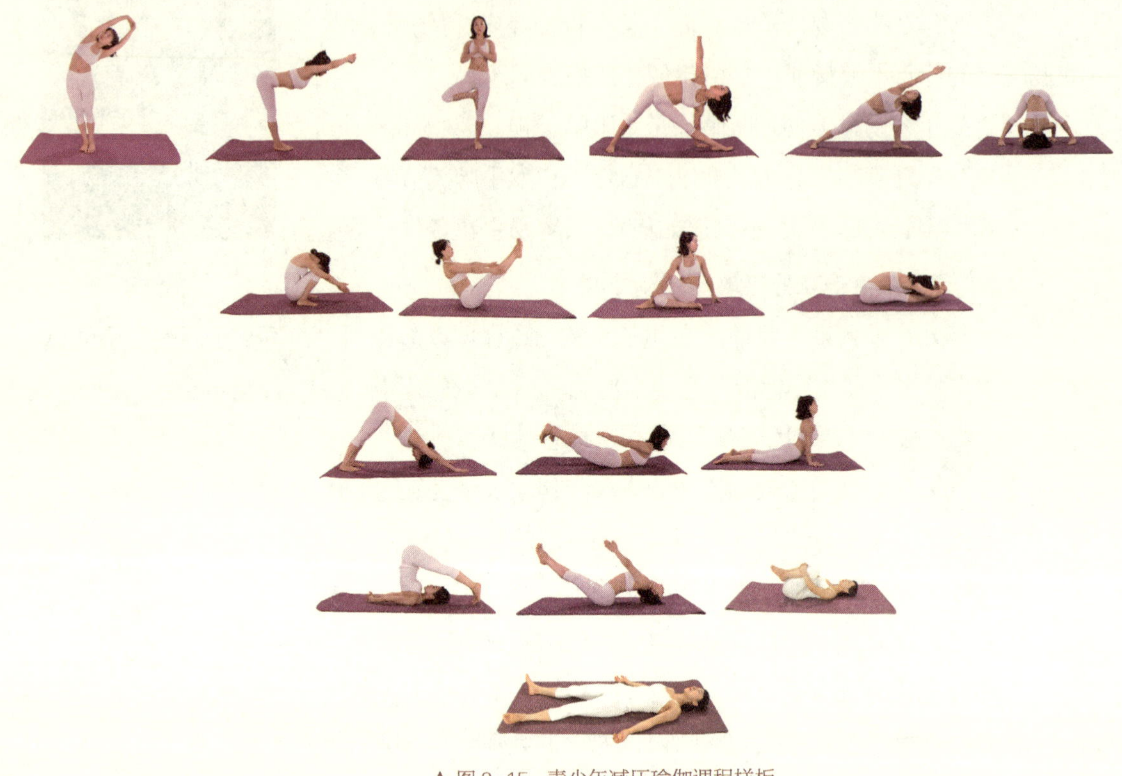

▲ 图 3-15 青少年减压瑜伽课程样板

6. 久坐一族（办公室白领、司机等）瑜伽理疗方案

（1）办公室白领的特点及易出现的问题

办公室白领属于久坐人群，使用电脑过多，工作压力大，肩颈和腰椎易出问题，饮食不规律（图 3-16）。

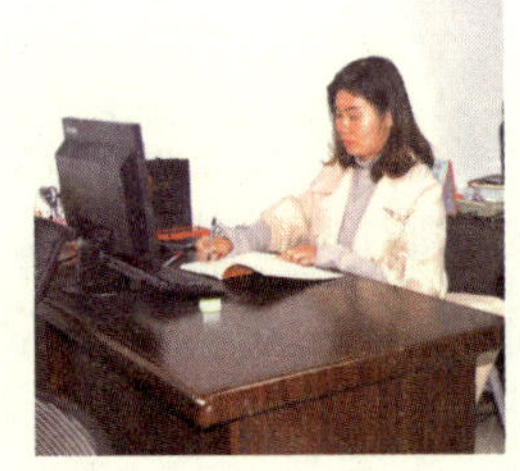

▲ 图 3-16 办公室白领示意图

①办公室白领因长期使用电脑，经常低头而导致肩膀活动受限并容易驼背，引发肩周炎、颈椎病、“鼠标手”，手腕弯度不自然并引发手腕关节痛，进而引起肩膀问题。

②久坐一族因座椅高度不合适易导致腰椎过度后弯而引起腰部问题。久坐会压迫坐骨，引起坐骨神经痛，进而引起腿部问题。因为腿部活动过少，下肢血液循环不畅，关节僵硬易引发关节炎等问题。喜欢穿高跟鞋的女孩子还易引发腰椎过度前屈、O 型腿等问题。

③办公室白领因为缺少运动，饮食不规律，易导致胃肠蠕动缓慢，直肠附近的静脉不够畅通。有些女孩子为了减肥而吃了过少的食物易引起便秘、痔疮等问题。

④办公室白领还会因为用眼过度引发眼部问题，经常面对电脑和手机，感觉头昏脑胀，工作压力大却不知道如何解压，容易失眠。

⑤办公室白领常年吹空调，无法感知四季变化，骨盆区域血液循环不畅，腹部无力，易引发生殖系统和内分泌问题，进而导致经期紊乱等。

（2）办公室白领瑜伽理疗思路

①通过培养正确的山式站姿来帮助办公室白领塑造一个良好的形体。

②通过练习站立体式来帮助办公室白领增强下肢力量。

③通过与肩膀有关的体式来帮助办公室白领灵活肩膀和上背部。

④通过与骨盆有关的练习来帮助办公室白领促进骨盆区域血液循环。

⑤通过脊椎的练习来帮助办公室白领建立正常生理弯曲。

⑥通过必要的肌肉练习来帮助办公室白领加强稳定关节的能力。

⑦通过呼吸练习来帮助办公室白领减缓大脑压力。

⑧通过倒立体式来帮助办公室白领加速血液循环，增强身体活力。

⑨通过眼部瑜伽来帮助办公室白领放松眼睛。

（3）白领减压瑜伽练习样板（图 3-17）

①主题：白领减压瑜伽

②课程目的：通过呼吸引导办公室白领静下心来，通过风吹树式来拉伸脊柱，通过站立体式（幻椅式、树式、三角伸展式）来稳定根基，战士第二式进一步加强身体的稳定感，加强侧伸展式能打开肩膀。花环式能加强背部柔韧性并缓解驼背，并可过渡到坐立体式，束角式和坐角式能锻炼到骨盆区域，圣哲玛里琪第一式打开肩膀，双腿前弯激活了腿后侧的同时舒缓背部，帮助身体静下来。下犬式完全打开身体，蝗虫式主动加强背部，眼镜蛇式温和地按摩脊柱。桥式建立背部力量，腿旋转式灵活髋部，同时可以通过锻炼腹股沟来帮助淋巴排毒。而瑜伽冥想和饮食的介绍，能培养正确的审美观，不追求过瘦而健康发展。

文子温馨提示：

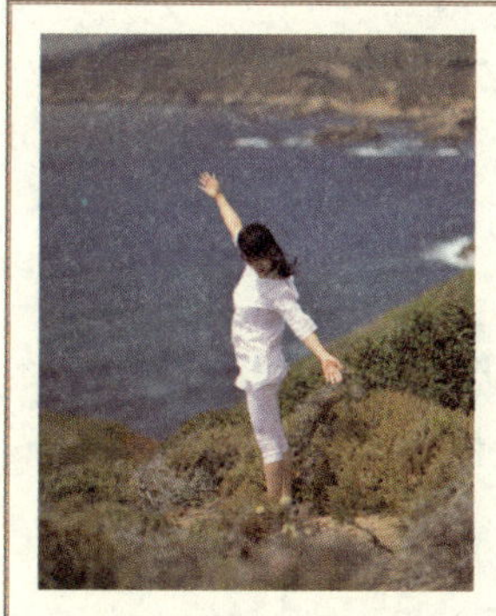

如果此时的你正坐在电脑前工作，不妨伸个懒腰，舒展一下筋骨，感受瑜伽带给你的改变吧！

③体式安排：

关节热身或眼部瑜伽（或者拜日式）、站立体式（风吹树式、幻椅式、树式、三角伸展式、战士第二式、加强侧伸展式）、花环式过渡、坐立体式（束角式、坐角式、圣哲玛里琪第一式、双腿前弯背部伸展式）、俯卧体式（下犬式、蝗虫式、眼镜蛇式）、仰卧体式（桥式、腿旋转式、抱腿放松）、休息术（10分钟）。

时间充裕的情况下可以全部练习完(大概60分钟)，时间不够可以练习30~40分钟(可以去掉几个体式)，可以换别的同等性质的体式变成多个课程。

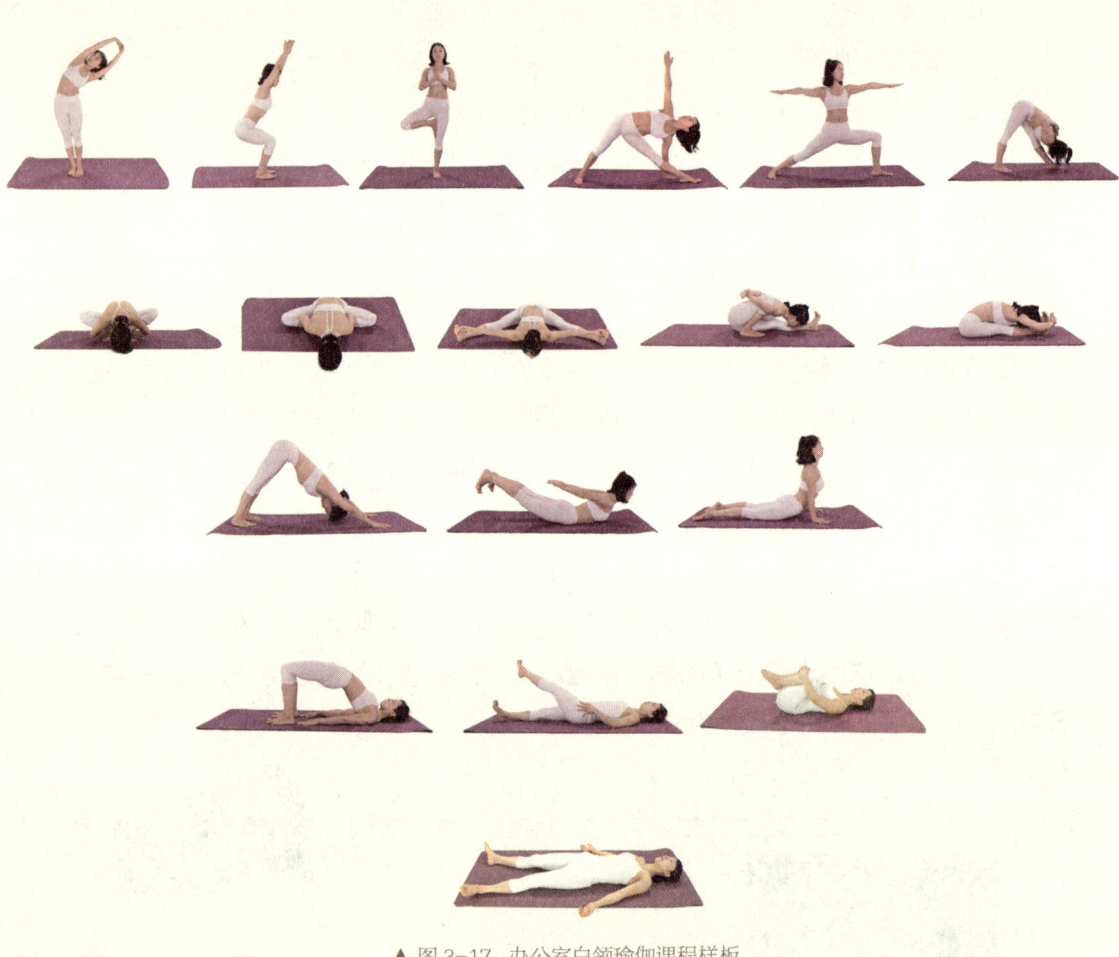

▲ 图 3-17 办公室白领瑜伽课程样板

7. 长期站立一族（老师、售货员等）瑜伽理疗方案

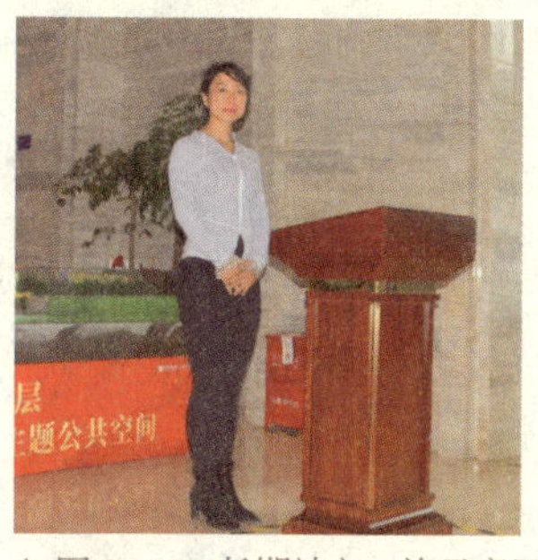

▲ 图 3-18 长期站立一族示意图

（1）长期站立一族的特点和易出现问题（图 3-18）

老师、售货员等久站一族因长时间的站立，容易有脊柱方面的问题，同时易有扁平足及静脉曲张等腿部问题。

①久站一族因为长期站立，膝关节和下肢经常承担压力而导致血液循环不畅，易引发静脉曲张等问题。

②久站一族易驼背而引起肩膀活动受限，肩周炎等问题易发。

③久站一族因为脊柱长期处于直立的状态，易有脊柱方面的问题，如腰椎病、腰肌劳损，这些问题会放射到腿部，进而让腿部更加有压力。

④老师工作压力大，不知道如何解压，容易引起各种并发症。

⑤喜欢穿高跟鞋的女孩子因为腹部力量缺失会加重腰椎前屈，引发 O 型腿等。骨盆区域血液循环不畅，易引发生殖系统紊乱的问题。

⑥因为长期站立，心脏和大脑离地较远，久站一族往往性格会偏急躁，需要静心。

（2）长期站立一族瑜伽理疗思路

对于站立一族来说，练习瑜伽时，可多安排一些坐立体式和拉伸体式。

①通过培养正确的山式站姿来建立一个良好的形体。

②通过练习站立体式来了解如何在站立中分担身体重量。

③通过与肩膀有关的体式来灵活肩膀和上背部。

④通过与骨盆有关的练习来促进骨盆区域血液循环。

⑤通过脊椎的练习来建立脊柱的正常生理弯曲。

⑥通过必要的肌肉练习来加强稳定关节的能力。

⑦通过呼吸练习来减缓大脑压力。

⑧通过倒立体式来加速血液循环，增强身体活力。

（3）站立一族减压瑜伽练习样板（图 3-19）

①主题：老师减压瑜伽

②课程目的：呼吸可以引导久站一族静下心来；坐立地面能找到根基和安全的感觉；蝗虫系列可以锻炼背部力量和刺激腹部，下犬式可以加速全身的血液循环；风吹树式等站立体式可以帮助站立一族建立正确的站姿，双角式则拉伸双腿；船式建立腹部力量；脊柱扭动式可以很好地刺激脊柱，双腿前弯能让身体静下来并拉伸腿部；仰卧肩倒立帮助血液回流，缓解下肢酸痛，同时帮助平静内心。

③体式安排：

静坐呼吸（5~10分钟）、关节热身（或者拜日式）、俯卧体式（蝗虫式、弓式、下犬式）、站立体式（风吹树式、三角伸展式、战士第二式、双角式）、坐立体式（船式、脊柱扭动式、双腿前弯背部伸展式）、仰卧体式（肩倒立式、拱背伸腿式）、抱腿放松、休息术（10分钟）。

时间充裕的情况下，可以全部练习完（大概60分钟），时间不够可以练习30~40分钟（可以去掉几个体式），可以换别的同等性质的体式变成多个课程。

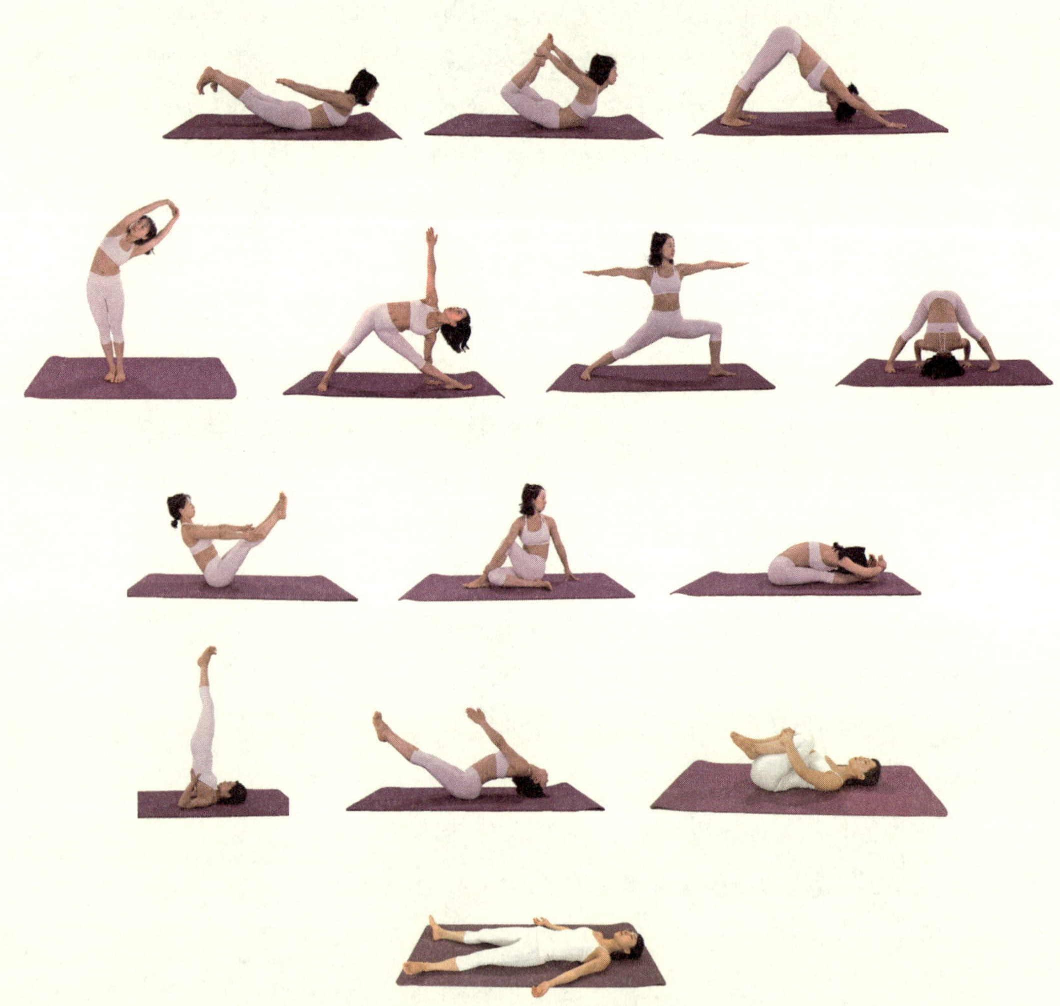

▲ 图 3-19 长期站立一族瑜伽课程样板

8. 备孕期瑜伽、孕妇瑜伽、产后瑜伽建议

女性怀孕是一个很特别的过程，对骨盆及生殖区域还有胸部都会产生很大的影响，通过正确练习瑜伽能帮助怀孕女性顺利度过这个时期。

（1）备孕期

备孕期练习瑜伽可以为怀孕和分娩做好准备，瑜伽呼吸可以为身体带来更多新鲜的能量，瑜伽体式能锻炼骨骼、肌肉、关节、腺体和内在器官，促进骨盆区域器官的血液循环，可以增强体质，并增加卵子的活力，为怀上一个优质宝宝做好准备。同时，产前练习瑜伽一段时间后，会发现很多体式可以锻炼到分娩时会用到的肌肉和关节，有效减少分娩的疼痛。通过备孕期对瑜伽有了一定接触和学习后，能在孕期给予腹内宝宝支持并预防孕期腰疼。并为孕期练习瑜伽做好铺垫。同时，产前练习可以为产后修复做准备，为产后恢复身材打下基础。孕前练习瑜伽的注意事项和普通练习群体无太大不同，以增强体质、调养身心为主。

（2）怀孕期

孕期练习瑜伽对准妈妈是很有帮助的。瑜伽练习能帮助准妈妈缓解孕期的精神紧张感，并让准妈妈正确面对怀孕后身材上的变化。同时，练习瑜伽还能培养妈妈和宝宝的联结，促进宝宝和妈妈的感情，是一种很好的胎教。孕妈妈练习瑜伽需要医生给出证明，在非常专业的瑜伽老师的带领下才可以进行，应以呼吸、放松、冥想为主。绝对不可以照着书本练习，孕妇瑜伽的练习内容非本书可以解释。

（3）产后瑜伽

新妈妈练习瑜伽可以帮助妈妈恢复身材，缓解产后的一些情绪上的问题。产后练习瑜伽虽然比怀孕期安全，但是产后练习不当，也会带来一些问题。产后的练习多半以骨盆的修复为主，必须在非常专业的老师带领下练习。

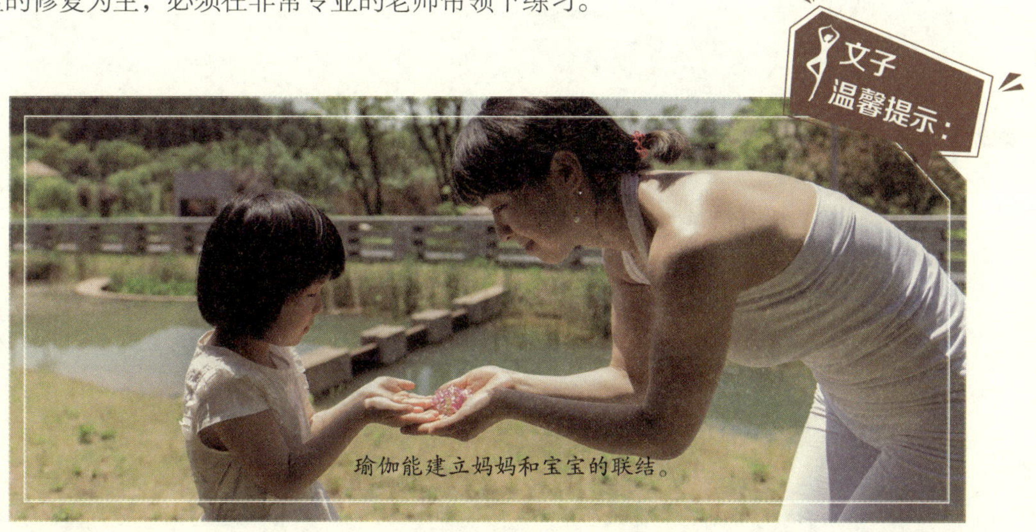

瑜伽能建立妈妈和宝宝的联结。

第三节 阿斯汤伽课程简介

○●课前唱诵

Om

Vande Gurunam Charanaravinde

Sandarshita Svatma Shukha vabodhe

Nih Shreyase Jangalikayamane

Samsara Halahala Mohashantiyai

Abahu Purushakaram

Shankachakrasi Dharinam

Sahasra Shirasam Shvetam

Pranamami Patanjialim

Om

我虔诚地拜倒在我最尊敬的上师的莲花足下，他唤醒我内在最真实的存在，他时刻庇佑我，如同一名丛林医生，去除我污浊尘世中如同毒药的幻想。

我向伟大的圣哲——帕坦伽利致敬，他是 Adisesa 的化身，他头上戴着最高神圣的千蛇王冠，他上半身为人形，持辨别之剑，手上握着的海螺壳象征着神圣之音，手持火把代表着点亮无尽时空。

Om

○●结束唱诵

Om

Swasthi Praja Bhyah

Pari Pala Yantam

Nya Yena Margena

Mahi Mahishaha
Go Bramhanebhyaha
Shubhamastu Nitya
Lokaa Samastha
Sukhino Bhavanthu
Om Shanti Shanti Shantih
愿地球的统治者，用美德和爱来保护所有的一切，
保佑所有神圣的万物和人类，
愿每一个地方，每一个生灵都能快乐，自由，
Om, 和平，宁静，永远。

一、了解阿斯汤伽 Vinyasa

阿斯汤伽是在印度瑜伽老师 Pattabhi Jois 的推广下所被人熟知的一种瑜伽练习体系。有别于哈他瑜伽中的八大分支，阿斯汤伽通过把 Ujjayi（乌加依呼吸）、Bandhas(肌肉收束法)、Vinyasa（串联体式）、Drishti(凝视点)结合在一起，按照固定序列进行练习，属于充满挑战性的力量瑜伽。通过练习阿斯汤伽，能快速地提高练习者的体力和专注能力。它一共有 6 个序列，我现在要介绍的是第一个序列，也叫初级序列（Primary Series）。

二、阿斯汤伽 Vinyasa 知识点

1.Vinyasa

Vinyasa 是指体位法之间的串联。Vinyasa 把有节奏的呼吸和体式连接起来，创建一种能量来加热练习者的身体，给血液提供更多的氧气，滋养腺体和内在器官，净化神经系统，帮助身体排毒和保持内在的洁净，去除心灵上的雾霾。

2.Ujjayi 呼吸

我在呼吸控制法篇有介绍 Ujjayi 呼吸，在呼吸时会发出一种像宝宝睡觉的鼾声，可以帮助练习者加热身体。

3.Bandha 收束法

我在肌肉收束法篇有介绍 Bandha，班达是用来锁住特定的生命能量，阿斯汤伽的三个主要的班达分别是：

（1）Jalandhara bandha（喉锁）

（2）Uddiyana bandha（脐锁）

（3）Moola bandha（根锁）

4.Drishti 凝视点

在练习阿斯汤伽时，每一个体位都有一个意识的专注点，叫做 Drishti，凝视点的目的是让练习者在练习时保持注意力集中在自己身体上，从而达到意识的高度专注。

阿斯汤伽中一共有 9 个凝视点：

（1）Nasagrai：鼻尖；

（2）Bhumadya：眉心；

（3）Nabi：肚脐；

（4）Hastagrai：手；

（5）Padhayoragrai：脚趾；

（6）Parshva：最右侧无穷远 / 最左侧无穷远；

（7）Angushtha ma dyai：拇指；

（8）Urdhva：天空；

（9）Samadrishti：前方。

在每一个体式中，通过凝视点来帮助练习者建立内在意识的集中，通过平稳深长的喉呼吸保持身体的热度，通过三个收束法来不断唤醒生命之气，在每一个体式上都追求实现身心灵的合一。所以阿斯汤伽也被称为“动态的冥想”。

5.Sanskrit Word Count 梵文计数

梵文计数即数数，1、2、3……阿斯汤伽 Vinyasa 的动作是固定的，练习者在心里默念对应的数字可以专注于体式的流动（表 3-2）。

表 3-2　1-20 梵文计数对照表

数字	英文 English	梵文 Sanskrit		英文 English	梵文 Sanskrit
1	One	Ekam	11	Eleven	Ekadasha
2	Two	Dwe	12	Twelve	Dwadasha
3	Three	Trini	13	Thirteen	Triodasha
4	Four	Chatvari	14	Fourteen	Chaturdasha
5	Five	Pancha	15	Fifteen	Panchadasha

（续表）

6	Six	Shat	16	Sixteen	Shodasha
7	Seven	Sapta	17	Seventeen	Saptadasha
8	Eight	Ashtau	18	Eighteen	Ashtadasha
9	Nine	Nava	19	Nineteen	Ekona Vimshatih
10	Ten	Dasha	20	Twenty	Vimshatih

6. 练习阿斯汤伽 vinyasa 的注意事项

（1）每个体式从右侧开始，练习战士第二式时先做左侧。

（2）每个体式停留 5 个呼吸。

（3）不能做完全部序列时，可以跳过一部分，但是不要打乱顺序。

（4）新月和满月时，不宜练习阿斯汤伽。

7. 阿斯汤伽 vinyasa 常见语

（1）领课（Led class）：老师喊口令带领学生练习。

（2）迈索尔（Mysore）：学生自我习练。

（3）拜日式 A（Surya Namaskara–A）；拜日式 B（Surya Namaskara–B）。

8. 阿斯汤伽 vinyasa 几种串联方式

阿斯汤伽 vinyasa 主要有两种串联方式（如图 3–20）。

（1）从下犬式到坐立的连接

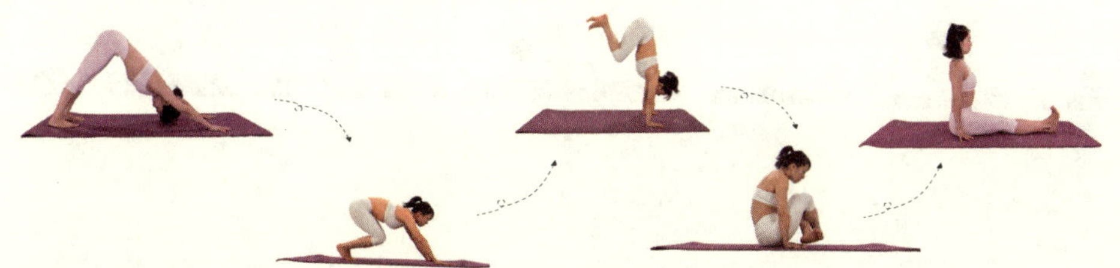

（2）从坐立到下犬式的连接

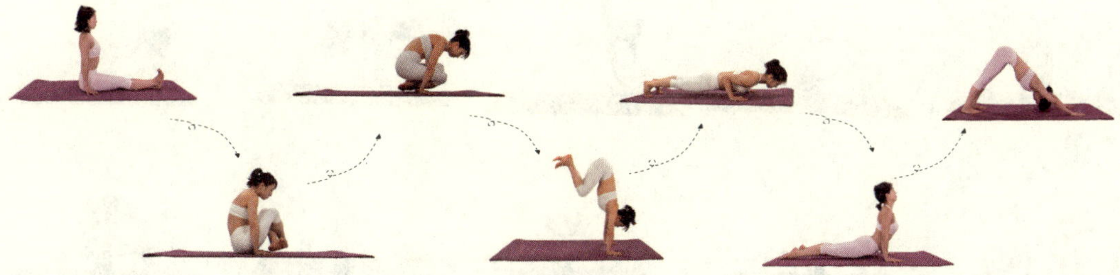

▲ 图 3–20 阿斯汤伽 vinyasa 两种串联方式

三、阿斯汤伽 Vinyasa 初级序列体式

阿斯汤伽 Vinyasa 的热身部分为拜日式 A（如图 3–21）和拜日式 B（图 3–22），然后是站立部分（图 3–23）、坐立部分（图 3–24）、结束部分（图 3–25）

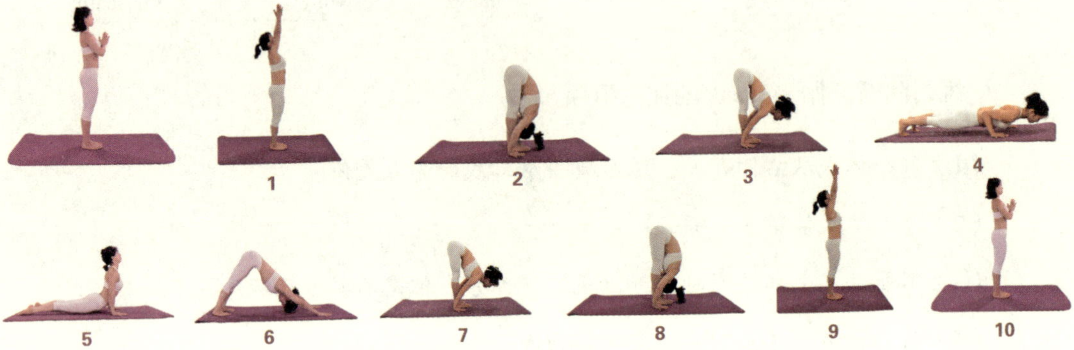

▲ 图 3–21 拜日式 A

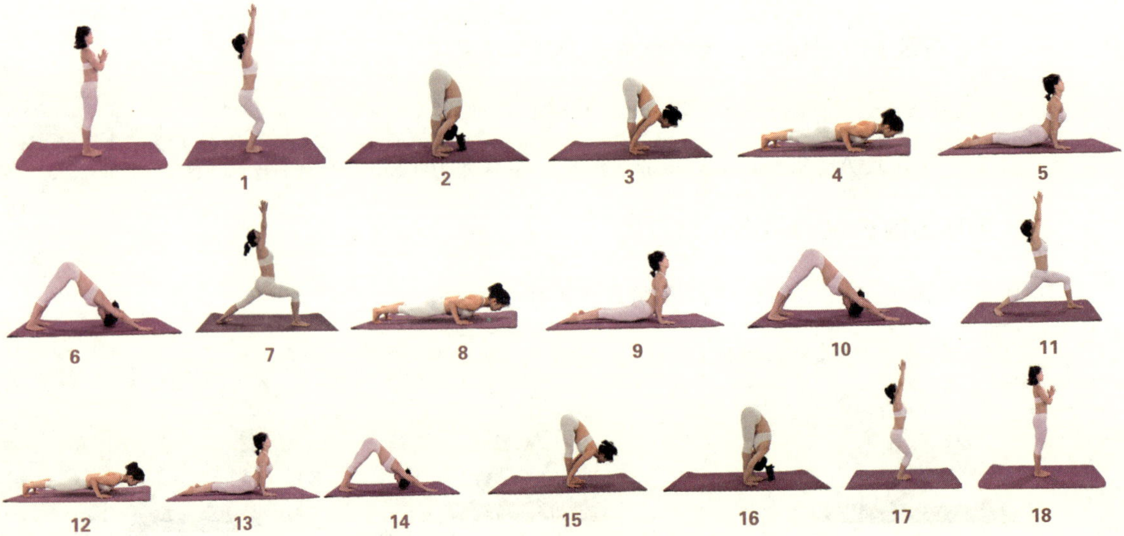

▲ 图 3–22 拜日式 B

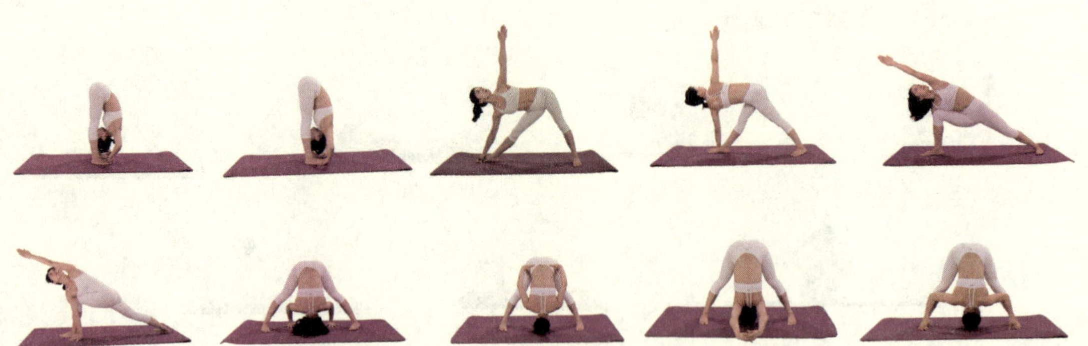

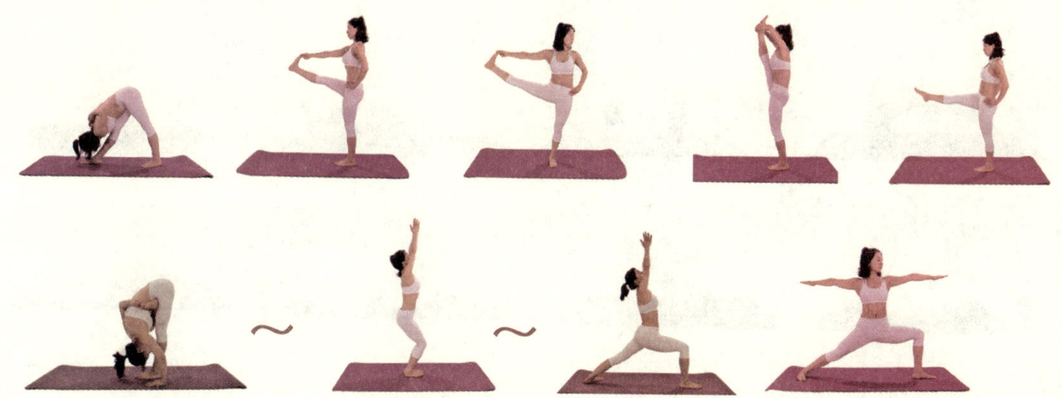

▲ 图 3-23　站立系列

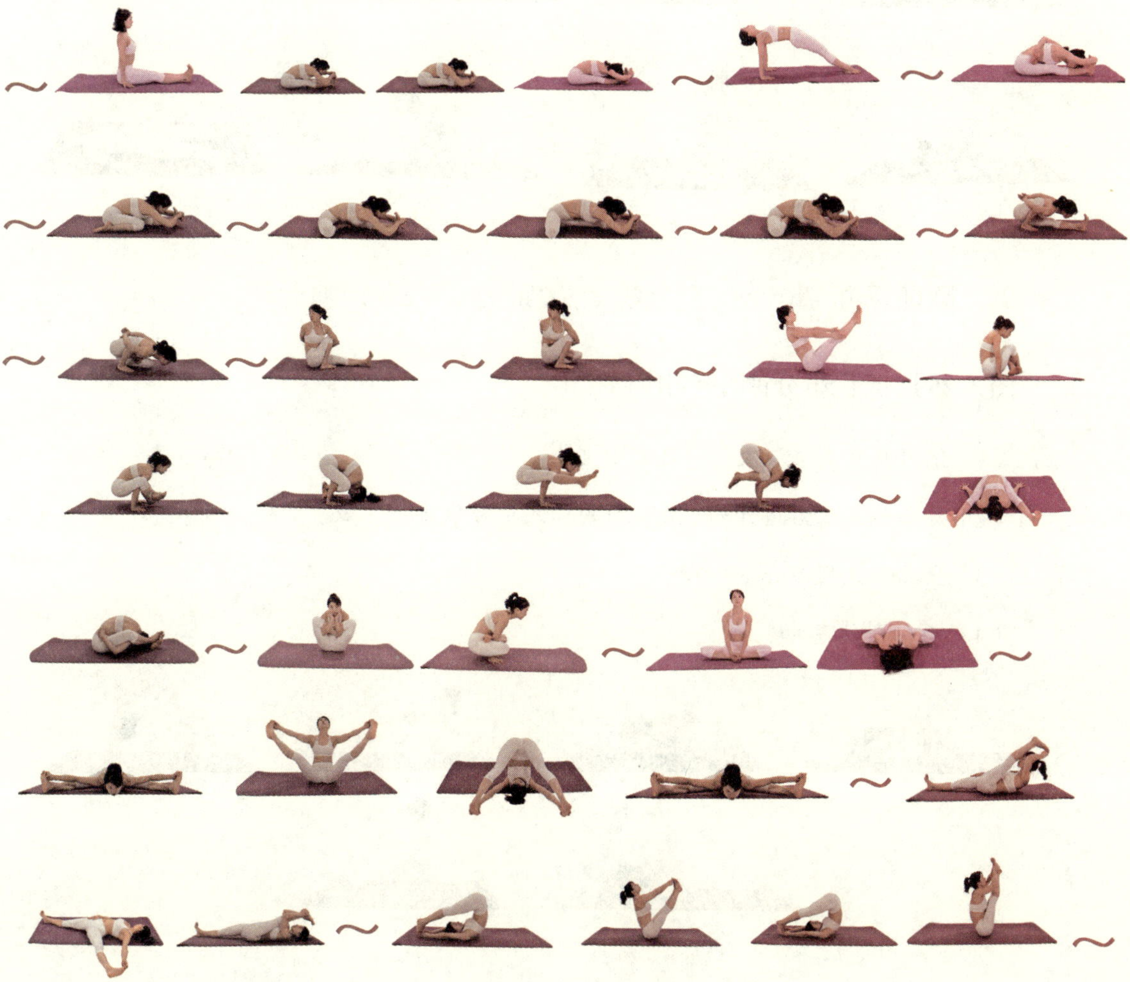

▲ 图 3-24　坐立系列

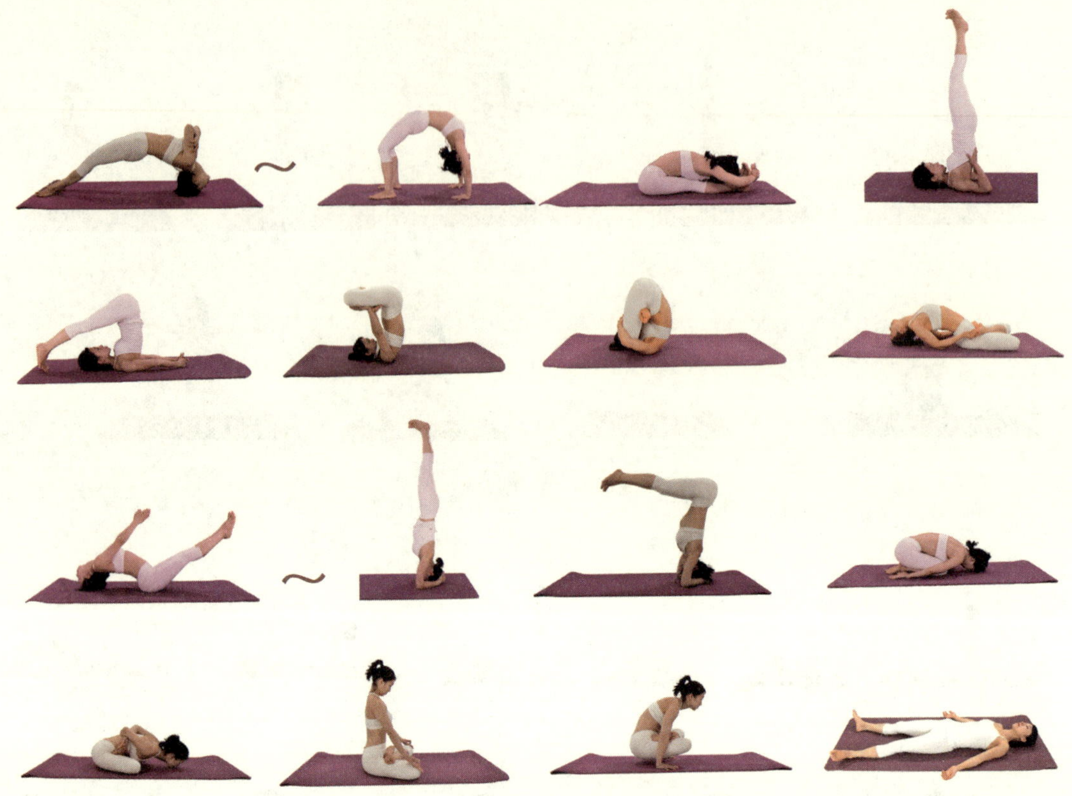

▲ 图 3–25 结束系列

四、阿斯汤伽 Vinyasa 自我练习（简短练习 25 分钟）

图 3–26 展示了 25 分钟的练习序列。

（1）练习拜日式 A 3 次 / 拜日式 B 2 次。

（2）每个体式从右边开始，做不到的体式用替代方法完成。

（3）坐立体式用 Vinyasa 串联。

（4）10 分钟休息术。

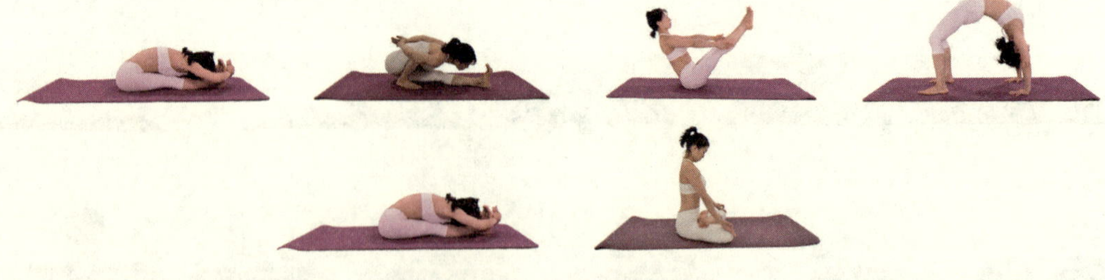

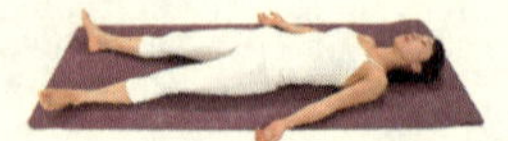

▲ 图 3–26 25 分钟自我习练

五、阿斯汤伽 Vinyasa 自我练习（简短练习 40 分钟）

图 3–27 展示了 40 分钟的练习序列。

（1）练习拜日式 A 3 次 / 拜日式 B 2 次。

（2）每个体式从右边开始，做不到的体式用替代方法完成。

（3）每个站立体式做完后回到垫子前端。

（4）坐立体式用 Vinyasa 串联。

（5）10 分钟休息术。

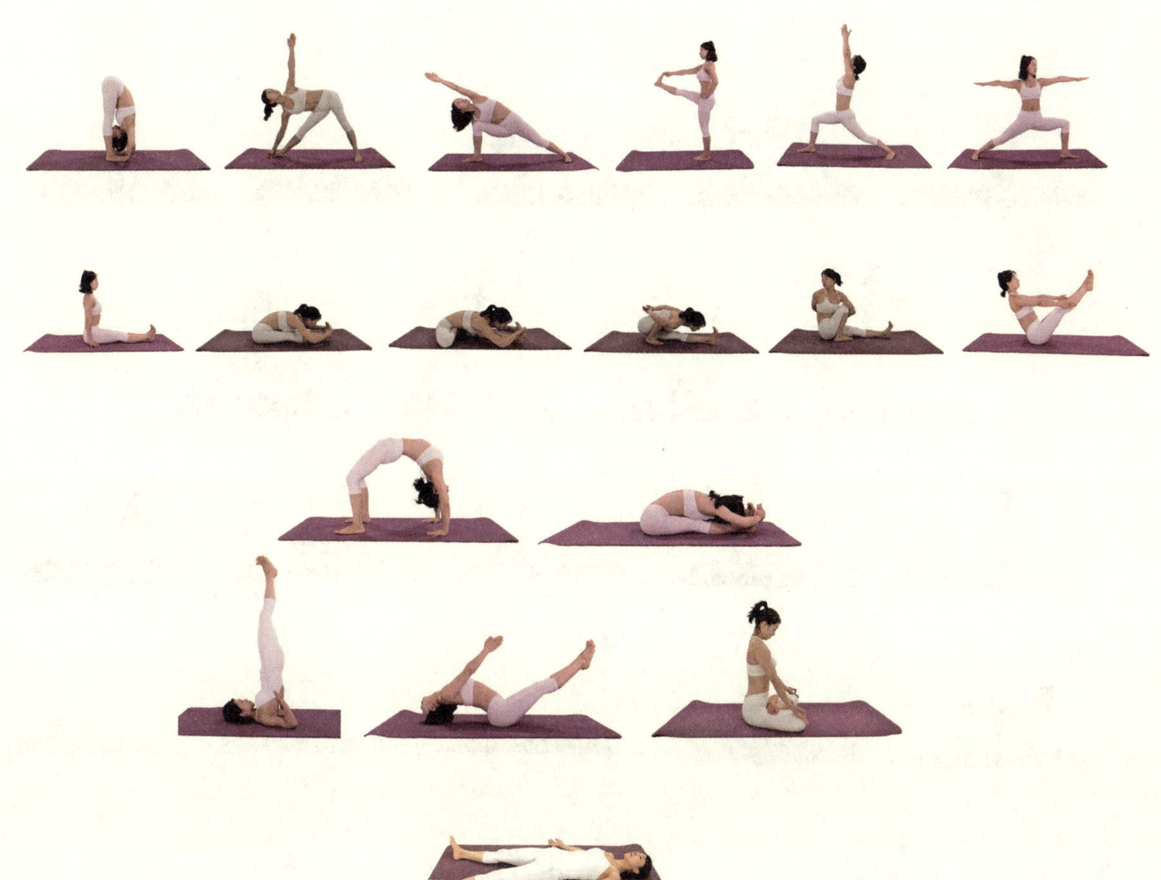

▲ 图 3–27　40 分钟自我习练

六、阿斯汤伽 Vinyasa 自我练习（简短练习 60 分钟）

图 3–28 展示了 60 分钟的练习序列。

（1）练习拜日式 A 3 次 / 拜日式 B 2 次。

（2）每个体式从右边开始，做不到的体式用替代方法完成。

（3）每个站立体式做完后回到垫子前端。

（4）坐立体式用 Vinyasa 串联。

（5）10 分钟休息术。

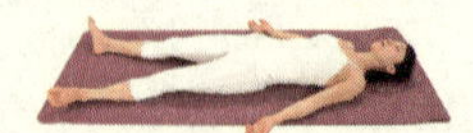

▲ 图 3–28　60 分钟自我习练

第四节 流瑜伽课程简介

一、了解流瑜伽

流瑜伽也叫 Vinyasa flow，意为跟随呼吸一起流动。流瑜伽保留了阿斯汤伽练习的一些元素，但却抛开了阿斯汤伽的固定序列，让不同体位之间通过巧妙的连接串联在一起。流瑜伽有更多的可变性，让练习者有更多的发挥空间，使得整个练习过程如同行云流水一般，它是一种心和呼吸共舞的流动。每一个瑜伽老师都可以根据需要编排出不同的体式序列，依靠有节奏的呼吸和体式共舞来唤醒身体内在的能量。流瑜伽有 3 个比较重要的因素，分别是：根基稳定、核心支持和 Vinyasa。

二、流瑜伽排课

流瑜伽课程编排的一些参考：

（1）体式可先右后左。

（2）一般情况下，站立体式为核心体式，通过 Vinyasa 过渡，分为左右两侧，可以单独串联也可以多个体式合成一组，通过 Vinyasa 串联。

（3）坐立体式可以单独练习，通过 Vinyasa 串联，也可以将几个体式合成一组。

（4）动作的串联以呼吸和能量的流动为主。

（5）设定一个好的主题，再围绕主题合理安排体式，注意能量的唤醒、流动和回收。

三、流瑜伽体位串联示范

图 3–29 是一组简易流瑜伽课程示范。

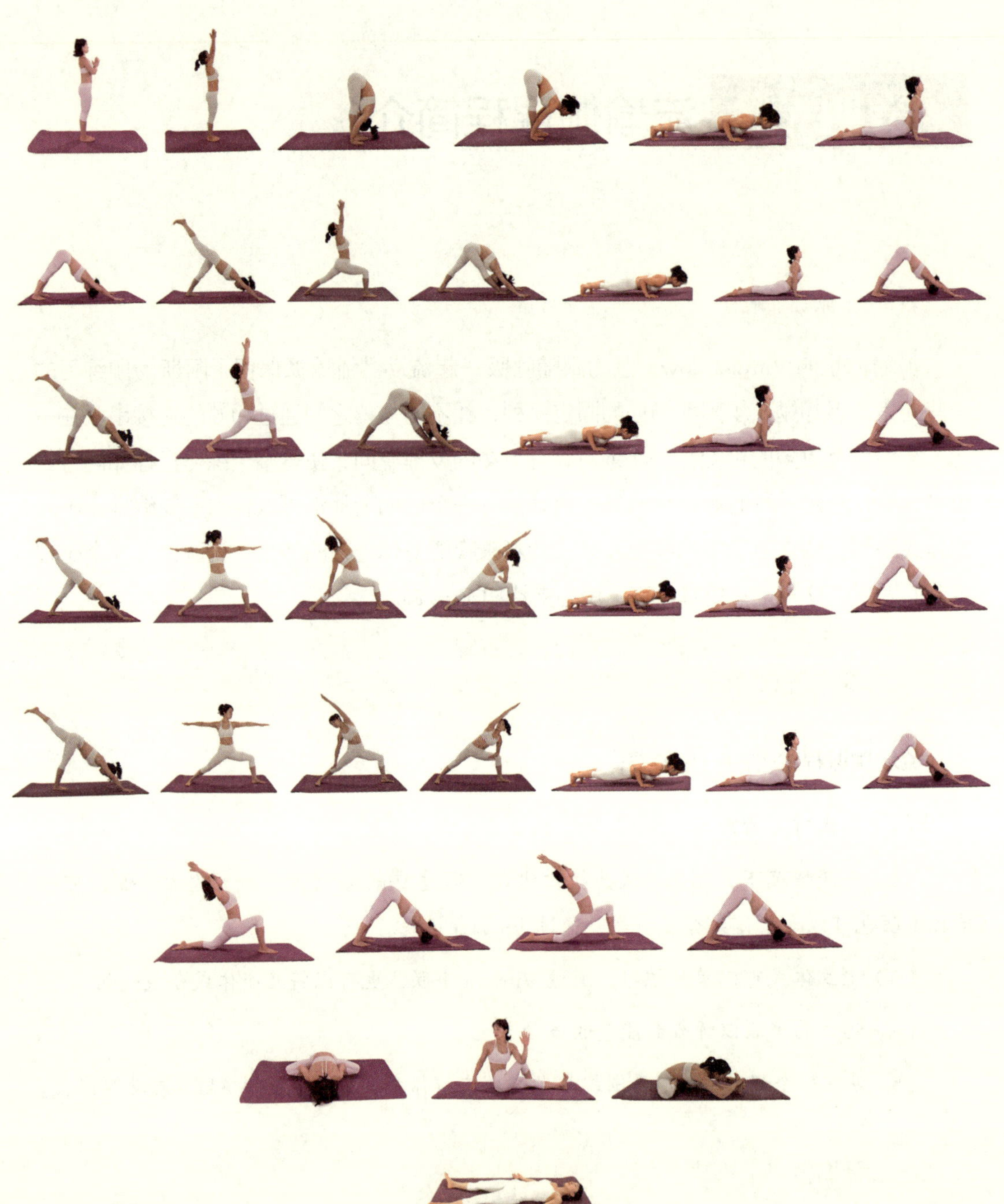

▲ 图 3-29　流瑜伽课程示意图

第五节 阴瑜伽简介

阴瑜伽是一种被动放松的瑜伽练习方式，它注重内在的冥想。在阴瑜伽中，我们学会停下来，观察自己，找寻瑜伽和生活的本意。

一、了解阴瑜伽

阴瑜伽是美国瑜伽老师 Paul Grilley 创立的一个流派。阴瑜伽认为，瑜伽练习的目的是让“气”在体内自由通畅地流动，而这种流动是通过对人体 24 个不同的骨骼和肌肉进行适当的“刺激”来完成的。Paul 的体系是在专业解剖学的基础上对瑜伽体式进行分析。他认为，没有所谓的“完美”姿势，只要能掌握关节的活动方向，并观察学生的身体，便可以让每个学生找到适合自己的姿势变体。

二、阴瑜伽课程的特点

（1）动作比较少，以被动柔和的组织伸展方式为主，通过在一个体式中长时间的保持来觉知身体“气”的流动。

（2）关注下半身的练习。如果把人体视为一个小宇宙，上半身为阳，下半身为阴，通过骨盆区域的练习作用到“根”，进而让脊柱回到自然的曲度，并从根本上解决上半身的问题。

（3）在保持体式时，要松而不懈，意沉“丹田”，让气血更好地流通，从而让身体得到滋养。

（4）上半身为阳，阴阳结合，阴极阳生，阴瑜伽通过适当的锻炼上半身的力量来获得“背后的支持”。

（5）在生活中要学会平衡身心。

文子温馨提示：

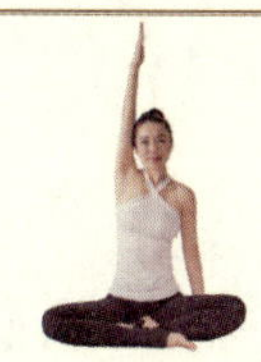

在阴瑜伽中，体式名字和哈他瑜伽有一些小出入，大家不要有疑惑。

▲图 3-32 阴瑜伽课程示意图

三、阴瑜伽体式示范

图 3-30 是阴瑜伽体式示范。

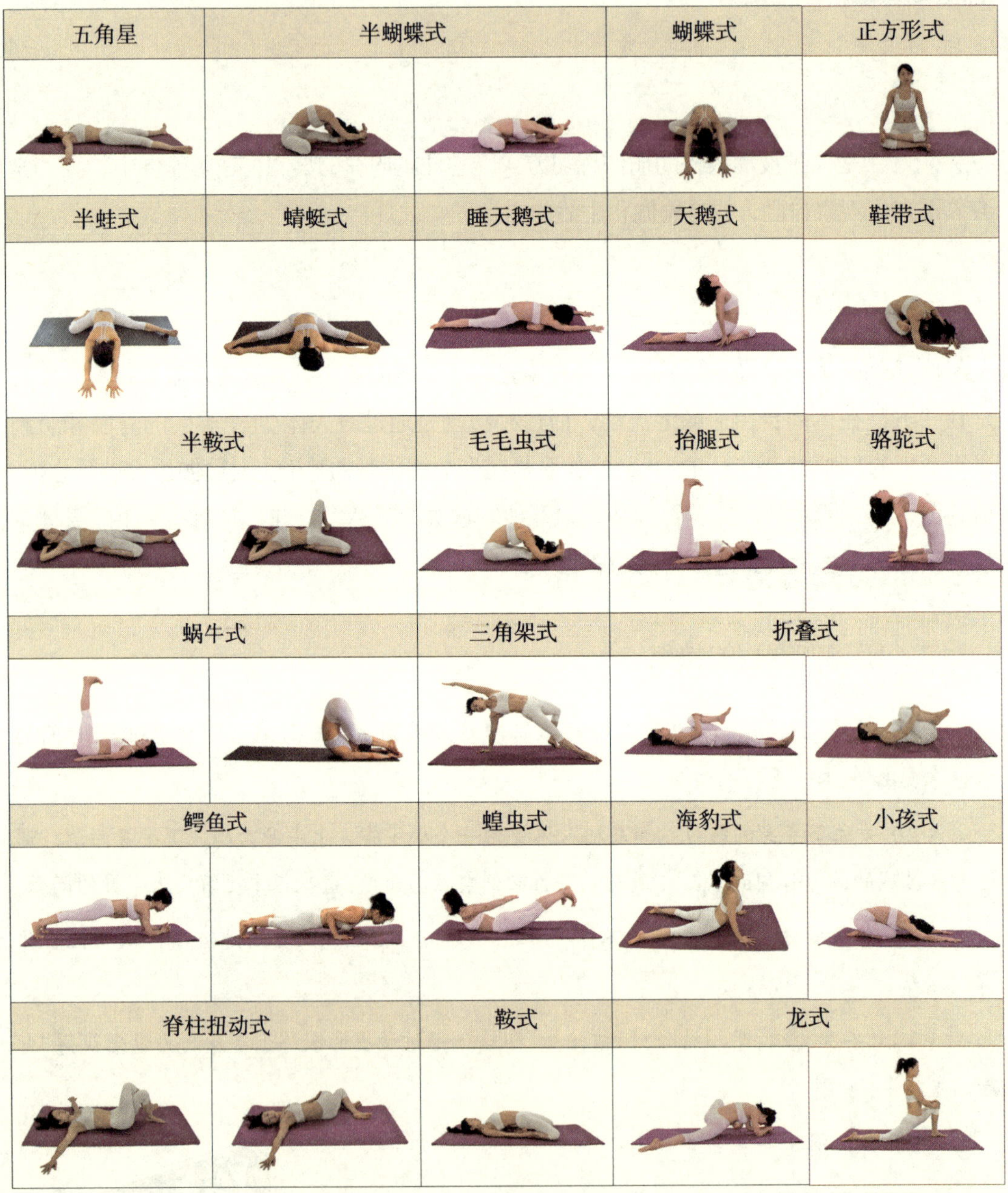

五角星	半蝴蝶式		蝴蝶式	正方形式
半蛙式	蜻蜓式	睡天鹅式	天鹅式	鞋带式
半鞍式		毛毛虫式	抬腿式	骆驼式
蜗牛式		三角架式	折叠式	
鳄鱼式		蝗虫式	海豹式	小孩式
脊柱扭动式		鞍式	龙式	

▲ 图 3-30 阴瑜伽课程示意图

第六节 高温瑜伽课程简介

一、了解高温瑜伽

高温瑜伽是在一个加热的环境中（38~42 摄氏度）练习瑜伽。在传统瑜伽的基础上，高温瑜伽研究了其中的 26 个体式，将其按照人体肌肉、韧带与肌腱的特点进行了科学排列，结合高温环境可以很好地刺激神经和肌肉系统，改善身体的亚健康状态。同时 38~42 摄氏度的室内温度在加速体温的同时，能帮助练习者加快血液循环，柔软身体和内在器官，达到瑜伽减肥、养颜、修身养性的效果。

二、高温瑜伽的好处和注意事项

练习高温瑜伽有它的好处：

（1）在高温的环境中，身体更加容易得到拉伸，不但可以减少损伤的发生几率，还可以完成很多平时做不到的体式，提高练习者的自信。

（2）38~42 度的温度可以加速全身的血液循环，帮助身体更好排毒，排出“湿气”。对于不容易出汗的人群来说，练习高温瑜伽是非常好的。在寒冷的冬天练习高温瑜伽，可以帮助练习者获得能量。

（3）对于想减肥的人士可以尝试高温瑜伽。

除了前面说过的瑜伽注意事项外，高温瑜伽练习还要注意：

（1）练习前 2 个小时，适当补充多一点水分，课堂中可以带一点点水适当润喉。

（2）课前可以适当服用一点维生素 B，防止脱水，课后适当补充 VE、VC 抗氧化。可以饮用一点含矿物质的运动饮料来代替纯净水。不要在身体干渴的情况下强烈运动。

三、高温瑜伽体位法简介

图 3–31 是高温瑜伽体式示范图。

（1）除了第一个和最后一个体式不能少之外，可根据练习时间的长短适当减少体式。

（2）从仰卧式以后，接下来的每个体式做完，都要做一次仰卧式，以便身体更好地放松。

站立深呼吸	半月式	手到脚式	笨拙式	鹰式
站立头到膝式	站立弓式	战士第三式	站立分腿伸展式	三角式
站立分腿头到膝式	树式	趾尖式	祛风式	眼镜蛇式
蝗虫式	全蝗虫式	弓式	卧英雄式	半龟式
骆驼式	兔子式	单腿及双腿头触膝式		脊柱扭动式
霹雳坐吹气式	摊尸式			

▲ 图 3-31　高温瑜伽体式示意图

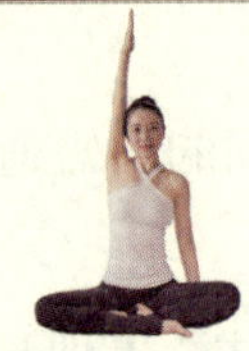

文子温馨提示：

在高温瑜伽中，体式名字和哈他瑜伽有一些小出入，大家不要有疑惑。

第七节 商卡排毒瑜伽课程简介

一、了解商卡排毒

商卡排毒瑜伽，梵文为 Shankhaprakshalana，音译为“商卡·普拉沙拉那”，是瑜伽洁净法中的一项。“商卡”的意思是海螺形的肠脏，而“普拉沙拉那”是彻底洗净的意思。商卡排毒即通过将从口腔到肛门及尿道的整条进食与排泄通道进行全程清洗，来达到清除在消化道中残留物及附着物的方法。我在前面简单介绍过瑜伽的 6 大清洁法，而商卡并没有包括在哈他瑜伽中，而是在一本叫做 Gerndha samhita 的古老瑜伽经典中有介绍。

二、商卡排毒瑜伽课程简介

1. 作用

商卡排毒可以清洁和冲刷大肠，排出宿便和毒素，从而光洁面部肌肤，改善循环功能，治疗胃酸过多、胃气胀、消化不良等疾病，并可净化血液、作用到肾脏和泌尿系统。

2. 准备

0.9% 的淡盐水（生理盐水的配比）4000ml，可以全程喝淡盐水。如有需要可以再准备柠檬水或者蜂蜜水，或一粒成人量复合维生素。

3. 体式安排

摩天式、风吹树式、腰躯转动式、眼镜蛇扭动式、腹部按摩式、鸭行式（图 3-32）。

4. 步骤

（1）选择一个休息日的早上来练习，在练习的前一天开始清淡饮食，下午 4 点以后尽量不要再进食，如果实在感觉到饿，可以吃一点流质食物。

（2）早上起来之后，不吃任何食物的情况下，先热身。

（3）快速喝下 1000ml 淡盐水（第一轮可以喝纯净水），开始练习 6 个体式，每个体式做 6 次左右。如果中间有任何便意，要马上上厕所。

（4）做完一轮后，躺下来休息 5 分钟。

（5）快速喝下1000ml淡盐水，重复练习第二轮（有任何便意及时上厕所）。

（6）休息5分钟。

（7）快速喝下1000ml淡盐水（或者蜂蜜水＋维生素）。

（8）再做下一轮。直到可以从肛门里排出清水，说明商卡成功了。

（9）躺下，做20分钟休息术。

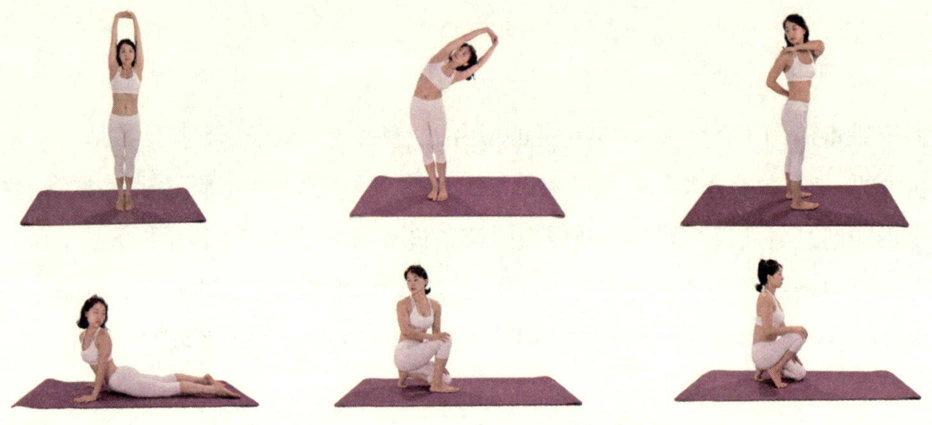

▲ 图3-32　商卡排毒瑜伽课程示意图

5. 注意事项

（1）商卡练习时喝水一定要快速大口喝下，不要停顿。

（2）练习时一定要放轻松身体，体式练习也不要像平时那么深入，而以呼吸为主。尽量选择柔和的腹式呼吸，只有高级练习者才可以选择屏息或者其他方式。

（3）一定要离洗手间近，因为随时会要上厕所，一旦有不舒服要及时停下来。

（4）完全的商卡大概需要喝水4500～6000ml，而此处介绍的初学者的商卡一般在3000 ml左右，如果实在无法排出，不建议继续练习，可以停下来休息。

（5）商卡后1个小时不要进食任何食物，商卡的当天也一定只能吃简单的素食。

（6）商卡当天尽量以休息为主。

（7）一年最多练习两次。

6. 不适宜人群

经期妇女、患有肾脏疾病的学员先咨询医生，尤其要把握好盐水的浓度。高血压、心脏病患者等特殊人群不在本书的教学范围内。商卡后可能会出现：大便次数增加，恶心呕吐，头脑昏沉，胃部反酸，出虚汗，便秘，等等。不要紧张，关注身体的感受。

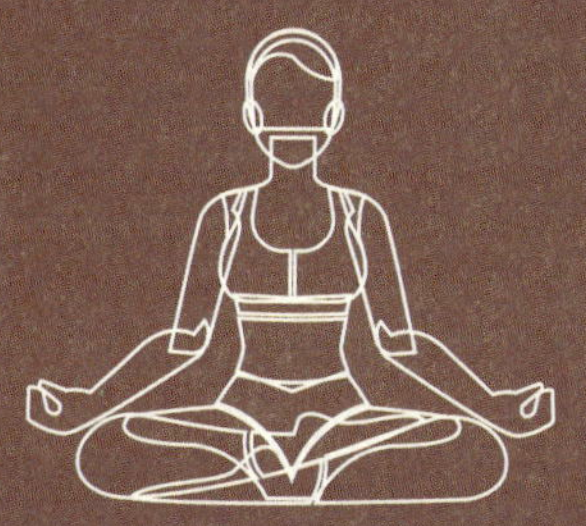

第四章

成为一名瑜伽老师

欢迎大家走进瑜伽教练的行列，一起为了这份美丽的事业而努力。每一位专业的瑜伽老师，都曾经跟你一样只是一位新手教练，希望我们都能够不忘初心坚持下去，不断学习不断成长。相信自己，随着时间的打磨和经验的积累，我们一定会成为一名合格优秀的瑜伽老师。首先你需要相信的是，瑜伽大门对于每一个人都是敞开的，只要你对瑜伽有着热情，不管你有没有练习过瑜伽，你都有可能可以成为一名瑜伽老师，走上瑜伽之路。瑜伽教练并无性别，年龄或者身体条件限制。那如何才能成为一名瑜伽老师呢？

本章共分为五节：如何成为瑜伽老师；瑜伽老师的一些上课技巧；正确认识和预防瑜伽伤害；瑜伽老师的素养。希望大家在最后来阅读本章，尤其要注意“正确认识和预防瑜伽伤害”。希望大家一起努力，让每一个人都可以正确练习瑜伽，每一个人都能因为练习瑜伽而获益，没有一个人因练习瑜伽而受伤，让我们一起努力让瑜伽行业健康发展，Namaste!

第一节 如何成为瑜伽老师

一、参加一个瑜伽教练培训班，拿到瑜伽行业从业资格证书

当你有了想进入瑜伽行业并成为一名瑜伽老师的想法后，需要选择一个瑜伽培训机构，来系统地学习瑜伽，拿到一张瑜伽行业的入门资格证书。在瑜伽馆遍地开花的今天，几乎任何一个瑜伽馆或健身房都有瑜伽教练培训班，培训时间在 1 ～ 3 个月不等。选择一个适合自己培训机构是非常重要的。一位好老师可以让你的瑜伽之路不走弯路，一个负责的老师可以引领你在瑜伽路上不断精进。200 小时瑜伽导师培训是最主要的培训方式。

二、200 小时瑜伽培训内容

本书列出了你需要掌握的瑜伽知识。你需要系统掌握以下知识点：

（1）系统学习第一部分的瑜伽基础理论知识。

（2）认真记清楚瑜伽体式名字、要点、功效和禁忌。

（3）学会将体式分类。

（4）学会编排不同的瑜伽课程。

（5）了解瑜伽高级理论。

（6）学习瑜伽教学礼仪，学会教课，培养上岗能力。

（7）模拟上课，具备单独上课的实际操作能力。

你一定要知道，你不可能短期内完成所有体式，所以要接纳不完美的自己。

每个人身体不一样，任何人也不可能在短期内做到所有体式，过分追求体式很容易受伤。每一个人都有一些可能永远也做不到的体式，这并不影响你成为一名优秀的瑜伽老师。某些知识点可能需要几年或者一辈子去探索，有些知识点只是一个简单介绍，需要更多的延伸阅读才能理解。你需要在实践教学中去不断清空自己并不断成长。瑜伽教练培训只是你走进瑜伽大门的钥匙，你需要准备一辈子的时间来体会瑜伽、教授瑜伽和分享瑜伽。瑜伽行业里，用金钱买不到的是你的经验，只有不断实践，不断学习，才会成长为一名真正的瑜伽老师。

三、找到一份瑜伽教练的工作，积累教学经验

当你刚刚走上瑜伽教练行业的时候，你要珍惜和把握每次教学的机会，如果暂时没有这样的机会，不要灰心，不是因为你不够优秀，而是因为你需要积累一定的经验，每一个专业瑜伽老师，都是从瑜伽小白开始一路走来。坚持你的练习，当你准备好的时候，机会便会来到你面前。虽然现在有许许多多瑜伽教练，但也有越来越多的瑜伽练习者。所以，瑜伽教练永远是有市场的，在未来一定会愈加受到欢迎。相信自己，坚持你的选择。有一些对自己比较挑剔的学生，在系统学习完瑜伽教练之后，总觉得自己还不够成熟，总想什么体式都能做到了再去教学，这是很可惜的。因为学无止境，我们哪怕用一辈子去学习，也只能学习到瑜伽的一部分。所以，你需要及时地走入瑜伽教学中，让自己成长起来。

有一些练习者学习瑜伽教练培训，只是为了提高自己，而不想从事瑜伽行业，这也很不错，但有时间的时候也可以教家人朋友练习瑜伽，帮助别人的同时可以提高自己。

四、不断突破瑜伽教学瓶颈，成为一名优秀的瑜伽老师

当刚教授瑜伽时，你觉得很好很满意，但当你教授一段时间后，发现会遇到一些瓶颈，感觉自己知识有限，没有更多的知识来教给学员。这种情况说明，你正在开始把学习到的知识吸收并消化，你现在比小白要强大一些了。你现在需要更多知识来填充自己，变成一个更好的老师。这时，如果你的瑜伽教练培训机构和老师选得好，他一定会给你后续的支持和辅助。

（1）咨询你的瑜伽培训老师，我想一个负责的瑜伽老师一定很乐于给你提供更多的建议。

（2）去听别的老师是怎么上课的。

（3）选择一个进修课程，市场上有无数的短时间（3 ~ 5 天）瑜伽培训工作坊，而且价格非常昂贵，我建议在选择这些课程时一定要多了解老师，不然你很快会发现学到的和付出的有落差。如果你经常花费太大的代价去学习，而拿着比较少的课时费，你会有一种失落感。可以选择网络上的课程，这些课程很便宜，对于已经有瑜伽基础的你来说一定可以很快吸收。

（4）要别的老师来听你的课，给你指出问题。

当你一次次突破自己，你一定会成为一名优秀的瑜伽老师。

第二节 瑜伽老师的一些上课技巧

以下是一些瑜伽教练的上课技巧，希望对于新手瑜伽教练有所帮助。

一、学画瑜伽简笔画

学画简笔画是指用简单几笔勾画出瑜伽体式，让瑜伽老师可以快速地展示和表达瑜伽体式。使用简笔画排课可以让体式一目了然，是一项瑜伽教练可以学习的技巧。图 4-1 列出了几个体式的简笔画，供大家参考。

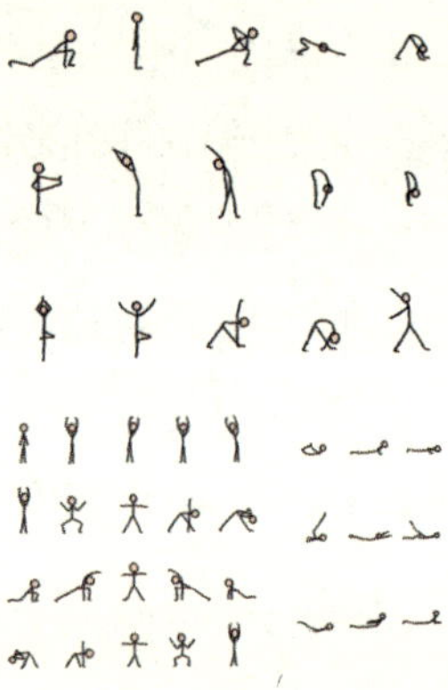

▲ 图 4-1 瑜伽体式简笔画示意图

二、使用辅助品

瑜伽辅助品是用来辅助练习者练习瑜伽的一些用品。主要有瑜伽垫、瑜伽砖、伸展带、瑜伽毯、瑜伽椅、瑜伽抱枕和墙绳，一些比较新颖的如弹力带、筋膜球、瑜伽球、瑜伽轮和空中瑜伽吊床也被称为瑜伽辅助品。随着瑜伽文化的推广，越来越多的辅助品将出现。任何可能帮助到你的物品都可以成为辅助，如毛巾、枕头等。我主要给大家介绍以下几种辅助品：

1. 瑜伽垫

把瑜伽垫（图 4-2）归为辅助品并不奇怪，因为原始的瑜伽练习者是在大自然里练习瑜伽，也没有机会接触瑜伽垫。要选择防滑性好、密度较高的瑜伽垫，能避免练瑜伽时身体接触垫子的部分受伤并让练习者保持专注。

2. 瑜伽砖

瑜伽砖可以帮助练习者在某些做不到的体式中来支撑身体，比如在做一些手落地的体式时，可以用砖来帮助减缓膝关节的压力。按材质分为木质瑜伽砖和泡沫瑜伽砖等（图 4-3）。

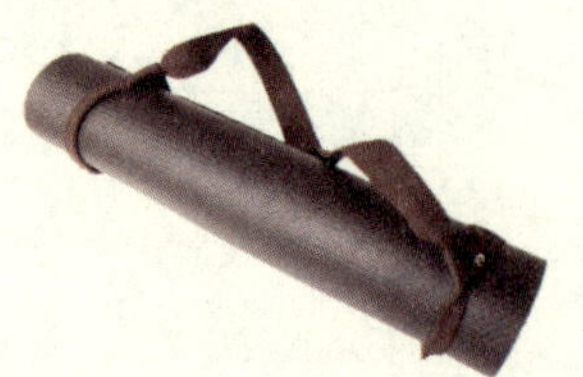

▲ 图 4-2 瑜伽垫

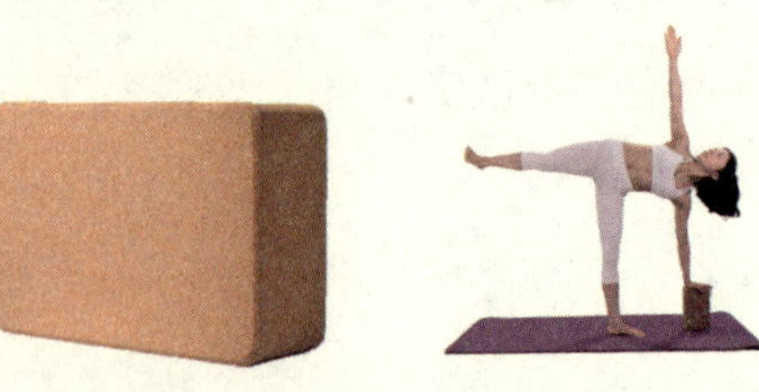

▲ 图 4-3 瑜伽砖

3. 伸展带

伸展带能帮助练习者减轻压力（图 4–4）。

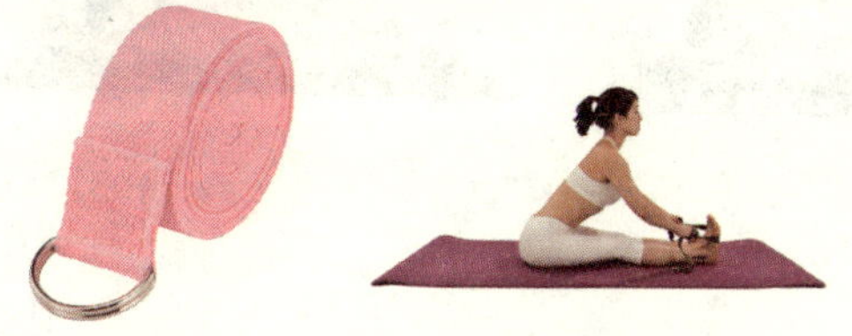

▲ 图 4–4 瑜伽伸展带

4. 瑜伽毯

瑜伽毯可以让练习变得更温和，如用在肩倒立中（图 4–5）。

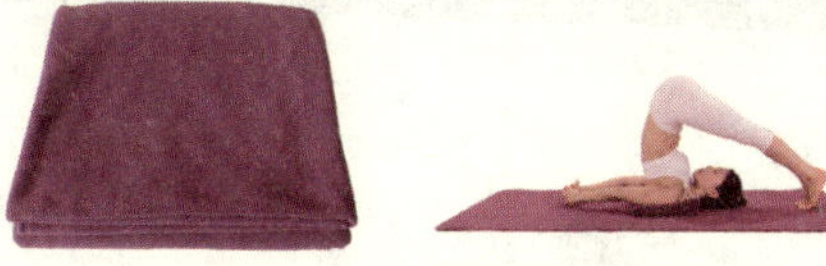

▲ 图 4–5 瑜伽毯

5. 墙壁

墙壁是最好的辅助伙伴（图 4–6）。

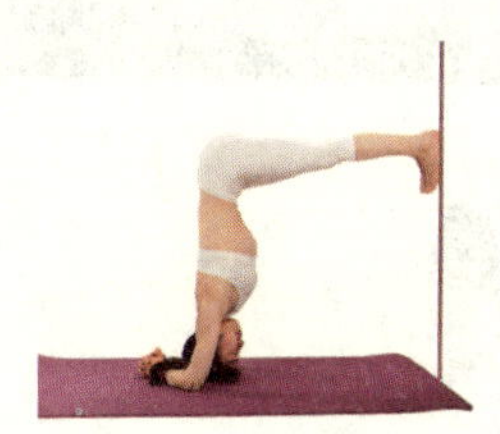

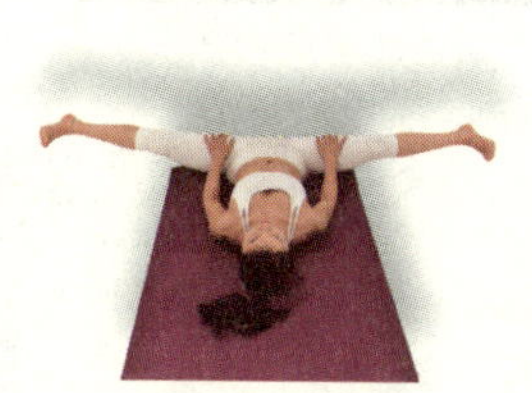

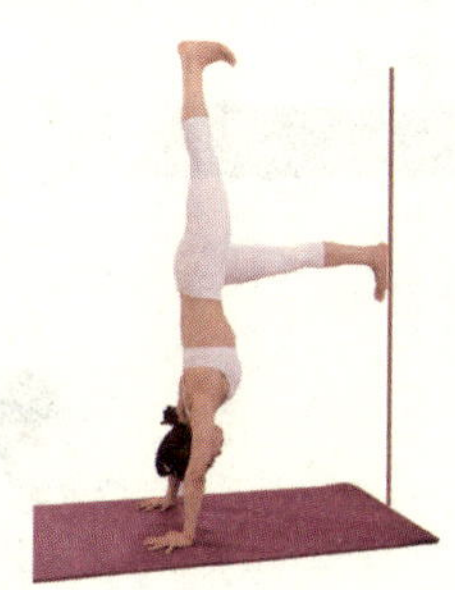

▲ 图 4–6 靠墙练习瑜伽示意图

三、瑜伽手法辅助

手法辅助是老师通过自己的身体来帮助学生练习体式的方法（图 4–7）。这是一个最方便的辅助方法，需要瑜伽老师对体式和瑜伽解剖有一定的了解才能提供正确的辅助而不受伤。瑜伽手法辅助以语言提示为主，轻柔地辅导学生来完成体式。

（1）只有老师对体式有足够的了解和实践后才可以辅助，不要辅助自己不会的体式。

（2）语言引导学生主动练习为主，老师轻柔的力量为辅。

（3）尽量与学生同呼吸——吸气时准备，呼气时辅助学生伸展。

（4）在辅助过程中，要观察学员的表情及身体反应来做出辅助手法的改变，在不影响学员呼吸的情况下可适当询问其感受。

（5）如果觉得学生体式做错了，要从头开始进入再辅助，以免在错误的角度加深。

（6）老师要巧妙地用自己身体的力量来进行辅助——借力很重要，以免辅助时伤害了自己。

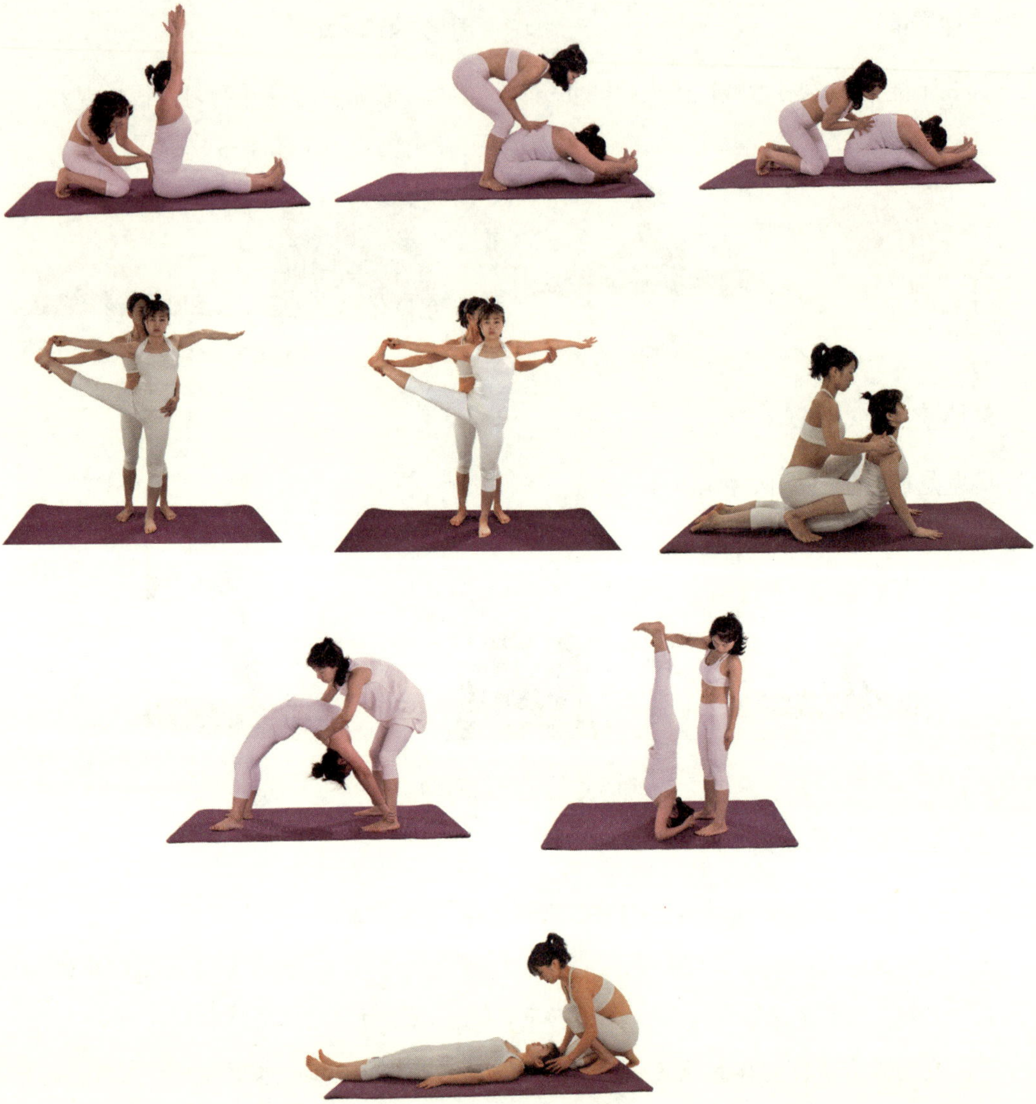

▲ 图 4-7　瑜伽手法辅助

文子温馨提示：

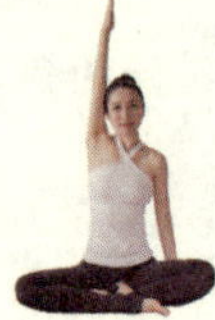

瑜伽老师要对体式和瑜伽解剖有深入的了解，才能提供正确的辅助而不受伤。瑜伽手法辅助以语言提示为主，轻柔地辅导学生来完成体式。

第三节 正确认识和预防瑜伽伤害

练习瑜伽是安全的，正确练习瑜伽不但不会受伤，还能有效帮助练习者改变身体并获得健康。为什么在此要提及瑜伽伤害呢？事实上，了解瑜伽伤害是帮助我们避免因错误练习瑜伽而带来不必要的损伤。提前预知风险，不但是对学员的负责，也是对我们自己职业的尊重和保护。

一、什么是瑜伽伤害

任何运动都有受伤的风险，瑜伽也不例外。瑜伽伤害是指因为练习瑜伽而引起的慢性或急性的疼痛。瑜伽老师是瑜伽课程中的指导者，有义务对瑜伽课堂中的每一位学员提供最专业的指导，对课堂中出现的风险要承担责任，而如果出现严重事故，还必须承担法律责任。所以，作为一名瑜伽教练，要积极努力地提高自己的专业知识素养，引导学员正确地练习瑜伽。

瑜伽伤害同瑜伽教练群体的参差不齐有很大关系，同练习者的心态也有很大关系。瑜伽老师要即时引导学员尊重自己的身体，不要攀比。还有一部分人对于竞技运动如篮球、体操等运动伤害都持包容态度，而对于瑜伽中的运动伤害却过分放大了。我希望大家对瑜伽保持包容的态度，我们每一位瑜伽老师，都应该不断学习，正确练习瑜伽，正确教授瑜伽，避免瑜伽伤害，才是瑜伽文化健康发展的根本。

二、瑜伽伤害发生的原因

（1）没有充分地热身。

（2）老师指导不当，错误的辅助及纠正。

（3）学生在进入和退出体式时过于迅速。在练习过程中，没有聆听身体的感受，没有配合呼吸，过于追求体式的深度。

（4）某些特殊的人群没有及时告知老师自己的身体情况，做了不适合自己的体式。

（5）练习者有潜伏性的慢性疾病，练习瑜伽时诱发了这些问题。

三、避免运动伤害的几个要点

（1）充分地热身。

（2）老师要不断提高自己的专业知识素养，避免指导错误。

（3）学生要牢记瑜伽八大分支中的“非暴力”，用聆听的方式进入和退出体式（特别是强度比较大的体式）。在练习过程中不要和别人攀比，及时关注自己的呼吸和身体反应。如有不舒服，应及时停下来。

（4）老师一定要课前知悉学员身体，学生不要隐瞒自己的身体情况，进行良好的沟通。

（5）万一出现了特殊情况，应沉着冷静，及时停下来。根据情况做出正确的处理，必要时寻求医疗救助。

四、3 种主要的瑜伽伤害

每个个体不一样，瑜伽受伤也很难全面地罗列出来，我将瑜伽练习中常见的一些伤害列举如下，希望大家用严谨的态度来练习瑜伽，避免运动伤害。

1. 肌肉拉伤

（1）什么是肌肉拉伤

刚开始接触瑜伽的初级练习者，会在练完瑜伽之后的 2 ~ 3 天感受到肌肉酸痛，遇到这种情况不要过于担心，这说明你的身体得到了锻炼。初学者在练习时很难配合好呼吸，乳酸堆积引起局部肌肉酸痛。每天的瑜伽练习都在悄悄改变肌纤维结构，并且通过休息和营养让肌肉恢复生长。通过热水浴、热敷和按摩可以加速肌肉中酸性代谢物的排除。而肌肉拉伤是指已经造成了肌肉撕裂，需要 1 ~ 3 个月或更长时间才可以恢复的伤害。肌肉撕裂的表现是当时就有强烈痛感，甚至用手可摸到肌肉紧张形成的条状硬块、局部肿胀或皮下出血。

（2）肌肉拉伤的应急处理方法

肌肉拉伤后要立即进行冷处理。用冷水冲洗局部，或用毛巾包裹住冰块冷敷，然后用绷带适当用力包裹损伤部位来防止肿胀。在放松损伤部位肌肉并抬高伤肢的同时，可服用一些止疼、止血类药物，进行简单处理后去看医生。两天之后可按摩和热敷。在经医生同意后，如果要慢慢开始恢复运动和拉伸时，一定要热身，并用适当的活血药物局部涂擦按摩。

（3）如何避免肌肉拉伤

①热身一定要足够。

②配合呼吸练习。

③听从老师引导，不要追求动作的幅度，在自己可接受的范围内缓慢伸展。

（4）警惕高危体式（图 4-8）例如神猴哈努曼式（大腿后侧腘绳肌），坐角式（内收大肌）

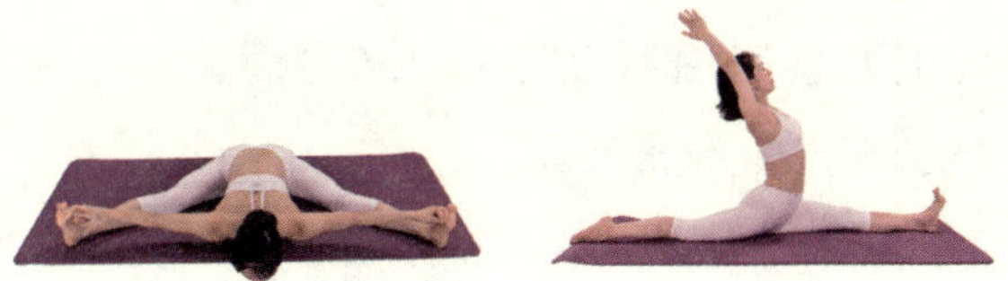

▲ 图 4-8　肌肉拉伤高危体式示意图

2. 韧带拉伤

（1）什么是韧带拉伤

前面我们已经了解到，韧带属于致密结缔组织，连接骨与骨使之成为关节。由于韧带位置比较深，具有稳定关节并提供关节活动的作用，所以韧带扭伤比肌肉拉伤更复杂。韧带受伤后局部肿胀、疼痛、压痛，有皮下出血的可看见青紫区，恢复周期长。早期正确处理关节韧带扭伤非常重要，若处理不当或误诊而转成慢性疾病，可能遗留功能障碍，且以后易再次损伤。瑜伽中易出现的韧带拉伤主要有膝关节、髋关节、肘关节和腕关节。

（2）韧带拉伤的应急处理方法

韧带拉伤后应立即进行局部冷敷处理，加压包扎止血、制动、抬高伤肢。要避免太剧烈及难度过大的动作，简单处理后看医生。加强肌肉的锻炼是很重要的，当肌肉强壮了，运动时对韧带的负荷就会减少，有利于减少韧带受损的机会。

（3）如何避免韧带拉伤

①热身一定要足够。

②配合呼吸练习。

③听从老师引导，不要追求动作的幅度。在自己可以接受的范围内慢慢伸展。

（4）警惕高危体式（图 4-9）例如全莲花坐和手臂支撑。

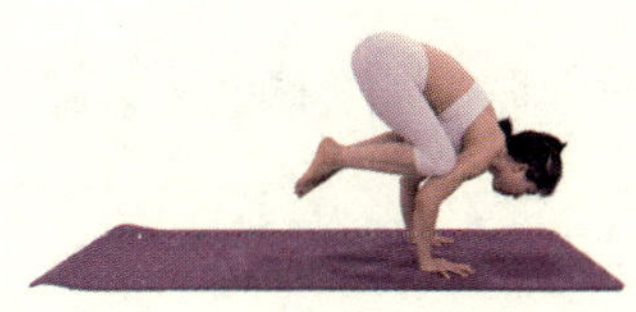
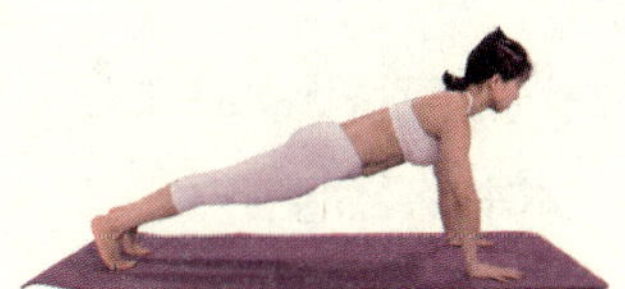
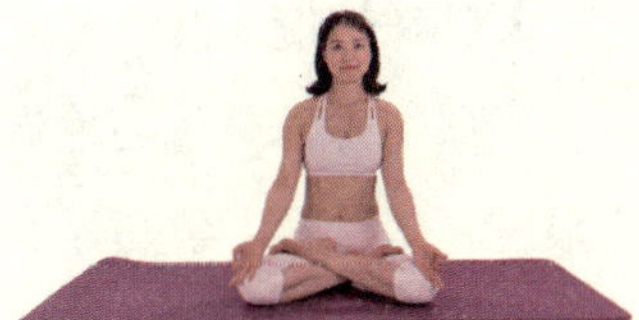

▲ 图 4-9　韧带受伤高危体式示意图

3. 腰椎、颈椎受伤

（1）腰椎、颈椎受伤的两种情况

①本身腰椎、颈椎就有问题，练习瑜伽使之恶化。

大部分腰椎受伤的情况都是第一种，因为腰椎、颈椎结构非常致密，不是几次瑜伽练习就会损伤的。这些问题是多年日积月累的不良姿势给腰椎带来压力所形成的。但是，这部分人群在练习瑜伽时，腰椎和颈椎的问题会表现出来。因为瑜伽中很多体式需要用到脊椎，当脊椎受力时，腰椎会第一时间成为受力部分而受伤。

②不正确的练习导致了腰椎、颈椎问题。

一部分人对瑜伽存在误区，因为她们看到的都是“高难度”的体式。事实上，瑜伽练习对腰椎及颈椎不会有损伤。只有长时间不正确练习瑜伽，或练习者过分追求高难度的体式时才可能导致腰椎的受伤。

（2）腰椎、颈椎受伤的处理方法

腰部扭伤后应该立即停止运动，让受伤的肌肉得到休息，以免进一步损伤。然后用冰袋或者凉湿毛巾冷敷，避免局部血管扩张，简单处理之后看医生。腰部出现问题至少要休息一个月以上。

（3）如何避免腰椎、颈椎扭伤

①热身一定要足够。

②配合呼吸练习。

③听从老师引导，不要追求动作的幅度，在自己可以接受的范围内慢慢伸展。

（4）警惕高危体式（图 4–10）例如骆驼式，坐立前屈，眼镜蛇式，肩倒立式。

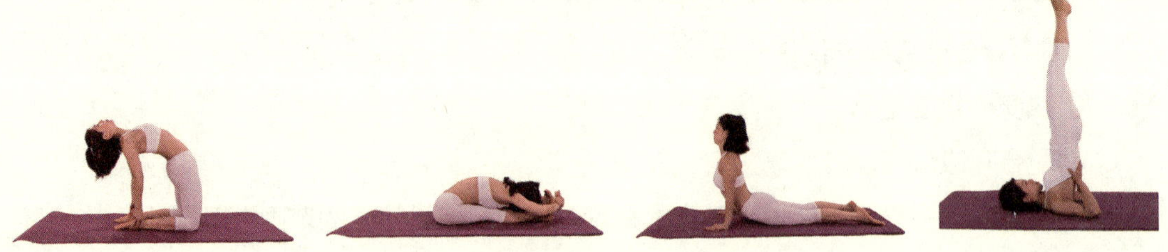

▲ 图 4–10　腰椎颈椎受伤高危体式示意图

4. 特殊情况人群

一些特殊群体练习瑜伽需要高度注意，比如高血压、心脏病、眩晕症、癫痫症、高度眼压者、术后、孕妇等等，不在本书练习范围内。

第四节 瑜伽老师的素养

成为一名瑜伽教练很简单，而做一名好的瑜伽老师却很难。从刚开始的新手教练，到写完此书，文子感觉到我在从“瑜伽教练”到“瑜伽老师”转型过程中的自我改变。希望你和我一起，不断提高自己的专业素养和职业素养，慢慢成为一名优秀的瑜伽老师，我们在传播瑜伽文化的同时，也成长了自己。

一、瑜伽老师的专业素养

1. 要有牢固的专业知识，要严谨教学

瑜伽老师要牢记体式名字、引导词、要点和注意事项，熟练掌握体式的禁忌、正确练习方法和步骤，同时要遵循排课的原则，合理地设计瑜伽课程，正确地给予学员辅助。任何一个环节都不能掉以轻心，要保证教授瑜伽的专业和严谨。

2. 瑜伽老师要认识到人才是瑜伽练习中的主角，而非体式

瑜伽老师要有一双善于观察的眼睛，注意到人才是练习瑜伽的主体，要调整体式来适应不同身体的人，不要让体式来练人，要知道每个人的身体情况不一样，体式也得做出相应的调整。作为一名瑜伽教练，要学习基础解剖学，并随时观察学员的身体情况并调整体式，顺应练习者的呼吸，做安全的指导。每个个体不一样，对于不同个体的指导方案也不一样，要及时询问练习者的感受，不能用“标准”来衡量每一个人。干巴巴地讲出体式的要点和步骤不但缺乏灵性，而且容易让学生受伤。同时还要用瑜伽的戒律来约束自己，不要在体式中迷失了自我。

3. 瑜伽老师要坚持有规律的自我习练和内在修行，只教自己实践过的知识

瑜伽老师要坚持有规律的自我习练，先通过瑜伽练习改变了自己，才可以通过教授瑜伽来改变他人。只有自我习练有所感受，才能把练习中的感受传递给学员。有一些老师只喜欢钻研，却不喜欢练习瑜伽，片面地用想象和理论去教学，纸上谈兵会增加瑜伽受伤的风险。

4. 瑜伽老师要保护好自己的身体，不要在追求体式中迷失了自己

很多练习者一旦成为了瑜伽老师后，很难控制自己对体式的过分追求，总想追求体式的进步来证明自己。而体式越进步，进步的空间越小，此时为了达到更深的体式，会去尝试一些非常难的体式而增加受伤的风险。此时要提醒自己，不要忘记学习瑜伽的“八大分支”，用非暴力、聆听的方式来练习，而不要做了体式的“奴隶”。

5. 瑜伽老师要不断学习其他老师的知识，但只能凭自己的经验教学，不能教你还没有吸收的知识

瑜伽老师要教你实践过的知识，而非你听到的知识。作为一名老师，要经常去学习其他老师的知识，但这些知识应为你所用，而不是模仿和重复——先用到自己的练习当中进行验证，当真正消化这些知识时，你再把它融合到你的教学中。

6. 瑜伽老师要在课堂上对自己很有信心，做好示范和讲解

瑜伽老师是学生瑜伽路上的榜样，你的行为即代表了你所认为的瑜伽。在课堂上，老师要很好地展现一个瑜伽老师的身份，对自己的形体和语言充满信心，并掌握整个课堂，让大家感受到老师的磁场。向学生展示你的自信和乐观。而在课后，老师也要展现一种健康的身心状态。

7. 瑜伽老师要去学习一些跟瑜伽有关的“边缘科学”，扩大自己的知识面

在上课之余，要扩大自己的知识面，多阅读相关书籍，对于医学、解剖学、心理学、营养学等可以有一些了解。

二、 瑜伽老师的职业素养

1. 瑜伽老师要热爱瑜伽，对瑜伽行业有坚定不移的信心

瑜伽教学所提供的是一项优质的服务，瑜伽老师是一项美丽的职业。一位好的瑜伽老师很自然地会得到大家的尊重和喜欢。我们要帮助自己和学生寻找内在的善良，用良好的状态来面对生活，缓解生活中的亚健康状态，治愈因心理问题所带来的痛苦。

2. 瑜伽老师要学会谦卑，认识到自己曾经是也永远是一名学生

瑜伽学生非常信任老师。作为老师，一定要提醒自己，不能因此来获取自我满足感。“三人行，必有我师焉”，老师要不断地自省并总结教学经验，诚实地展现自己的才能和经历，对于你不知道的事情，可以很诚实地说“我不知道”，但是也要乐意去对问题做出研究并且给出你的看法。你越真实，越可以保持与内在神性的联结，你与学生之 间的联系就越强。

3. 要引导学生做自己的老师

每个人的身体都是独一无二的，作为老师，要时刻提醒自己和学生，听老师的引导，但是要多向内去问自己，用自己的呼吸和身体来发现属于自己的练习，成为自己的瑜伽老师。

4. 要尊重学生，正确处理与学生之间微妙的关系

瑜伽体式纠正中会有一些身体接触，所以应很巧妙地应对这个问题，尽量避开脆弱和敏感的部位，如腋下、尾骨等。如果要用到脚的辅助，要用一种合理的方式。老师和学生是异性的关系时，一定要分清楚这只是瑜伽的连结带来的能量，不能误以为是感情。当你用一颗大爱的心去教授瑜伽时，你会鼓励学生坚持下去，老师和学生都能够感受到能量。

5. 正确认识瑜伽行业中的一些问题，认识到真正的瑜伽只有一个

瑜伽行业处在发展过程中，难免会遇到一些问题。我们要坚定地拥护瑜伽，不能随意评论或贬低其他老师。如果遇到一些你认为不对的举止和言行时，要客观地提出自己的意见。

6. 体态优雅，行为得体，让自己成为瑜伽的代言人

三、瑜伽教练上岗注意事项

1. 瑜伽老师在课前的注意事项

瑜伽老师要提前到达教室，切忌迟到。

提前到达教室可以做充分的准备，检查好教室的设施是否有故障，如看看是否需要打开窗户，教室设备是否正常，有没有安全隐患，这样做可以很好地排除一些突发的风险。同时，可以和学员简单沟通一下，了解学员情况，也体现了瑜伽老师的责任心。

2. 伽老师在课中的注意事项

（1）瑜伽老师的衣着要得体，要穿适合的瑜伽服，让学员可以清楚地看到你的示范。

（2）瑜伽老师在上课之前，要先让自己静下心来，和每个学员有一个眼神接触，多微笑，这样会马上把学员的意识调动起来参与到课堂当中。

（3）上课时，瑜伽老师可以适当播放一点比较轻柔的音乐，让学员先放松身体。在印度的瑜伽课堂中，很少有音乐和镜子，因为音乐和镜子会干扰我们的专注，但是初学者使用镜子也有一定好处。瑜伽老师可以根据上课的情况决定是否使用音乐。

（4）瑜伽老师上课的讲解和示范非常重要。

①瑜伽老师的引导词要直接、简明、有力，要给学生明确和清楚的指导，应该把体式名字和锻炼效果及时地告诉大家。

②当把体式引导出来以后，老师要精准地描述体式要点，切忌把过多解剖学专业术语强加到瑜伽课堂中以证明自己的专业，尤其是对于初学者比较多的课堂。

③瑜伽老师要示范体式，始终要站立在每一位学员都可以不用扭头就看到你的位置，因为体式有很多方向的变化，所以，老师要经常在教室中移动，让学员可以不费力地看到你的示范。

④进入体式和退出体式都尽可能示范，当老师把体式示范出来以后，要及时走下来和观察学员的身体，不能一直自己练习。但当学员准备退出体式时，老师应该快速回到自己的位置上继续示范。

⑤善于观察学生，对那些比较吃力的学生及时地口头调整或者辅助调整过来。做错了的体式不要辅助，要从头开始练习。对于可以稍微加深体式的学员，可以用接触身体的方式来作出调整。在调整前，应示意学员征求学员的同意，避免接触比较敏感部位，尤其是在夏天出汗较多时，应避开皮肤接触。在调整结束后，要等学员稳定好之后再慢慢离开。

⑥老师的语气一定要有能量、热情、放松，能让每一位学员都可以清晰地听到。语速要与课程主题相吻合，如放松时要很慢，而做那些比较有激情的体式时，声音一定要有激情。

⑦瑜伽老师要注意自己的形象，因为老师的形象学员都看在眼里，走路的时候要轻盈有能量，启用瑜伽呼吸和班达可以让我们的姿势更加优雅。有很多戴眼镜的学员会把眼镜放在旁边的地面上，要小心不要踩到。

⑧及时观察那些练习中有特殊情况的学员，比如，有一些学员可能有低血糖，在练习头部低于心脏的体式时，老师要及时关注并警惕是否有头晕的现象，经常在课堂中使用“不要憋气”“不要勉强自己”等提示语，以提醒学员及时关注自身状况。

3. 瑜伽老师在课后的注意事项

课程结束后，瑜伽老师不要马上离开，应该问问学员有没有问题。瑜伽老师要带着爱心，要对每节课的学员负责，做好他们的瑜伽指导，带领学员正确练习瑜伽，让学员因为瑜伽而受益，让自己因为教授瑜伽而成长。

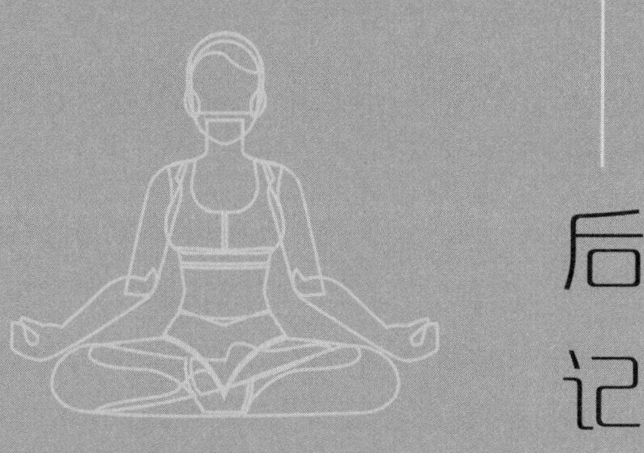

后记

当我写完本书时，离我开笔之日已经过去了两个年头。关于出版此书的初衷，我已经无法回忆，而在写作当中遇到的艰难，我已不敢回首：无数个日日夜夜，我心力交瘁；多少次校对，我头痛欲裂；几次出国学习等候登机时，我抱着电脑反复修改；多少次瑜伽培训课后，我细心研究并分析；午夜梦回，我心仍旧；蓦然回首，竟不知已是今年——而支撑我写完本书的，竟都是内心深处那份对瑜伽的坚守。我很热爱瑜伽。这本书的难点在于既要让大家对瑜伽教学有一个清楚的方向，又不能把体式要点强加进来。可以说，通过不断的修改，这本书已经由刚开始时的非常细致到最终的精简，留下来的都是最为重要的部分。正是这样，才给了读者更大的空间。

我见过了太多瑜伽练习者因为瑜伽而受益；也见过很多瑜伽教练因为不了解自己的身体而在练习瑜伽的路上暂时地走偏了方向。只有不断变化的才是真理，没有哪一位瑜伽老师代表的知识是完全正确的。而可以肯定的是，我已经把我所有的经验，以及我和国内外名师面对面所接受到的知识，无私地分享在此书中，和大家一起探讨瑜伽世界的真实。希望和那个懂我的你相知相惜。

此刻呈现在您面前的这本《文子带你练瑜伽：从零基础到专业瑜伽教练全指引》，是我瑜伽之路的缩影。我的工作是尽一切可能地进行一次清晰的描述，让每一个想练习瑜伽的你有一个崭新的概念。而很多观点需要大家共同论证。

我在这里首先要感谢的是瑜伽。正是因为练习瑜伽所获得的健康，我才能在繁重的教学事务以外，完成这项需要极高脑力的工程。其次我要感谢的是自己，因为自己的努力与坚守，才最终一次次克服困难，完成了这部作品。然后还要感谢那些教过我瑜伽知识的老师，正是通过不断学习不断总结并不断融合，才成为了我自己的知识，并呈现在大众的面前。然后我想感谢如是瑜伽的全体会员和教练学员，因为她们是我获得此次教学总结的实践体验者。另外，我还想感谢我的家人，他们给予了我无私的支撑，让我能最终完成此次写作。

我要特别感谢我的摄影老师，虽然他不是我瑜伽上的老师，但他对于摄影的专业与执着感染了我。尤其感谢他和他的家人提供摄影棚，让我顺利拍摄此次瑜伽示范图片。其次，要感谢许红翔老师，他为我拍摄了本书中所有的瑜伽图片。

感谢湖南师范大学出版社的李阳博士，在我写作的过程中，他为本书理清了写作思路，为本书最终完稿做出了很大的贡献。感谢闰江文化，他们的专业排版，让这本图片极其复杂的书成为了一本图文并茂、清晰易懂的书籍。

感谢参加本书示范的杨舒、胡佩、潘慧、徐晓和李乐琪，以及外国同学 Kammy、Tyler、Ahmed 和 Jane。感谢安祺参与此书理论部分的插画工作，感谢瑜伽老师常宁为本书插画所付出的努力。

为了让本书的一些观点是尽可能中立的，我请教了很多位国外的瑜伽老师，尤其是印度瑜伽老师 Digya 和美国瑜伽老师 Kammy，他们给予的帮助最大，感谢他们。

感谢那些为本书出版付出过心血的每一个人。

2018年7月，我在美国学习阴瑜伽。7月18日凌晨6点，我登上了 Misson Peak。当红日冉冉升起的时刻，站在山顶的我思绪万千；陌生的城市、熟悉的人群，我感慨生命的美好。下面这首小诗送给本书的读者。谢谢你们！

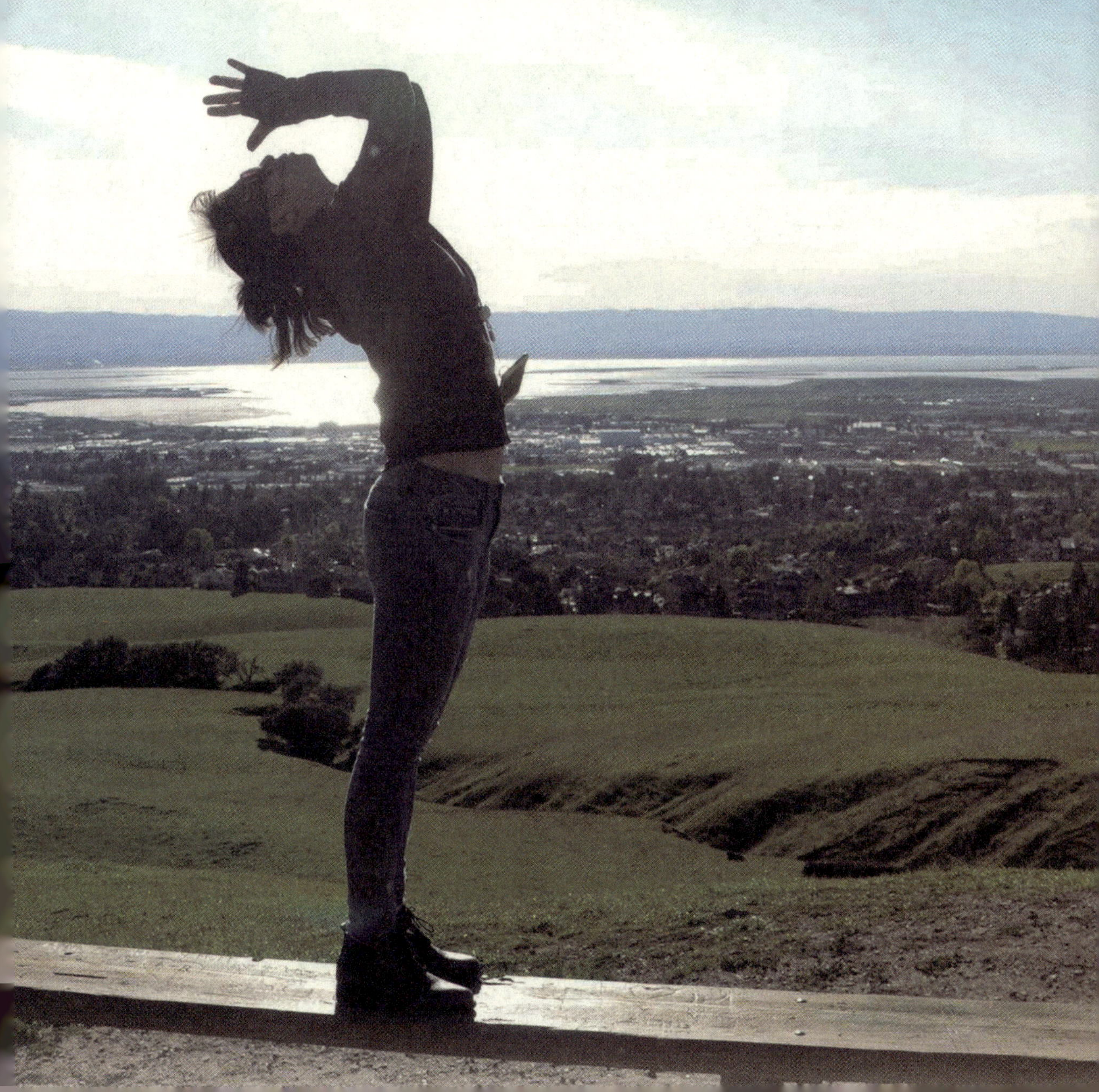

当我们开始爬山时，离天亮还早，

漫天繁星在为我们照亮前行的路；

在我们爬山的路上，有一些牛在路边坐着看我们，

嘴巴咀嚼着也许是在消化；

当我们在山中往下看这座城市时，

雾正包围着即将苏醒的城市而城市里的人大部分还在沉睡；

当我们爬上这座山时，

有一个背着背包的人已经在山顶背对着即将要升起来的红日沉沉睡着了；

而当红日终于出现在云层之上，

我们终于发现：

美丽的风景每天都在上演，而每天的风景却各不相同；

每一天都有你想不到的人，在这个世界的每一个角落静静地体会生活中的冷暖相知；

每一天你都可以选择不一样的人生，

而我们的人生却只有一个选择；

每一天都有一些细心的人，在提示着我们，

用心去发现生活中的美，用心去思考和感悟人生。

希望我可以，我愿意，认真地生活。

祝福包括我在内的每个人。